Tanja Baumgartner

EURYTHMIE MASSAGE

Tanja Baumgartner

Eurythmie Massage

Heilende Lautbewegungen

FUTURUM

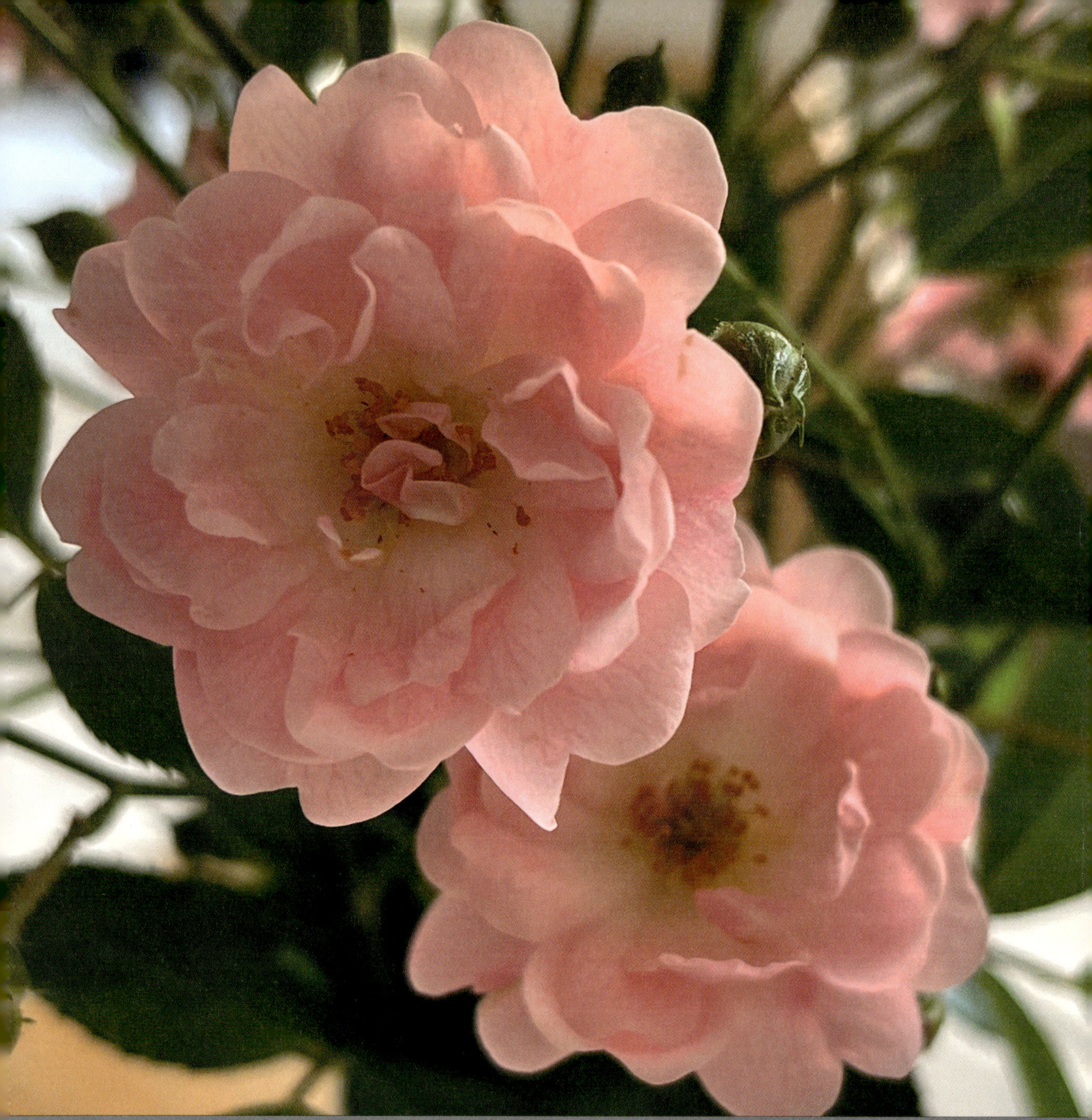

Widmung

Dieses Buch widme ich meinen Eltern. Meiner Mutter Arne Durrer, die mir schon als Kind das Vertrauen geschenkt hat, als ich erste Erfahrungen bei der Massage an ihr machen durfte, und meinem Vater Hermann Durrer, der mir viele Anregungen bei meiner Beschäftigung mit der Anthroposophie gab und mir Mut für das Eurythmiestudium machte.

INHALT

Zum Geleit

von Dr. Urs Pohlman

Eine Therapie neu zu begründen ist ein gewagter Anspruch, der gut fundiert sein muss und erst das Ergebnis eines Erfahrungswegs, eines eigenen Lernens, einer selbstkritischen Prüfung und schließlich einer kollegialen Überprüfung sein kann. Eine neue Therapie setzt tiefes Verständnis von Leib, Erkrankung und Gesundung voraus. Sie ist mit Verantwortung für die zu Behandelnden verbunden, die sich dem Therapeuten mit der Erwartung anvertrauen, Unterstützung, Linderung oder sogar Heilung vermittelt zu bekommen. Die Therapie beinhaltet ein Versprechen, den jeweiligen Zustand des Patienten therapeutisch zu beeinflussen. Eine Wirkung zu vermitteln und einen Heilungsprozess einzuleiten oder zu begleiten, ist eine moralisch anspruchsvolle Handlung.

Die Methode muss verschiedenen Kriterien gerecht werden: Sie muss von Evidenz getragen sein, muss sich erklären können und sich in einen Zusammenhang stellen. All diese Voraussetzungen müssen gegeben sein, bevor eine neue Therapie sich als solche vorstellen darf. Damit stellt sich die Frage, *wer* eine neue Therapie entwickeln und vorstellen darf. Welche Kriterien müssen erfüllt sein, damit eine Therapie überhaupt formuliert werden kann? Gibt es Instanzen, Behörden oder Fachgesellschaften, die dies kontrollieren sollen, die Ansprüche formulieren und verbindliche Raster festlegen? In der Gegenwart und in unserer Gesellschaftsordnung sind Therapien nicht so frei begründbar wie Kunstwerke, seien sie gegenständlich oder darstellend. Dennoch sind sie viel eher Kunstrichtungen vergleichbar, die sich erst im Verlauf bewähren und etablieren. Das letzte Wort werden die Klienten haben, ob die Therapie auch über längere Zeiträume hinweg angenommen wird, sowie – damit verbunden – die Therapeuten, die dem Ansatz die Treue halten, sich ihn aneignen und persönlich vertiefend weiterentwickeln. Bewähren muss sie sich letztlich durch diese erfolgreiche Anwendung.

Tanja Baumgartner hat sich dieser Aufgabe gestellt und über nun viele Jahre dem konsequenten Aufbau der notwendigen Zusammenhänge rund um die *Eurythmie Massage* gewidmet. Der nähere Blick wird zeigen, dass die oben formulierten Kriterien weitgehend erfüllt sind: Sie hat ihre Ausbildung als Eurythmistin um ein Studium der Heileurythmie bzw. Eurythmietherapie erweitert, das sie mit einer Masterarbeit über die *Eurythmie Massage* abgeschlossen hat. Zwischenzeitlich hat sie ihre eigenen Therapieerfahrungen mit der *Eurythmie Massage* systematisch aufgearbeitet und zur Diskussion gestellt. Sie hat eine Methode beschrieben und als vermittelbares und erlernbares therapeutisches Handeln klar gegliedert.

Über Jahre hinweg hat sie eine Ausbildung angeboten, ihre Erfahrungen geteilt und sich dabei durch die Teilnehmer und Patienten immer wieder neu prüfen lassen. Kann das Befinden oder die Problemstellung der Patienten in ihrer jeweiligen Wirklichkeit wahrgenommen werden? Können die therapeutischen Aufgaben gefunden werden? Lassen sich aus dem realen Wahrnehmen und der daraus möglichen Diagnose, also dem verstehenden Erkennen der Problemstellung, sinnvolle heilende Maßnahmen ableiten? Welche therapeutischen Wirkungen können erzielt werden? Welche besonderen Schritte müssen hierfür durchlaufen werden?

In der heutigen Zeit muss eine neue Therapie den Ansprüchen einer wissenschaftlichen Überprüfung gerecht werden. Vor allem setzt dies die Bereitschaft voraus, über die bloß eigene Perspektive und damit Subjektivität in den Dialog, den intersubjektiven, reflektierenden Austausch zu gehen. Die Therapie wird damit öffentlich, wird gemeinschaftliches Gut. Damit geht die Methode teils einen eigenen Weg, sie wird von anderen übernommen und weiterentwickelt. Dies entspricht vollkommen unserer Kultur, in der sich die individuelle Autonomie an der Autonomie der anderen verwandeln muss, weil der Respekt vor dem anderen dessen eigenes Handeln akzeptieren muss. Eine Therapie so vorzustellen, wie es die Autorin mit diesem Buch tut, bedeutet allerdings auch, sie mitzu*teilen,* sie zu übergeben, sie einer interessierten Gemeinschaft anzuvertrauen.

Eine neue Therapie muss sich in den Zusammenhang mit bestehenden Therapien stellen, diese wahrnehmen und selbst tief verstehen. Die Unterschiede und Gemeinsamkeiten bilden die Schnittmengen oder zeigen die eigene Besonderheit. Die Beobachtung der Gemeinsamkeiten wie der Unterschiede wirft neue Fragen auf. Deren Untersuchung und Klärung präzisieren die eigene Therapie noch weiter. Das birgt prinzipiell das Risiko, dass das Eigene möglicherweise doch nicht so originell ist, sondern in einem anderen therapeutischen Ansatz bereits enthalten ist. Dann wäre es sinnvoll, den Anspruch an die eigene Therapie aufzugeben und diese vielmehr als Variation in das Bestehende einzugliedern. Diese Selbstprüfung ist notwendig.

Das ist insbesondere dann naheliegend, wenn es schon im Namen die Nähe zu bestehenden Therapieformen gibt: der Heileurythmie oder Eurythmietherapie auf der einen Seite und der Rhythmischen Massage auf der anderen Seite, wenn man zunächst vom Spektrum innerhalb der anthroposophisch fundierten Therapien ausgeht. Wo steht die *Eurythmie Massage* in diesem Zusammenhang? Das kann nur durch eine sachliche und klare Auseinandersetzung des Neuen mit dem Bestehenden geklärt werden, so wie es Tanja Baumgartner in diesem Buch ausgeführt hat. Die genauere Abgrenzung der *Eurythmie Massage* von der Heileurythmie und der Rhythmischen Massage verdient sicher eine eingehende Betrachtung aus den jeweiligen therapeutischen Perspektiven. Man kann aber in einer ersten Annäherung davon sprechen, dass sich diese Therapieform insbesondere dadurch von anderen unterscheidet, dass sich der Patient durch das Wecken der eigenen Wahrnehmungsfähigkeit und das Anwenden der Laute an sich selbst vom Behandelten zu einem Selbstbehandler entwickeln kann.

Gleichzeitig ist es in diesem medizinisch-anthroposophischen Zusammenhang fast schon tabuisiert, eine neue Therapie einzubringen. Der Respekt Rudolf Steiner als Stifter der Eurythmie und der Heileurythmie gegenüber lässt es als besonders gewagt erscheinen, eine neue Therapie vorzuschlagen oder es jemand anderem zuzutrauen, dies zu unternehmen. Auf der anderen Seite zeigt die Entwicklung der Kunsttherapie, wie kreativ Einzelne waren, die diese Therapieformen in eine Anwendungsbreite gebracht und reichhaltige Erfahrungen gesammelt haben, die in der Ausbildungstätigkeit vermittelt werden. Dabei liegt in der Anthroposophie selbst ein tiefer therapeutischer Kulturimpuls.

Dieser notwendige Entwicklungsschritt hin zu einer neuen Therapie geht weit über die eigene, vielleicht bereits intuitiv angelegte, individuelle Behandlungstätigkeit hinaus. Sie schließt eine Ausbildung anderer Therapeuten ein, die sich darauf verlassen wollen, dass ihre Tätigkeit sinnvoll und wirksam sein wird. Mit einer Therapie ist eine wichtige Verantwortung für die mit ihr arbeitenden Therapeuten verbunden, die sich mit ihrem Einsatz und ihrer Hingabe an die Klienten in deren Dienst stellen. Eine verantwortungsvollere Position ist kaum vorstellbar, als in dieser Art direkt auf Kollegen und indirekt auf deren Klienten zu wirken. Daher muss an die Ausarbeitung und Darstellung ein so hoher Maßstab gelegt werden, wie er einleitend skizziert wurde.

Nur mit Intelligenz und ehrlicher Aufmerksamkeit wird man dem Neuen gerecht, nicht aus dem Raster des Herkömmlichen heraus. Es ist einer kulturellen Entwicklung und einem humanen Gemeinwesen immer zu wünschen, dass diese Werte praktiziert werden. Nichts könnte unglücklicher verlaufen, als dass das Neue an der Borniertheit des Vorhandenen, des Etablierten scheitert. Es muss ein Dialog bestehen, ein ehrlicher Wunsch der Verständigung. Das vorliegende Buch spricht eine Sprache, die ausgesprochen «dialogfähig» ist, die einlädt, sich hörend und aufnehmend auf das im Buch Vorgestellte einzulassen.

All diesen Fragen widmet sich Tanja Baumgartner in diesem Buch, mit dem die *Eurythmie Massage* vorgestellt wird. Schritt für Schritt wird die Methode erklärt. Der Übungs- und Ausbildungsweg ist übersichtlich und leicht nachvollziehbar beschrieben; er wird durch Bilder veranschaulicht, und wo diese nicht reichen, kann auf Videos zugegriffen werden. Dabei bemerkt man als Leser die langjährige Erfahrung der Lehrenden, der es gelingt, auf die möglichen Fragen antizipierend einzugehen.

Damit entsteht ein Werk, das die Kriterien der Transparenz, der Übertragbarkeit und der Intersubjektivität bei der Darstellung einer eigenständigen Therapie vollständig erfüllt. Die leiblichen Problemstellungen werden beschrieben, verbunden mit dem jeweils indizierten therapeutischen Handeln.

Die Wirksamkeitsnachweise würden den Umfang des vorliegenden Buchs sprengen, aber das gesamte Projekt würde keinen Sinn ergeben, wenn diese nicht vielfach vorhanden wären, nicht nur bei der Autorin selbst, sondern bei einer Vielzahl der mit dieser Methode Wirkenden.

Es werden im weiteren Verlauf der Reifung und Etablierung der Therapie auch andere Vergleiche mit Körpertherapien sinnvoll und notwendig sein – wie beispielsweise mit der Cranio-Sacral-Therapie, mit Shiatsu, Reiki und vielleicht auch der Farblichttherapie, um nur eine kurze Auswahl zu nennen. Der gegenwärtige Kontext der Therapieangebote ist faszinierend und lädt zu einem größeren Dialog ein. Auf alle Fälle lohnt es sich, die unterschiedlichen Ansätze der Therapien, speziell derer, die mit Energien, mentalen Formen oder auch Berührungen spezifische Wirkungen entfalten, in Bezug auf ihre Grundlagen anzuschauen.

Längst hat sich in den Körper- und Kunsttherapien ein pragmatisches Verständnis des menschlichen Leibes verankert, das dem so eng beschränkten Wissen in der herkömmlichen Medizin weit voraus zu sein scheint. Gemeinsam ist vielen dieser Therapien der in einer ganzheitlichen Betrachtungsweise begründete Umgang mit Energien unterschiedlicher Art. Sie zu erkennen und sogar leiten zu können ist Voraussetzung für wirksames therapeutisches Handeln.

In der akademischen Medizin ist das Bild der «Stofflichkeit» als Gegenständlichkeit und die Vorstellung ihrer Statik im Sinne von «Unbewegtheit» noch dominant, obwohl in der Physiologie oder Pathologie längst von Lebensprozessen, mental-physiologischen Übergängen oder dem Zusammenspiel von «Zuständen» gesprochen wird, die im Falle eines krankhaften Zustands als «gestört» bezeichnet werden. Dabei fehlt allerdings die Bezugnahme auf die allen Prozessen zugrunde liegenden Energien. Diesen am nächsten kommt man noch mit dem Konzept der «Kalorien», der in der Substanz enthaltenen Energie, die im Stoffwechsel freigesetzt und als «Energieeinheit» erfasst werden kann.

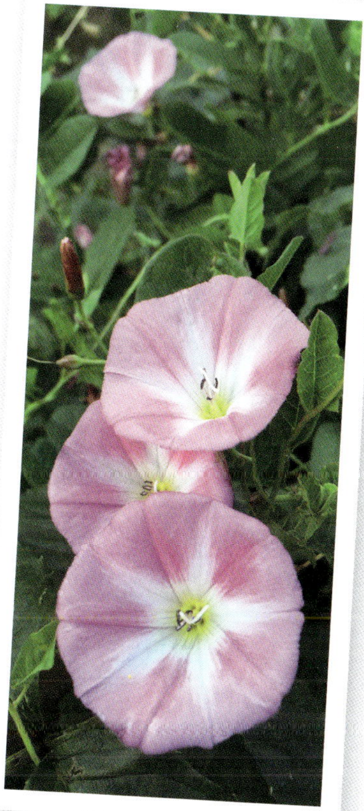

Schon im Hinblick darauf wäre das konsequente Umdenken in Richtung der differenzierten Energien (wie auch «Formen», «Klängen» und «Farben») geboten, die beispielsweise in der Heileurythmie oder der *Eurythmie Massage* gehandhabt werden. In der Physik hat man neben dem überholten statischen Atommodell bereits vor mehr als einem Jahrhundert begonnen, das der Quantenphysik zu entwickeln, bei dem von Schwingungen, Bewegungen und wirkenden Kräften gesprochen wird. In seinem Buch *Die Welt ist Klang* wurde dies von Joachim-Ernst Berendt aufgegriffen, und die in diesem Titel ausgesprochene Erkenntnis hätte längst auch in der Medizin ein tieferes Verständnis des menschlichen Körpers und der Leib-Geist-Beziehungen begründen müssen.

Auch deshalb ist der Impuls von Tanja Baumgartner so wichtig, weil er die Therapie konsequent auf diesen Kultur erneuernden Weg bringt, Kräfte und Energien durch Wahrnehmungsübungen bewusst zu machen und therapeutisch zu handhaben. Beobachtungsresultate konkretisieren und bewähren sich in der Anwendung. Theorien wirken nicht! Was wirkt, sind Erkenntnisse und vor allem Fähigkeiten. Und wenn sie tiefgehend und wahr sind, heilen sie auch. Dieser große Anspruch, verbunden mit der gebotenen Bescheidenheit aller in der Medizin Tätigen aus dem Wissen heraus, dass sie – bloß – Vermittler, Dienende, Wahrnehmende sind und sein sollen, die als Einzelne und im

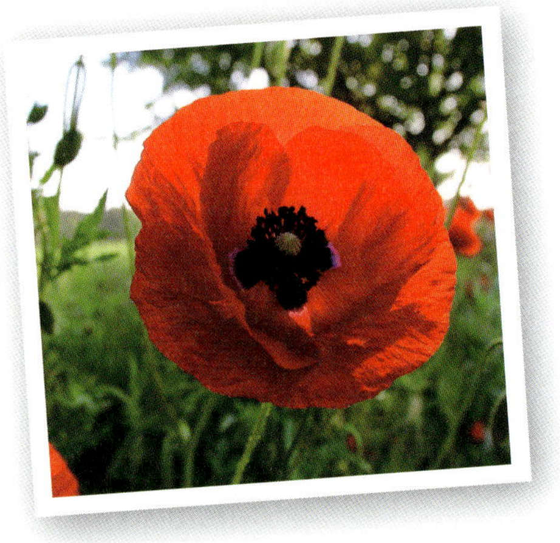

großen Zusammenhang einem Höheren zuarbeiten, wird in dieser Darstellung der *Eurythmie Massage* in schöner Art deutlich. Deswegen möchte man diesem Impuls eine offenherzige Aufnahme und eine weitere gute Entwicklung wünschen.

Einleitung

«Es gibt nur einen Tempel in der Welt, und das ist der menschliche Körper. Nichts ist heiliger als diese hohe Gestalt. Das Bücken vor Menschen ist eine Huldigung dieser Offenbarung im Fleisch.»

Novalis [1]

«Worinnen besteht denn die Massage? Sie besteht darinnen, dass man durch äußere Maßnahmen dasjenige bewusst macht, was sonst unbewusst bleibt. Es handelt sich dann darum, dass man verursachen kann, dass ein zu geringer Zusammenhang zwischen dem Geistig-Seelischen und dem Physischen durch diese Massage gebessert werden kann.»

Rudolf Steiner [2]

Es kommen viele Menschen mit einem großen Bedürfnis nach Unterstützung und Hilfe in meine Praxis. Obwohl sie unterschiedlichen Alters sind und verschiedene gesundheitliche Nöte und seelische Bedürfnisse haben, lassen sich einige Gemeinsamkeiten beobachten. Der Wunsch, einmal loszulassen, einen Raum zu schaffen für Zuwendung, um sich selbst finden zu können, das Gefühl, wahrgenommen zu werden, sowie Hilfestellungen, wie man sich selbst stärker führen kann – diese Bedürfnisse ziehen sich wie ein roter Faden durch alle Gespräche. Ich habe schon in jungen Jahren festgestellt, dass die Berührung eine konkrete Hilfe ist, um innere Ruhe und Gelassenheit sich selbst gegenüber zu gewinnen. Ob Babys, Jugendliche, Erwachsene oder alte Menschen, alle sind dankbar, wenn sie liebevoll mit differenzierten Berührungsqualitäten umsorgt werden. Dies bildet eine zuverlässige Grundlage für die Behandelten, um selbst Bewegungsübungen, seelische Übungen oder biografische Herausforderungen ergreifen zu können.

Bedürfnis nach Berührung

Aus diesen Erfahrungen der Nöte unserer Zeit und meinen eigenen Erlebnissen der Wirksamkeit der von Rudolf Steiner begründeten Eurythmie habe ich über viele Jahre hinweg eine neue Therapieform entwickelt, die *Eurythmie Massage*. In dieser werden Bewegungsqualitäten der Eurythmie durch die Massage übertragen.

Bewegungsqualitäten der Eurythmie durch Massage übertragen

WAS IST EURYTHMIE?

Eurythmie ist eine von Rudolf Steiner 1912 begründete Bewegungskunst, die Lebenskräfte und geistige Wirksamkeiten in sichtbare menschliche Bewegungen umsetzt. Jedem Buchstaben des Alphabets ordnete er eine bestimmte Geste zu, die jeweils eine Qualität des Lebendigen beschreibt. In der Bewegung können wir in Resonanz kommen mit der Lebenskraft eines anderen Menschen oder mit allem anderen, was lebt. Anhand dieser Lautbewegungen können wir die Lebendigkeit in uns und außerhalb differenziert wahrnehmen und gestalten lernen.

Eurythmie wird traditionell als darstellende Kunst auf der Bühne, als Heileurythmie, in der Pädagogik oder als soziale Eurythmie in Gruppen betrieben. Am *Institut ArteNova* in Basel forschen wir seit dem Jahr 2000 an der Wirkung eurythmischer Gesten auf Substanzen, Pflanzen und Tiere.

In diesem Buch wird eine neue Therapieform der Eurythmie beschrieben, die *Eurythmie Massage*.

Beschwerden lindern, Lebenskräfte stärken und Selbstverantwortung anregen

Die Berührungen haben bei der *Eurythmie Massage* einen direkten Einfluss auf physische Beschwerden, auf geschwächte Lebenskräfte oder Organe. Sie wirken auch fördernd auf das allgemeine Wohlbefinden und schaffen einen Ausgleich im Seelischen. Das wichtigste Ziel dabei ist, die Selbstverantwortung anzuregen, sodass der Patient selbst die Führung der eigenen Organisation übernehmen kann.

Von der Fremdbehandlung zur aktiven Selbstgestaltung

Die *Eurythmie Massage* kann in sieben aufeinander aufbauenden Schritten erlebt und durchgeführt werden, den sogenannten «Massage-Stufen». Das Ziel dieses Aufbaus liegt darin, zu Beginn die Massage aus einer kompletten Gelöstheit heraus zu empfangen und mitzuerleben, um dann schrittweise diese Berührungserfahrungen am eigenen Leib als Patient selbst zu ergreifen und unabhängig von einem Therapeuten in eine Selbstbehandlung zu überführen. Das heißt, das Schmerzlindernde, Energetisierende und Wohlbefinden Fördernde der Massage wird schrittweise von der Fremdbehandlung durch einen Therapeuten in eine Selbstbehandlung verwandelt. Das ist der Weg vom gelösten, vertrauensvoll passiven Empfangen zum Selbst-Hervorbringen, der aktiven Selbstgestaltung – vom Patienten zum «Aktienten».[3]

Das Hauptanliegen der *Eurythmie Massage* liegt im Verlebendigen und

Stärken des Lebensleibes, oder – im anthroposophischen Terminus – der Vitalisierung und Kräftigung des Ätherleibes. Wenn dieser kraftvoll und energiegestärkt ist, hat er unmittelbar eine gesundende Wirkung auf den gesamten physischen Leib und eine harmonisierende Wirkung auf das Seelenleben. Der Ätherleib ist der Ausgangspunkt, durch den man zur physischen Stärkung und seelischen Gesundheit gelangen kann.

Vitalisierung des Ätherleibes

> *«Erst dann kann er [der Mensch] an seinem Ätherleib arbeiten und mittels dessen dem physischen Leib sein Siegel aufdrücken. Der Astralleib*[4] *hat an sich keinen Einfluss auf den physischen Leib. Er ist darauf angewiesen, durch den Ätherleib hindurch zu wirken. Die Aufgabe [...] besteht also darin, zur Umwandlung des Astralleibs und Ätherleibs zu gelangen und in der Folge zur vollständigen Herrschaft über den physischen Leib.»*[5]

Wenn diese drei Ebenen gepflegt werden, kann der individuelle Kern jeder Person, das Ich, gesund seine biografischen Herausforderungen und Aufgaben ergreifen. Dies ist das größere, umfassendere Ziel, welches diese Therapieform der *Eurythmie Massage* erreichen will.

Berührungspunkte mit anderen Massagetechniken

In Bezug auf die physische Berührung ist die *Eurythmie Massage* verwandt mit den eher westlichen Massage-Methoden, etwa der Schwedischen oder Medizinischen Massage. Das Einbeziehen des Lebendigen oder energetischer Ströme und Qualitäten teilt sie mit der Rhythmischen Massage und östlichen Methoden wie zum Beispiel der Lomi-Lomi-Massage. Und die Anwendung (oder Handhabung) der therapeutischen Wirksamkeit eurythmischer Bewegungen hat sie mit der Heileurythmie gemeinsam. Die Eigenart der *Eurythmie Massage* liegt zum einen in der Übertragung der Lautkräfte in der Berührung und zum anderen in der Führung des Patienten hin zur Selbstbehandlung. Auf die Gemeinsamkeiten und Unterschiede gehe ich im Detail im Kapitel «Die *Eurythmie Massage* im Vergleich zur Heileurythmie und zur Rhythmischen Massage» ein (S. 224 ff.).

Gesteigerte Wahrnehmung

Ein wesentliches Element der *Eurythmie Massage* liegt in der Herausforderung, ständig wach und aufmerksam zu bleiben, zum einen in der Wahrnehmung des Körperteils, welches gerade behandelt wird, und zum anderen in der bewussten Führung der eigenen Bewegung im Massagegriff.

Eurythmie Massage als künstlerische Therapieform

Die Wahrnehmung ist *die* wesentliche Grundlage bei dieser Methode. Nicht aus früher erworbenen Vorstellungen heraus soll behandelt werden, sondern ganz aus dem aktuellen Moment, wie in einem künstlerischen Akt.

Deshalb kann man sagen: Die *Eurythmie Massage* ist eine unmittelbar wahrnehmende, künstlerische Therapieform.

Das Buch wendet sich an all jene, die eine Vertiefung in der Eurythmie suchen oder die gezielt erste Erfahrungen an ihrem Ätherleib machen wollen und zugleich die eigene Gesundheit fördern und auch anderen dabei helfen wollen. All die Menschen, die an den bisher mehr als zehn Ausbildungsgängen in der *Eurythmie Massage* teilgenommen haben, finden in diesem Buch weitere Anregungen und Aspekte zur Vertiefung. Es war immer wieder ein ausdrücklicher Wunsch der Teilnehmer, dass ich die Ausbildungsinhalte als Buch veröffentliche.

Ein erster Schritt zu diesem Buch war meine Masterarbeit über die *Eurythmie Massage als Form der Eurythmietherapie* an der Alanus Hochschule. Ihm gehen meine zwei Bücher *Verwandlungskräfte der Eurythmie* und *Bewege dich gesund!* voraus. Das erste behandelt gründlich die Wirksamkeit und Wesenhaftigkeit der einzelnen Laute, das zweite das Ergreifen des eigenen Instruments – des physischen Leibes – durch 21 Bewegungsübungen, mit denen man durch eine physische Bewegung das Ätherische am eigenen Leib beobachten lernen kann. Der Bezug dieser Themen zur *Eurythmie Massage* wird in den ersten beiden «Säulen»-Kapiteln aufgegriffen (S. 50 ff. und 88 ff.).

Beobachtung des Ätherischen am eigenen Leib

An verschiedenen Stellen sind Zitate insbesondere von Rudolf Steiner wiedergegeben. Diese sind ausdrücklich nicht als Bestätigung oder gar Beweis für die Richtigkeit meiner Methode zu verstehen, sondern deuten auf die tieferen Fragen und Herausforderungen in der Auseinandersetzung mit der menschlichen Organisation und ihren Bewegungen hin.

Es würde mich freuen, wenn dieses Buch vielen Menschen zu einer inspirierenden Hilfe für ihre Lebensfragen werden kann.

Biografische Entstehung der Eurythmie Massage

Ursprung im kindlichen Erleben

Das vorliegende Buch ist das Ergebnis der Entwicklung der *Eurythmie Massage* auf meinem Lebensweg. Ich hatte schon mit drei Jahren die Möglichkeit, in die Kleinkindereurythmie zu gehen. Die vielseitigen Bewegungen haben mich begeistert, und die Erfahrung, dass jede Bewegung in mir ein anderes Erlebnis hervorrief, hat mich mit Interesse erfüllt. Eine der ersten Erinnerungen aus der Kleinkindereurythmie ist ein Erlebnis am SCH. Der aufsteigende Dampf aus einem Kochtopf in einer Geschichte wurde mit der Armbewegung des SCH eurythmisch dargestellt. Für das kindliche Erleben war es nicht das gesprochene und bewegte SCH, sondern ein reales Erlebnis des Dampfes. Die äußere Bewegung und das innere Erlebnis verschmolzen zu einer Einheit.

Ein einschneidendes erstes Erlebnis in meiner Biografie in Bezug auf die menschliche Berührung und die Massage war eine Krankheit meiner Mutter. Sie litt damals unter chronischem Rheumatismus und sehr schmerzhaften Arthritisschüben. Sie hatte so starke Schmerzen, dass sie nicht mal mehr die Nacht liegend im Bett verbringen konnte. Mit Kissen und Decken richtete sie sich im Wohnzimmer halb sitzend, halb liegend in einem Sessel für die Nacht ein. Als Kind steht man so einer Situation wahrnehmend-hilflos gegenüber.

Erste Massage-erfahrungen ...

Eines Tages bat sie mich, ihr den Rücken zu massieren. Ich war sehr erstaunt, dass sie mich in ihrer Not in meinen jungen Jahren – ich war neun Jahre alt – um Hilfe bat, da sie sonst eine sehr starke, willensbetonte, selbstständige Frau war. Ich sehe heute noch, wie ich ihr mit meinen öligen Händchen langsam und vorsichtig über den Rücken streiche. Im Betrachten meiner Hände entstand in meinem Bewusstsein die Frage: Wie soll ich ihr da helfen? Ich habe doch keine Ahnung, wie das geht. Ich hatte aber Freude daran, langsam und zart über die Hautoberfläche zu streichen und zu bemerken, dass die Haut und das Gewebe an verschiedenen Stellen sehr verschieden waren und dadurch manchmal einen etwas stärkeren oder aber einen sanfteren Druck verlangten. Es war für mich ein öliges Bewegungsspiel.

... und Behandlungs-erfolge

Meine Mutter reagierte liebevoll auf diese unterschiedlichen Berührungsqualitäten und kommentierte deren Wirkungen. Das machte mich immer sicherer darin, meinen eigenen Wahrnehmungen folgen zu dürfen. So habe ich ruhig und «mit Gottvertrauen» weitergemacht, da sie immer wieder zum Ausdruck brachte, dass es ihr sehr wohltue und sie entspannen könne. Sie sagte immer wieder: «Du hast so gute Hände!» Da ich bemerkte, dass es ihr tatsächlich guttat und sie immer wieder nach einer neuen Massage fragte und langsam aus ihren extremen Schmerzen herauskam, wurden die Massagen zur Regelmäßigkeit. Ich habe sie über 50 Jahre hinweg bis zu ihrem Tod massiert. Sie hatte schon nach wenigen Jahren ihr Rheuma überwunden und war dann komplett schmerzfrei. Durch diese biografische Erfahrung habe ich von Kind an gelernt, ohne Scheu Menschen zu berühren, was mir später sehr zugute kam.

Vom Tanz zur Eurythmie

Die Freude am Bewegen und Tanzen begleitete mich intensiv durch die ganze Kindheit und Jugend. Meine Lieblingsbeschäftigung war das Erlernen verschiedener Tanzstile, von russischen Tänzen über Standard- und lateinamerikanische Tänze bis Stepptanz und Rock 'n' Roll. Dies führte dazu, dass ich die Eurythmie als Thema meiner Zwölftklass-Jahresarbeit gewählt habe, um mehr über diese Bewegungskunst zu erfahren.

Bis dahin begleitete mich das seltsame Erlebnis, dass sich in den Tanzstilen, die ich bis dahin kennengelernt hatte, die jeweiligen Schrittfolgen in verschiedenen Variationen immer wieder wiederholten. Es entstand in den Wiederholungen nichts grundsätzlich Neues. Die Tanzstile waren jeweils so lange interessant, bis ich eine Einschränkung durch die vielen Wiederholungen erlebte. Ich hatte die leise Befürchtung, dass dies bei der Eurythmie in der Jahresarbeit genauso eintreten würde. Nach 18 Monaten der intensiven Beschäftigung mit der Eurythmie kam dieser Moment jedoch nicht, was mich sehr erstaunte.

Eurythmie folgt keinem Schema

Dies führte dazu, dass ich diesem Phänomen des nicht wiederkehrenden Schemas in der Eurythmie auf den Grund gehen wollte und deshalb im zwanzigsten Lebensjahr mit dem Eurythmiestudium begann. Besonders durch die Begegnung mit meiner Lehrerin Elena Zuccoli, eine der ersten Eurythmistinnen, konnte ich das Verständnis der Eurythmie schrittweise vertiefen. Drei ihrer für mich wichtigsten Aussagen waren:

1. *Die Eurythmiefiguren sind die Rettung der Eurythmie!* Dies veranlasste mich von da an zur kontinuierlichen Beschäftigung mit den Figuren.
2. *Jede physische Bewegung soll eine ätherische werden.* Eine Aussage, die viele Fragen in mir ausgelöst hat, mit denen ich mich sehr lange auseinandergesetzt habe.
3. *Jeder Laut ist ein Harmonisierungs- oder Heilmittel.* Diese Bemerkung wurde zu einer der Grundlagen für die Übertragung der Laute in der *Eurythmie Massage.*

Diese Entwicklungsschritte in der Eurythmie wurden begleitet von weiteren Erfahrungen im Behandeln von Menschen. Durch das Behandeln meiner Mutter hatte ich schon früh Beobachtungen und Erfahrungen am menschlichen Leib sammeln können. Nachdem ich im Studium von der Heilwirkung der Laute gehört hatte, war ich sehr daran interessiert, diese auch in der Massage auszuprobieren.

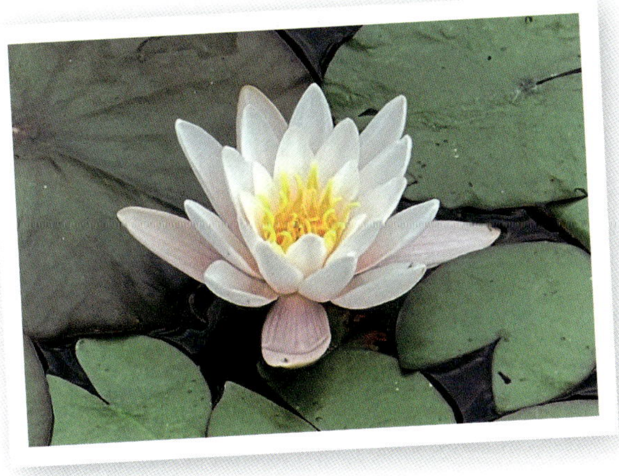

Nach dem Studium sind mir immer wieder Menschen begegnet, die mich bei gesundheitlichen Problemen um Hilfe baten. Aus solchen konkreten Fragen heraus wurden viele Übungen und Vorgehensweisen entwickelt, die ich mit der Zeit zu systematisieren begann. Durch dieses Reflektieren wurde mir mein Weg immer deutlicher und führte mich zu einer stetig wachsenden inneren Sicherheit und Gewissheit.

Mit 36 Jahren durchlebte ich selbst eine schwere Erkrankung, die auch tödlich hätte enden können. Dies war für mich ein Anlass, die *Eurythmie Massage* in einem akuten Stadium in einer Selbstbehandlung durchzuführen. Besonders durch diese Erfahrung ist das Bedürfnis verstärkt worden, die Methode der *Eurythmie Massage* und der Ätherik in der Erforschung eurythmischer Behandlungen von Substanzen, Pflanzen und Tieren weiterzuentwickeln.

Erfahrungen bei der Selbsthilfe

Das Erlebnis, dass ich durch die eurythmischen Lautwirkungen meine Krankheit überwinden konnte, war eine biografische Erschütterung. Aus dieser konkreten Erfahrung heraus und aus Dankbarkeit über die Heilung entschied ich mich, den Rest meines Lebens der konkreten Hinführung und Anwendung der eurythmischen Laute als Medikamente zu widmen.

Folgende Kernanliegen sind mit der Entwicklung der *Eurythmie Massage* verbunden. Aus diesen drei Punkten heraus haben sich später die drei Säulen der *Eurythmie Massage* entwickelt:

Drei Säulen der Eurythmie Massage

Säule 1: Den eigenen Leib ergreifen

Die Eurythmie praktisch, nicht nur für Eurythmisten, in den Alltag integrieren. Das ist unmittelbar mit der Frage verbunden, wie die Eurythmie uns im Hier und Jetzt als Lebenshilfe unterstützen kann.

Säule 2 – Die Laute als Heilmittel

Die Wesenhaftigkeit und Wirksamkeit jeder Lautbewegung vertiefen und in eine individuelle und dabei allgemein verständliche Sprache bringen.

Säule 3 – Die sieben Massage-Stufen

Den Menschen die Eurythmie in ihrer vollumfänglichen Wirksamkeit als Erkenntnis- und Handlungswerkzeug näherbringen. Dabei geht es letztlich darum, den Menschen zu helfen, sie zu ihrer Selbstständigkeit zu führen.

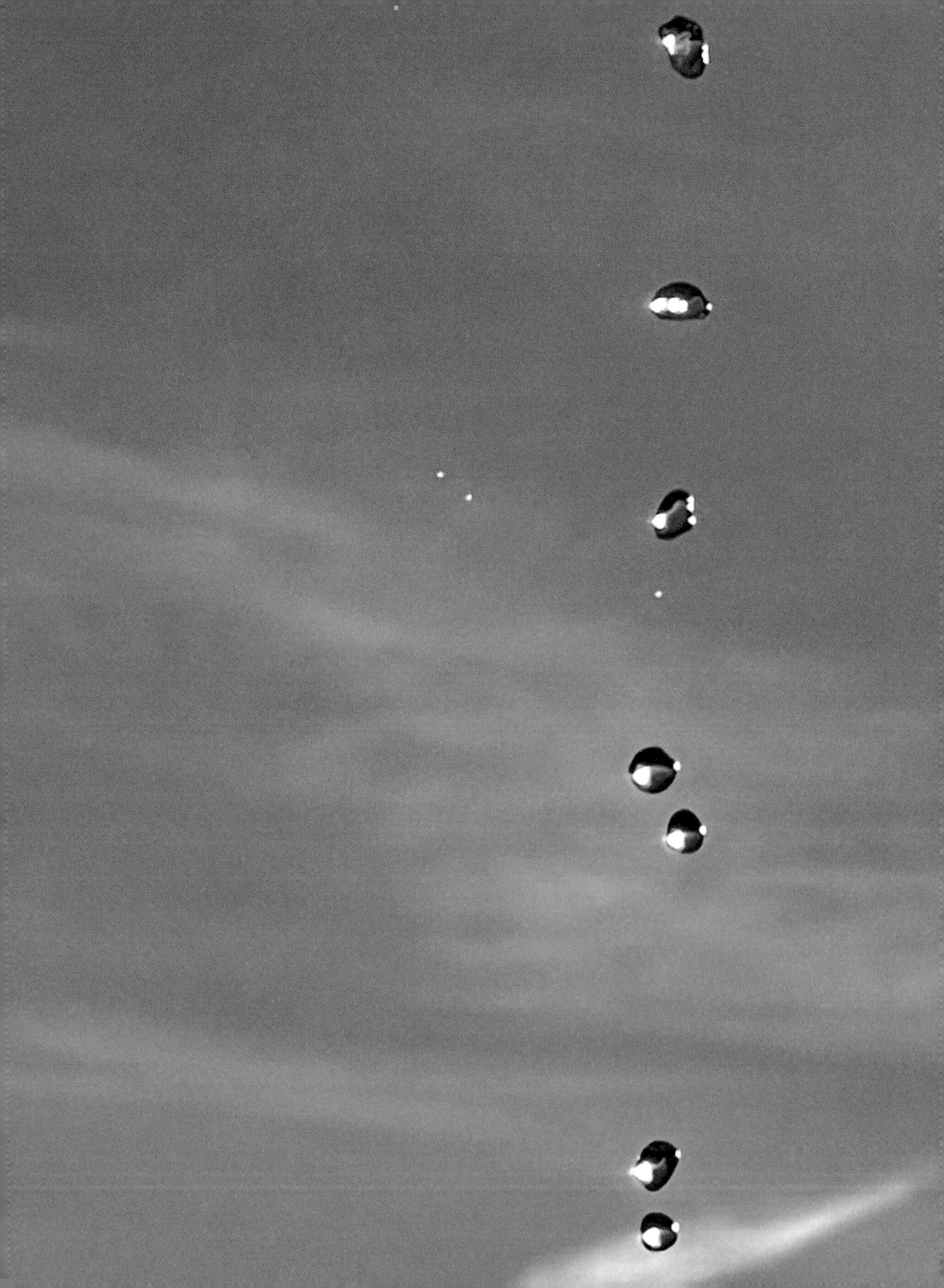

Teil I.

GRUNDFRAGEN UND VORBEREITUNGEN

Bewegung – zwischen Idee und praktischer Ausführung

Mein grundlegendes Anliegen bei der Beschäftigung mit der Eurythmie war von Beginn an, im konkreten Moment in der individuellen Umsetzung eine Verbindung zwischen realen Bewegungserfahrungen und ideellen Bewegungsprinzipien zu finden. Während des Studiums der Eurythmie müssen sich Studenten der Herausforderung stellen, ein Bewegungsprinzip, zum Beispiel das eurythmische A, in eine individuelle Bewegung umzusetzen. Dabei ergibt sich das Problem, dass man nicht versuchen soll, die Idee des A zu bewegen, da eine Idee prinzipiell nicht körperlich bewegt werden kann. Die Idee ist ein umfassendes geistiges Prinzip, das in seiner Reinform nur im Denken zur Erfahrung werden kann.

Geistiges Bewegungsprinzip in individuelle Bewegung umsetzen

Jede körperliche Bewegung ist demgegenüber schon eine individualisierte und dabei meist unbewusste Umsetzung eines geistigen Prinzips. Die Idee des Gehens ist universell, da sie alle denkbaren Formen und Ausgestaltungen als Möglichkeit in sich trägt. Jegliches konkrete Gehen eines Menschen ist immer eine spezifische Erscheinung, ein Phänomen für sich. So ist auch jede eurythmische Gebärde als konkrete und individuelle Ausgestaltung zu verstehen. Es ist nicht möglich, das Urbild, die Idee eines A als solche zu bewegen.

Kopieren in der Nachahmung

Ein gegenteiliger Ansatz wäre das Verbleiben in der physischen Nachahmung einer Bewegung ohne eigenen geistigen Bezug. Dabei wird ein sinnlicher Eindruck kopiert. Die eigene Konzentration ist auf einen anderen Menschen gerichtet, wobei auch in dessen Tätigkeit des Hervorbringens die Eigenaktivität erkannt werden kann. Es ist jedoch ein grundlegender Unterschied, ob man diese Anstrengung des Hervorbringens einer Bewegung an einer anderen Person beobachtet oder ob man durch eigene innere Anstrengung zu einem Bewegungsprinzip gelangt und diesen Prozess auch bewusst bei sich selbst beobachten kann.

Polarität von Aufnehmen und tätigem Hervorbringen

Grundsätzlich ermöglicht es die Nachahmung, an einer zunächst unbekannten Bewegungsqualität eine Erfahrung zu machen. Es ist wie beim Hören einer fremden Sprache, wenn man zunächst wach aufnehmend in deren Klang und Eigenleben eintaucht. Dieses aufmerksame Beobachten und Aufnehmen entspricht aber noch nicht dem eigenen Hervorbringen des Sprechens. Die Polarität von aufmerksamem Aufnehmen und tätigem Hervorbringen, die in der Eurythmie als «Blüte» und «Knospe» verbildlicht wird, habe ich detailliert in meinem Buch *Verwandlungskräfte der Eurythmie* dargestellt.[6]

Eurythmie als schöpferische Verwirklichung einer Idee

Das Ziel der Eurythmie kann darin gesehen werden, ein Bewegungsprinzip zu ergreifen und bewusst in eine individualisierte Bewegung umzusetzen und diese Bemühung immer wieder auf sich zu nehmen. Man muss diese Lautbewegungen als ganzer Mensch schöpferisch hervorbringen wollen – gedanklich wach, differenziert die verschiedenen Farbbewegungen (siehe S. 91 ff.) erlebend und diese unverkrampft mit dem eigenen physischen Leib gestaltend. Dies setzt die Bereitschaft voraus, sich dauernd auf etwas Ideelles einzulassen, es zu ergreifen und individuell im Physisch-Sinnlichen zur Erscheinung zu bringen.

Die Entwicklung der *Eurythmie Massage* hat ihren Ursprung vor allem in der Behandlung von Menschen mit Bewegungsstörungen in Form von Lähmungen. Diese Patienten glaubten nicht mehr daran, dass eine «normale» Bewegung überhaupt noch möglich sei. Die Beziehung zwischen konkreter Bewegung und dem ideellen Urprinzip der Bewegung ist in diesem Fall kaum vorhanden, da die äußere Bewegung nur noch teilweise am Urbild anknüpft und die innere Bewegung (in Gedanken und in der Vorstellung) blockiert ist.

Eurythmie Massage will die Beziehung zu den Urprinzipien der Bewegung erneuern

Die *Eurythmie Massage* wurde entwickelt, um diese unterbrochene Beziehung langsam wieder aufzubauen. Das heißt, die *Eurythmie Massage* soll einerseits im denkenden Bewusstsein an die Quellen der Bewegung heranführen, und sie soll andererseits eine konkrete Hilfe sein, in der realen Bewegungserfahrung und -durchführung daraus zu schöpfen. Dieses Aufbauen beruht auf der Annahme, dass der physische Leib und/oder der Astralleib irritiert, verletzt oder krank sind.[7] Der Ätherleib, der als Vermittler zwischen dem physischen Leib und dem Astralleib wirkt, ist in der *Eurythmie Massage* der Ansatzpunkt für die Therapie.

> *«Was sich im Ätherleib vollzieht, hinterlässt dort eine dauerhafte Spur und drückt sich außerdem wie ein Siegel auf dem physischen Leib ab.»*[8]

Auf vorhandenem Bewegungspotenzial aufbauen

In der langjährigen Praxis der *Eurythmie Massage* habe ich die Erfahrung gemacht, dass im Einzelfall selbst bei schwerwiegenden Störungen im physischen Leib immer noch ein Bewegungspotenzial durch den Therapeuten und den Patienten beobachtet werden kann, auf dessen Grundlage dann die entsprechende Therapie aufgebaut wird.

Übertragung eurythmischer Lautkräfte bei der Berührung

Durch die Übertragung der eurythmischen Lautkräfte bei der Berührung werden dem Patienten sinnliche und seelisch-geistige Erlebnisse ermöglicht, die ihn unterstützen sollen, wieder zu einer eigenen Bewegungserfahrung zu kommen. Diese Erfahrung konnte von verschiedenen Patienten mit Lähmungskrankheiten und auch von der Therapeutin gemacht werden. Sie war der Ausgangspunkt, die spezifischen Kräfte eurythmischer Bewegungen auch auf andere Krankheitsbilder zu übertragen und das Anwendungsspektrum der *Eurythmie Massage* entsprechend zu erweitern.

Die Vielseitigkeit der Eurythmie

Kosmische Kräftewirkungen als menschliche Bewegungen

Eurythmie ist eine Bewegungs- oder Tanzkunst, in der Kräftewirkungen aus dem Kosmos in menschliche Bewegungen umgesetzt werden. Rudolf Steiner hatte die Fähigkeit, diese Kräfte wahrzunehmen, gedanklich zu durchdringen, sprachlich zu vermitteln und in menschliche Bewegungen zu übersetzen. Diese kosmischen Tatsachen können eine Neuorientierung oder eine Hilfe für das menschliche Bewusstsein – den Mikrokosmos – sein, um sich bewusst mit diesen Kräften auseinandersetzen zu lernen. Diese als Idee entgegenzunehmen und als Bewegung auszuführen oder die Bewegungen erst einmal nur in der Nachahmung mitzuvollziehen sind zwei mögliche Herangehensweisen.

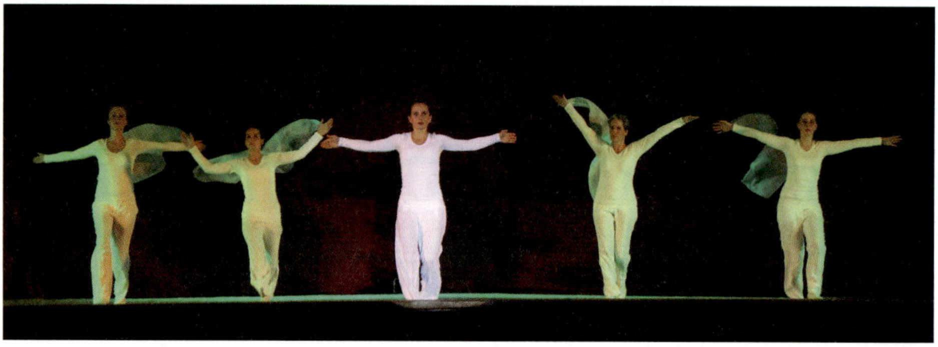

Bühneneurythmie

Individueller Zugang zu den ideellen Grundlagen

Aus meiner Sicht ist das Ziel jedoch, dass sich jeder, der sich mit diesen Prinzipien beschäftigt, einen individuellen Zugang zu diesen Bewegungen und kosmischen Wirkungen erarbeitet. Wie tief das Eins-Werden dieser objektiven Kräfte mit dem individuellen Dasein des Einzelnen stattfindet, ist ganz von der jeweiligen Fähigkeit und den Bedürfnissen der Persönlichkeit abhängig.

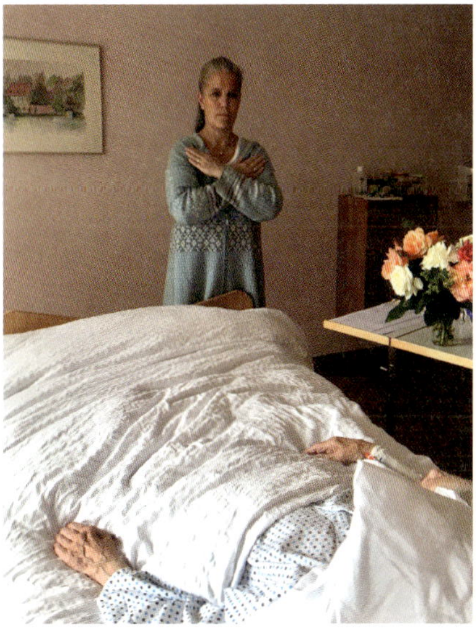

Es soll kein Nachtanzen vorgegebener Ideen sein, sondern ein Verschmelzen einer Idee, eines Bewegungsprinzips mit den eigenen, persönlichen inneren Bewegungserfahrungen. Dabei können Bewegungs- oder Lebensprinzipien aus dem inneren Erfassen durch eine körperliche Bewegung in die Sichtbarkeit gebracht werden.

Heileurythmie in der Klinik

Rudolf Steiner nennt die zwei Bereiche, die in die Sichtbarkeit gebracht werden können, «Eurythmie als sichtbare Sprache»[9] und «Eurythmie als sichtbarer Gesang».[10] Die Mittel der Sprach- oder Lauteurythmie sind an erster Stelle die Laute bzw. Buchstaben. Zu jedem Laut des Alphabets gibt es eine spezifische Bewegung. Die Laute können einzeln, in Silben, Worten oder ganzen Sätzen zum Ausdruck gebracht werden. In der Eurythmie sind die Termini dafür *Lautgebärde, Wortgebärde* oder *Satzgebärde*. Damit können Gedichte, Texte oder ganze Geschichten bewegend dargestellt werden. Zu dieser Sprach- oder Lauteurythmie kommen noch viele andere Gestaltungsmittel hinzu wie zum Beispiel Tierkreisgesten, Planetenbewegungen, Seelengesten, Raumformen für Einzelne oder ganze Gruppen etc.

Sichtbare Sprache und sichtbarer Gesang

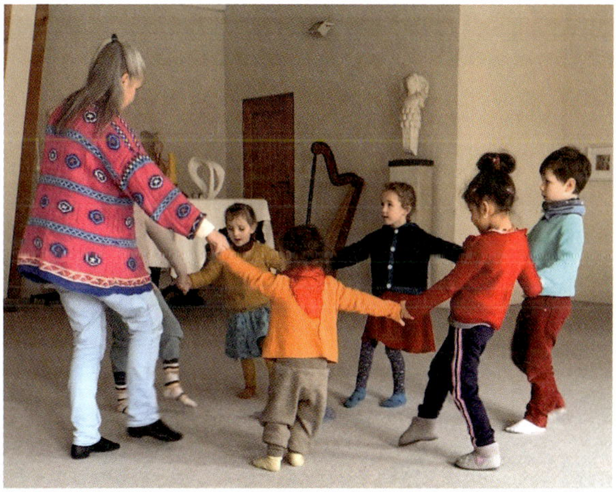

Im zweiten Bereich geht es um das Sichtbarmachen von Musik. Im «sichtbaren Gesang» oder der *Toneurythmie* werden die Elemente der Musik in die Sichtbarkeit übersetzt. Dazu gehören die Tonhöhe der Melodie, die Rhythmen, die Taktarten, Akkorde in Dur und Moll, Intervalle etc.

Kleinkinder-Eurythmie

In beiden Fällen, Laut- und Toneurythmie, geht es weder um abstrakte, vorgegebene Formen noch um persönliche Emotionen, sondern um die eigene Leistung, universelle Gesetze zusammen mit eigenen Empfindungen als einen

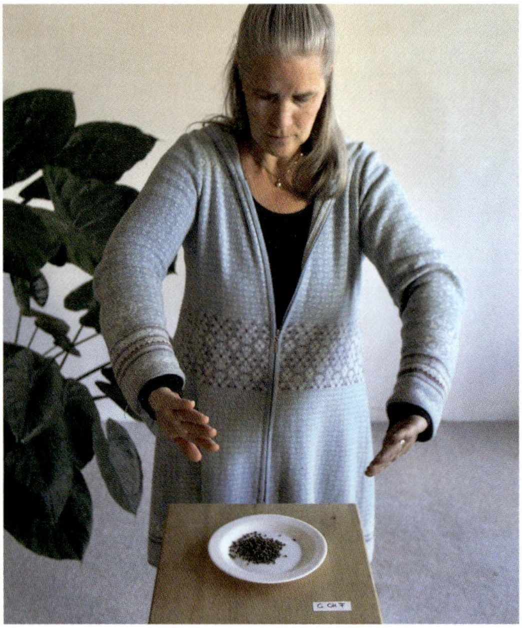

Eurythmische Behandlung von Samen

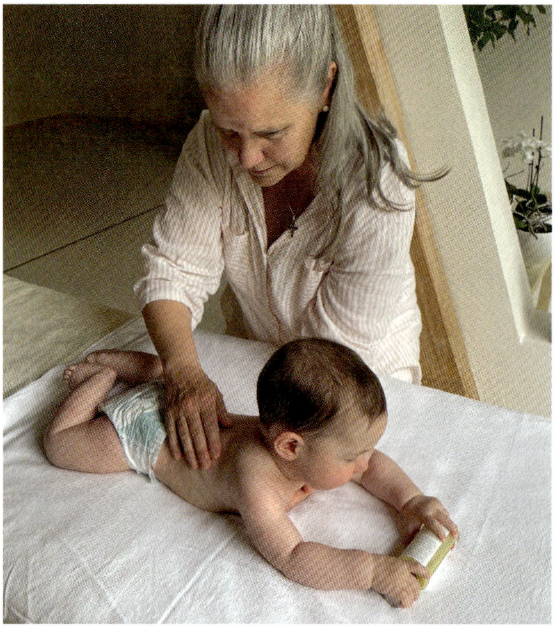

Baby-Massage

immer wieder neu hervorgebrachten, individuellen Bewegungsausdruck zu gestalten.

In diesem Buch werden vor allem die Laute als Mittel für die *Eurythmie Massage* dargestellt. In meinem Buch *Verwandlungskräfte der Eurythmie* findet man eine ausführliche Charakterisierung verschiedener Lautbewegungsqualitäten.

Anwendungsspektrum der Eurythmie

Die Eurythmie wurde von Rudolf Steiner als Bewegungskunst für die Bühne als Ausgangspunkt für alle weiteren Modifikationen begründet. Darauf wurden von ihm die Heileurythmie und die pädagogische Eurythmie für Kinder ab drei Jahren aufgebaut. Neue Anwendungsbereiche gibt es als Sozialeurythmie für Betriebe und Unternehmen oder in Laienkursen. In einem weiteren Anwendungsbereich, den ich als «Ätherik» bezeichne, wird mit der Eurythmie als Behandlungsmethode im Lebendigen gearbeitet, indem zum Beispiel Pflanzen, Tiere und Substanzen wie Wasser oder Erde mit eurythmischen Gesten gekräftigt oder harmonisiert werden.[11] Dadurch lässt sich die Wirksamkeit eurythmischer Gesten bis ins Physische hinein sichtbar machen. Und ein weiteres Gebiet ist die *Eurythmie Massage*, die in diesem Buch vorgestellt wird.

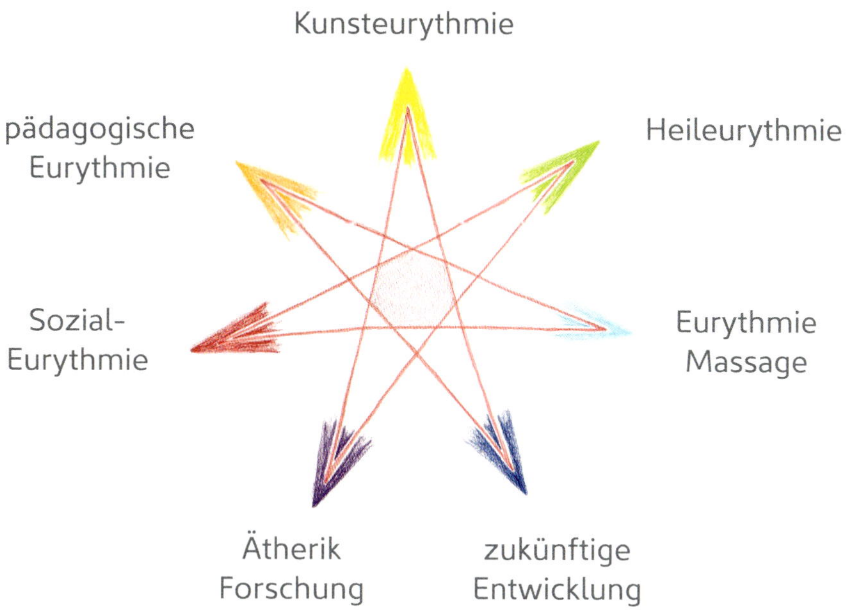

Die Eurythmie Massage auf Grundlage des anthroposophischen Menschenbildes

Um die *Eurythmie Massage* auch für nicht anthroposophisch orientierte Menschen verständlich zu machen, ist eine Einbettung in ein entsprechendes Menschenbild notwendig. Dieses soll für möglichst viele und unterschiedliche Menschen in der Darstellung nachvollziehbar sein und die Beobachtung der Phänomene am eigenen Organismus ermöglichen.

DIE DREIGLIEDERUNG DES MENSCHEN

Drei physiologische Wirkungsprinzipien

Das Verständnis des menschlichen Organismus wird erheblich erleichtert, wenn drei physiologische Wirkungsprinzipien voneinander unterschieden werden:

1. das Nerven-Sinnes-System,
2. das Rhythmische System und
3. das Stoffwechsel-Gliedmaßen-System.[12]

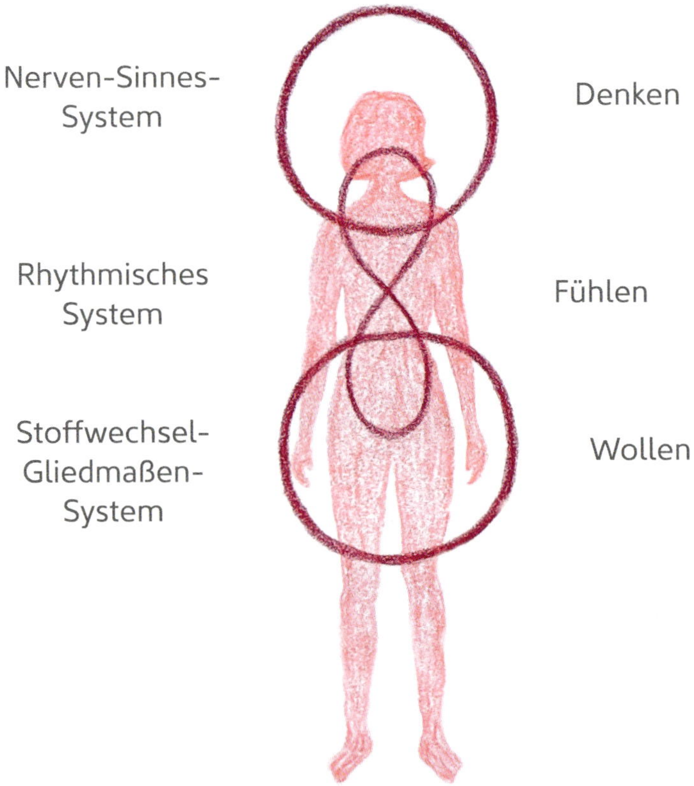

Diese drei Bereiche, die einerseits physiologisch in ihren Prozessen und Organen differenziert werden können, haben andererseits eine direkte Beziehung zu den Seelentätigkeiten Denken, Fühlen und Wollen.[13]

Physische oder seelische Ursache?

Die Frage, in welchem inneren Zusammenhang die im physischen und seelischen Bereich getätigten Beobachtungen stehen, hat einen Einfluss auf die Handhabung der einzusetzenden therapeutischen Mittel. Dabei ist es ein Unterschied, ob man die Ursachen einer bestimmten Disposition im Physischen feststellt, deren Wirkungen sich ins Seelische fortsetzen, oder ob die Ursachen im Seelischen liegen mit Folgen bis ins Physische hinein. Dass die zwei Bereiche Leib und Seele ineinanderwirken und sich gegenseitig bedingen, ist eine der Grundansichten der anthroposophischen Medizin.

Nerven-Sinnes-System

Mit den Sinnes-, Vorstellungs- und Denktätigkeiten ist das *Nerven-Sinnes-System* umschrieben. Laut Rudolf Steiner wird die Wahrnehmung unserer Umwelt über zwölf Sinne vermittelt, die alle als physische Sinne bezeichnet werden.[14]

Somit ist das Feld der potenziellen Sinnesreizungen enorm groß. Die Reize ermöglichen Wahrnehmungen, wenn ihnen vom Bewusstsein eine entsprechende Aufmerksamkeit entgegengebracht wird. Unbewusst können sie aber auch direkt auf die menschliche Organisation wirken, zum Beispiel bei Lärm.

Die Wahrnehmung ist Voraussetzung für die Bildung einer Vorstellung und daran anschließend für das Erkennen und Wissen. Eine Vorstellung wird dadurch gebildet, dass das Denken die Wahrnehmung mit einem Begriff verbindet. Beim Erkennen wird diese Vorstellung mit anderen, vor allem früher gemachten Erfahrungen in einen sinnvollen Zusammenhang gesetzt.[15] Die körperliche Grundlage dieser seelischen und geistigen Tätigkeiten ist das Nervensystem mit dem Gehirn als Zentrum. Von diesem Zentrum im Kopf dehnt sich das Nerven-Sinnes-System über die Nervenbahnen bis in die Peripherie des Körpers aus. Somit steht das Nerven-Sinnes-System in einer engen Beziehung zum Denken und zur Bewusstseinsbildung, in der wir potenziell ganz wach sind.

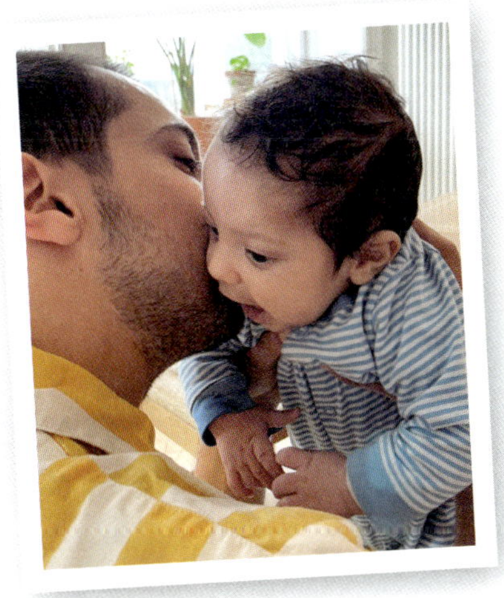

Sympathie

Das Charakteristische des *Rhythmischen Systems* ist ein sich abwechselndes Zusammenziehen und Loslassen, Ein- und Ausströmen. Dadurch findet eine Durchdringung des Leibes mit der Welt statt. Die Organe Herz und Lunge lassen sich dabei vom Bewusstsein teilweise beeinflussen. Die Atmung kann man über kurze Zeiträume direkt kontrollieren, indem man den Atem anhält oder schneller atmet. Die Beeinflussung des Herzens ist sehr viel schwieriger. Auf den Herzschlag kann man indirekt über die Atmung oder durch Meditation einwirken.[16] Es ist ein Pendeln zwischen bewussten und unbewussten Vorgängen, das als halb bewusst oder träumend bezeichnet werden kann.

Polare Grundkonstitution des Rhythmischen Systems

Eine solche polare Grundkonstitution ist auch kennzeichnend für das Gefühl: «Wir entwickeln in uns alle die Gefühlswelt, die ein fortwährendes Wechselspiel – Systole, Diastole – zwischen Sympathie und Antipathie ist (Rudolf Steiner).»[17] Alle Gefühle spielen sich zwischen den Polen Sympathie und Antipathie ab. Sie sind Reaktionen auf Einwirkungen, die die Welt auf uns macht – die Welt als die uns umgebende oder die innere «Welt» unserer Konstitution. In den wenigsten Fällen kann bewusst beobachtet werden, wie Gefühle entstehen. Gewöhnlich überkommen sie einen, und erst indem man sie bemerkt, werden sie auch bewusst. Auch hier findet ein Pendeln statt zwischen unbewusst und bewusst; Gefühle sind wiederum halbbewusst. Somit haben wir eine enge Verwandtschaft zwischen der polaren Organtätigkeit im Rhythmischen System und dem Fühlen im Seelischen.

Ausgleichende Wirkung der Eurythmie Massage

Das Rhythmische System schafft kontinuierlich eine Beziehung und einen Ausgleich zwischen den Polen Nerven-Sinnes-System und Stoffwechsel-Gliedmaßen-System.[18] Diese Beziehung ist auch die Grundlage für jede Behandlung mit der *Eurythmie Massage*, die als künstlerische Massage immer im Aufgreifen von konkreten sinnlichen Erfahrungen (Sinnes-Pol) und der Umsetzung in der individuellen Handlung (Gliedmaßen-Pol) integrierend hin und her schwingt.

Stoffwechsel-Gliedmaßen-System

Das Charakteristische des *Stoffwechsel-Gliedmaßen-Systems* ist die tätige Auseinandersetzung mit der Welt – im Stoffwechsel nach innen, mit den Gliedmaßen nach außen. Besonders in der Nacht ist der Stoffwechsel aktiv und verwandelt die Nahrungsmittel in Substanzen, die der Leib aufnehmen kann. Diese Umwandlung der Nahrung ist ein Kraftakt, der mit der Qualität des Willens eine starke innere Verwandtschaft hat. Der gesunde Mensch hat kaum eine Wahrnehmung von diesen inneren Funktionen, nur bei Bauchschmerzen, Blähungen und sonstigen Irritationen entsteht ein Bewusstsein für die entsprechende Leibesregion.

Unterbewusste Sphäre der Willensimpulse

Auch die Bewegungen der Gliedmaßen kann man als Kraftakt, das heißt als eine Erscheinung des Willens bezeichnen. Dabei ist das Ziel der jeweiligen Handlung meist bewusst, zum Beispiel wenn wir nach einem Stift greifen. Es ist nicht möglich, an sich selbst zu beobachten, wie der Willensimpuls vom Bewusstsein in den Bewegungsapparat kommt, aber man kann dann der Hand zuschauen, wie sie die vorher beabsichtigte Handlung durchführt. Diesen Aspekt des Bewegens und der unbewussten Verdauungsvorgänge kann man als schlafendes Bewusstsein bezeichnen. Der Leib vollzieht diese Tätigkeiten im Unterbewussten.

Diese Dreigliederung des Menschen bezüglich der Organe, Prozesse und Seelentätigkeiten bietet eine hilfreiche Grundlage für die weitere individuelle Beobachtung im aktuellen Therapieprozess sowie für die Zielsetzung der Therapie und die Festlegung der therapeutischen Mittel. Sie ist kein starres System, durch welches der Mensch abschließend definiert wird, sondern Ausgangspunkt für die individuelle Auseinandersetzung mit dem Menschen und seinen Gesetzmäßigkeiten.

DAS ÄTHERISCHE ALS TEIL EINES GANZHEITLICHEN MENSCHENBILDES

> *«Der Mensch hängt überall mit Muskeln, Knochen, Nerven von seinem ätherischen Leibe aus mit dem physischen Leibe zusammen. Diese Zusammenhänge sind überall da von dem ätherischen Leibe zu dem physischen Leibe.»*[19]

Mit aufgeschlossenen, an der menschlichen Konstitution interessierten Menschen kann man gut über leibliche und seelische Phänomene sprechen. All das, was sich sinnlich-physisch beobachten lässt, kann beschrieben und zu einem Gesprächsinhalt werden. Auch seelische Reaktionen lassen sich gut kommunizieren, wenn man zum Beispiel über sympathische und antipathische Reaktionen auf äußere Vorgänge spricht. Jeder Mensch hat Vorlieben und Abneigungen, die er prinzipiell auch zum Ausdruck bringen kann.

Über einen dritten Bereich, den geistigen, zu sprechen ist schon wesentlich komplizierter. Die Brücke zu dieser Ebene bildet meist das Beispiel der Mathematik, der Logik oder sonstiger Gesetze. Wenn die Anstrengung aufgebracht wird, geistige Erfahrungen zu machen, das heißt eigene gedankliche Zusammenhänge zu bilden, kann an Ideen und Gesetzmäßigkeiten angeknüpft werden, und das Thematisieren der geistigen Fähigkeiten des Menschen wird möglich. Dieser Schritt in die selbstständige gedankliche und somit geistige Tätigkeit ist nicht so einfach vorauszusetzen wie die zwei ersteren Schritte.

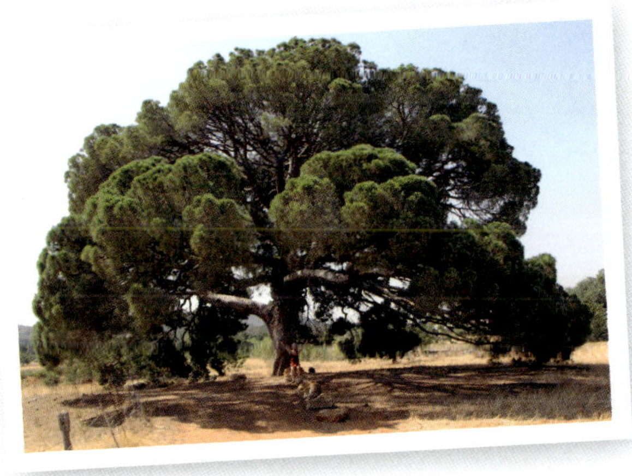

Wahrnehmung der Lebenskräfte erfordert Übung

Es erfordert eine besondere Fähigkeit und sorgfältige Übung, um die spezifische Qualität des Lebendigen zu erkennen. Wenn dies dem Übenden gelingt, kann er Zugang zu jenem Bereich zwischen dem Physischen und dem Seelischen finden. In verschiedenen Weltanschauungen wird hier von Energie oder Lebenskraft gesprochen. Im anthroposophischen Kontext spricht man vom Ätherischen, vom Ätherleib, Lebensleib oder von Bildekräften.

Der große Unterschied zum Begriff der Energie im üblichen Sinne liegt darin, dass jene Energie des Ätherischen nicht als verdünnte, feinere oder

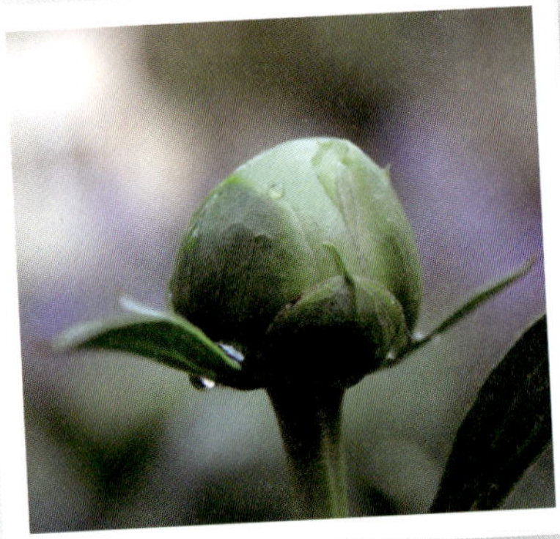

unsichtbare Stofflichkeit oder Materie zu betrachten ist. Es ist ein selbstständiger Bereich mit seinen eigenen Gesetzen. Es sind Lebenskräfte, die im Kosmos, in der Natur und in jedem Lebewesen wirken. Im Ätherleib liegen «alle die Kräfte zum Aufbau des physischen Leibes schon darinnen».[20] Materie kann aus sich heraus nicht lebendig werden.

Ursprung des Lebendigen ist der Ätherleib

Alles, was lebt, ist in Bewegung. Die Welt der Bewegungen ist die Ätherwelt. Das Grundprinzip des Lebendigen ist eine zweifache Bewegung, ein Zusammenziehen und ein Ausdehnen. Urbildhaft kann man dies beim Menschen am Herzen – Systole und Diastole – oder an der Lunge beim Ein- und Ausatmen beobachten. Hat der Mensch keinen Puls mehr oder atmet er nicht mehr, ist er tot. Er fällt aus dem Lebenszusammenhang heraus. Das Lebendig-Ätherische ist der Substanz in diesem Moment entschwunden.

Die Qualität von Zusammenziehen und Ausdehnen wird hier unter der Perspektive der Bewegung betrachtet; beim Rhythmischen System lag der Schwerpunkt auf der Beziehung zum seelischen Erleben.

Ausdehnen und Zusammenziehen – die komplementären Bewegungsprinzipien des Lebendigen

Für dieses Grundprinzip des Zusammenziehens und Ausdehnens gibt es verschiedene Begriffe wie zum Beispiel impressiv und expressiv, ballen und lösen, Blüte und Knospe, Blühen und Verwelken, Tag und Nacht, Mann und Frau, Punkt und Umkreis etc. Diese Polarität bedingt sich gegenseitig, ist komplementär. Wirkt die eine Kraft der Ausdehnung immer weiter bis ins Unendliche, löst sie sich auf. Strebt die andere Kraft des Verdichtens ins Unendliche, verhärtet sie und verschwindet in einem Punkt. Sind die beiden abwechselnd in einem rhythmischen Austausch, steigern sie sich gegenseitig. Es ist ein andauernder Kräfteaustausch zweier Bewegungsprinzipien, die sich durchdringen und gegenseitig steigern.

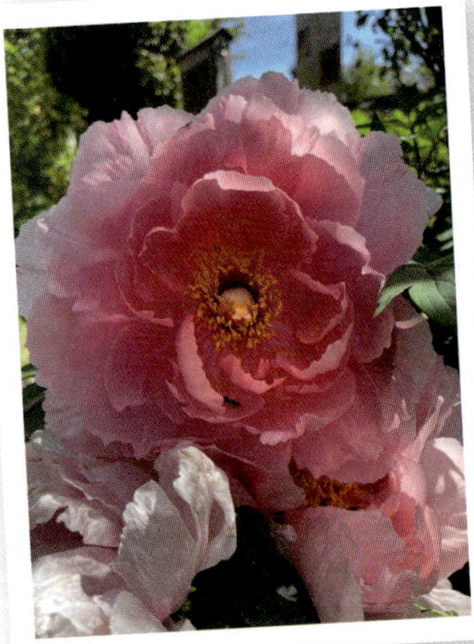

Dieses Urprinzip des Lebendigen, Ätherischen ist das Grundphänomen in der Kunst der Eurythmie. Jeder Laut, jede Geste, jede Bewegung wird aus ihm heraus geboren. Das heißt auch, in der *Eurythmie Massage* findet man in jedem Laut, in jedem Massagegriff diese Polarität wieder. Und darauf aufbauend kann man beobachten, wie jeder Massagegriff als solcher eine charakteristische Fähigkeit zur Belebung des Organismus besitzt. Deshalb kann man auch – wenn man eigene Erfahrungen gewonnen hat – nachvollziehen, dass Rudolf Steiner, der uns den Weg zum Verständnis solcher Zusammenhänge bereitet hat, jeden Laut als eigenständige Kraft oder sogar als etwas Wesenhaftes bezeichnet. Im Kapitel zu den Massagegriffen (S. 117 ff.) wird die Wirksamkeit der einzelnen Laute in der *Eurythmie Massage* näher dargestellt.

Die Wirksamkeit der Eurythmie Massage beruht auf den Urprinzipien des Lebendigen

Selbstverständlich ist es mit einer Erklärung nicht getan. Es braucht Zeit, sich in diese geistigen Gesetze und Wirkprinzipien einzuleben, damit sie einem innerlich und äußerlich zur Verfügung stehen. Es lohnt sich meiner Erfahrung nach, sich gründlich mit dem Lebendigen zu beschäftigen, obwohl das Gebiet unendlich ist.

DIE VIERGLIEDERUNG DES MENSCHEN – ALLTAGSPRAKTISCH

Bei der *Eurythmie Massage* kommt man auf verschiedenen Ebenen mit dem Patienten in Berührung. Die Wahrnehmung des Patienten, die Begegnung mit ihm und seine Begleitung können auf sieben verschiedenen Stufen durchgeführt werden. Diese Begegnungsqualitäten werden im Kapitel «Säule 3 – Die sieben Massage-Stufen» (S. 102) ausführlich beschrieben. Was hier zunächst dargestellt wird, ist allgemeiner, über den therapeutischen Zusammenhang hinaus gefasst und unterscheidet vier Beobachtungsebenen. Im anthroposophischen Kontext spricht man von den vier Wesensgliedern.

Wesensglieder des Menschen als Wahrnehmungsebenen

Liegt ein Patient auf der Massageliege, wird zu Beginn der Leib von Kopf bis Fuß durch Berührung abgetastet, angeschaut und dabei wahrgenommen. Je mehr Eindrücke durch die verschiedenen Sinne gesammelt werden können, umso umfangreicher wird das Bild des Leibes. Es werden zum Beispiel kalt und warm, hart und weich, konvex und konkav, feucht und trocken, gespannt und schlaff, dick und dünn, groß und klein als Eigenschaften des Leibes beobachtet. Dies sind alles Merkmale der Persönlichkeit, die sich am physischen Leib zeigen. Der physische Leib erscheint, wenn er lebendig ist, nie alleine, da die anderen Wesensglieder in ihm und an ihm wirksam sind und ihre Spuren hinterlassen. Er bildet jedoch die einzige Ebene, die physisch ergreifbar ist. Die anderen Ebenen scheinen und wirken durch ihn hindurch. Diese kann man *physisch-sinnlich* nicht wahrnehmen, dazu bedarf es einer Fähigkeitsentwicklung auf den entsprechenden Ebenen.

Merkmale der Persönlichkeit zeigen sich am physischen Leib

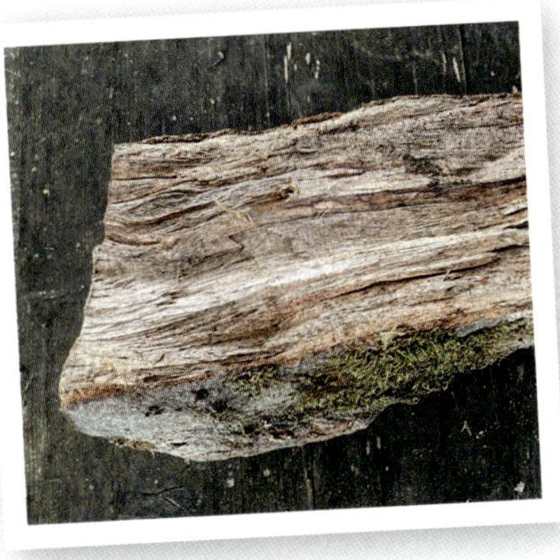

Einer der Haupteindrücke auf dieser physischen Ebene ist das Volumen beziehungsweise die Größe sowohl des ganzen Menschen als auch einzelner Partien. Zwei Extremerlebnisse in diesem Bereich drücken sich in folgenden Gedanken aus: Hoffentlich hält die Massageliege diesen Leib aus!, und: Ist die physische Konstitution so schwach, dass man helfen muss, den Leib überhaupt auf die Liege zu bekommen? – Im Begleiten und Behandeln steht auf dieser physischen Ebene das Stoff-Ergreifen im Vordergrund.

Die nächste Qualität, die bei Organismen das Physische durchzieht, ist das Lebendige. Vergleicht man ein abgeschnittenes, totes Stück Holz mit einem noch lebenden, so hat man ein anschauliches Beispiel. Was kann man als unbefangener Betrachter an diesen zwei Holzqualitäten erfahren und unterscheiden? Holz, das man zum Beispiel zum Heizen oder als Baumaterial verwendet, ist trocken und hat eine klare Struktur. Es ist in der Regel viel härter als noch lebendes Holz, das von Wasser durchzogen ist.

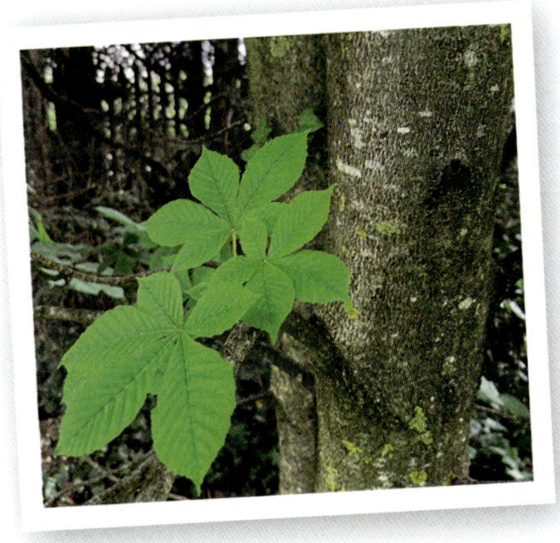

Bei manchen Bäumen zum Beispiel kann man die Rinde anritzen und zuschauen, wie das Wasser, das im Stamm zirkuliert, heraustropft. Erst durch das Anritzen wird einem bewusst, dass im lebendigen Holz fortwährend Flüssigkeit zirkuliert. Was diese Zirkulation verursacht, ist erst einmal nicht klar. Man spricht von grünem Holz, was ein Synonym für lebendiges Holz ist. Der Lebenssaft fließt bis in die äußersten Zweige und treibt Blätter hervor, die es beim toten Holz nicht mehr zu sehen gibt.

Nun scheint mir interessant zu sein, dass die feste, strukturbildende Grundlage, die sogar Jahrhunderte überdauern kann, bei einem lebenden Baum fortwährend von fließenden Substanzen durchströmt und belebt wird, die ihn am Leben erhalten. Deshalb kann man dieses lebensspendende Prinzip auch als Lebenskraft, Lebensenergie oder Ätherkraft bezeichnen.

Wenn wir uns den menschlichen Leib ansschauen, dann können wir ähnliche oder parallele Phänomene feststellen. Der physische Leib bildet die Grundstruktur, das Gebäude, in dem andere Prinzipien wirksam sein können.

Ist das Leben zu Ende, so geht die Grundsubstanz, das Physische des Menschen, in die Substanz der Erde zurück, sie löst sich wieder auf. Während des Lebens pulsiert Lebendiges durch diese Substanz und erhält sie aufrecht in ihrer Form und in ihren Prozessen.

Durch Übung zum Wahrnehmen des Lebendigen

Nun ist es eine Übungsfrage, nachdem man sich immer wieder die Grundphänomene dieser zwei Bereiche klargemacht hat, das Lebendige immer exakter zu beobachten und zu unterscheiden. Der physische Leib kann sich tatsächlich in die Richtung eines getrockneten Scheitholzes entwickeln. Vergleicht man zum Beispiel den Fuß eines alten Menschen mit einem Babyfüßchen, wird es unmittelbar erlebbar, dass das Kinderfüßchen weicher, fließender und lebendiger in seiner Substanz ist als ein alter Fuß.

Durch den Tastsinn, der durchzogen ist unter anderem vom Wärmesinn, Lebenssinn und Eigenbewegungssinn, ist es uns möglich, diese erst einmal grob umrissenen Unterschiede auch tastend zu beobachten und zu erfassen. Man könnte tatsächlich mit einer Übung an totem und lebendigem Holz beginnen, eigene Erfahrungen zu machen. Konsequent wäre es, dieses Phänomen an einem toten und einem lebenden Menschen zu beobachten. Wenn man die Gelegenheit hat, einen Leichnam zu berühren, kann man erleben, wie tief dieses Erlebnis geht, leblose menschliche Substanz zu berühren. Es ist eine fast schockierende Wirkung zu erleben, dass menschliche Stofflichkeit nicht mehr belebt ist. Hier tritt uns der reine physische Leib mit einer beeindruckenden Sachlichkeit entgegen.

Meist wird der Ätherleib, die Lebenskraft, zuerst in Verbindung mit dem physischen Leib erlebt. Er ist unsichtbar und dennoch wesenhaft, wirksam und erfahrbar am Physischen und durch das Physische. Hat man das Interesse und die Kraft, dieses lebendige Prinzip tiefergehend zu beobachten, kann es,

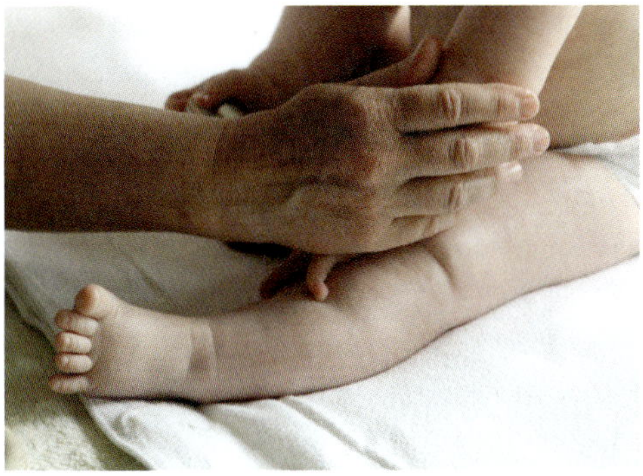

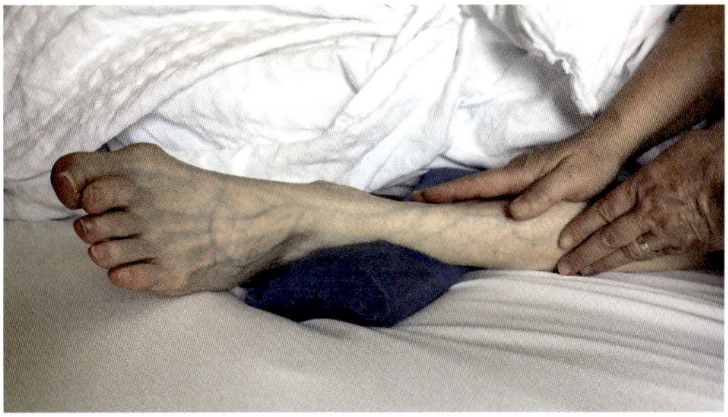

Babyfuß und Fuß eines alten Menschen

obwohl es unsichtbar ist, immer deutlicher wahrgenommen werden. Die Existenz des Lebendigen lässt sich zunächst am eigenen Ätherleib erfahren, dem eigenen pulsierenden Energiequell. Das Ätherische in der umgebenden Welt kann wahrgenommen werden, indem es sich an der eigenen Ätherkonfiguration spiegelt. Dieser Wahrnehmungsbereich kann stufenweise ausgedehnt werden – bis hin zu größeren Landschaftsräumen, Gruppen von Menschen, kosmischen Konstellationen und Gedankenzusammenhängen, die nicht mehr unbedingt von physischen Erscheinungen getragen werden – und die Beobachtung kann unabhängiger vom eigenen Ätherleib geschehen.

Ätherkräfte der umgebenden Welt wahrnehmen

Zusammengefasst könnte man sagen, die Lebenskraft, das Lebendige oder Ätherische ist die sich immer in Bewegung befindende, fließende und formende Kraft in allem, was lebt. Die große Herausforderung liegt darin, diese *isoliert* zu erkennen, da sie entweder mit einer physischen Substanz, einer seelischen Stimmung oder mit einem geistigen Inhalt verschmilzt.

Ich erkläre vielen meiner Patienten, dass sie mit Sicherheit schon eigene Erfahrungen in diesem Bereich gemacht haben. Zum Beispiel wenn man morgens aufwacht, acht Stunden geschlafen hat und sich trotzdem noch erschöpft und müde fühlt. Oder man wacht auf, ist energiegeladen, strotzt vor Kräften und beginnt seine tägliche Arbeit. Fährt man zum Beispiel im Urlaub in die Berge und macht gleich am ersten Tag eine größere Wanderung, vielleicht sogar auf einen sehr hohen Berg, sind die Lebenskräfte stark und verfügbar. Setzt man sich lieber die ersten Tage aufs Sofa oder auf die Terrasse und ruht sich erst einmal aus, zeigt uns der Ätherleib, dass wir das Bedürfnis haben, uns durch Loslassen oder Schlafen zu erholen und Kräfte zu tanken.

Auf alltäglichen Erfahrungen aufbauen

Der Ätherleib baut sich «wie von alleine», als ein Geschenk, beim Schlafen immer wieder auf. Alles, was im eigenen Leben von Lebenskräften getragen und durchpulst wird, sind Ätherkräfte. Eine ideale Grundlage ist es, diese an sich selbst erst einmal beobachten zu lernen. In meinem Buch *Bewege dich gesund!* beschreibe ich meinen Weg, wie ich über Jahre hinweg an 21 Bewegungsübungen das Ätherische an mir selbst beobachten gelernt habe.

Solche Erfahrungen können eine ideale Grundlage bilden, um das Lebendige an anderen Menschen und Lebewesen zu beobachten. Rudolf Steiner hat durch die Eurythmie Grundprinzipien des Lebendigen in Form von Bewegungen, die jeder ausführen kann, mitgeteilt. Für mich sind es Werkzeuge, die man handhaben kann, um das Ätherische differenziert wahrzunehmen und zu gestalten.

ICH ERKLÄRE MEINEN PATIENTEN die vier Wesensglieder am Bild meiner Hand:

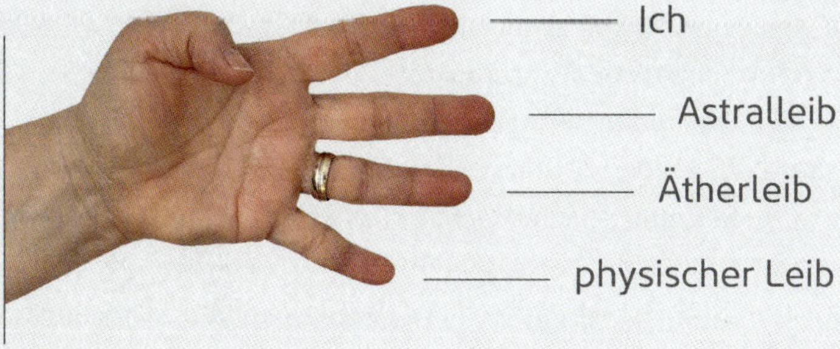

Eine eigene Erfahrung mit dem *physischen Leib* hat jeder, da man ihn anfassen, anschauen und mit ihm umgehen kann.
Der *Äther- oder Lebensleib* ist viel schwieriger zu beobachten. Müdigkeit, Strotzen vor Kraft, sich grippig fühlen oder erschöpft sein sind Äußerungen dieses Lebensleibes.
Den *Astralleib* beobachten wir im gesamten Umfang der seelischen Äußerungen: in Denken, Fühlen und Wollen, besonders in Sympathie und Antipathie.
Und das *Ich* ist der führende Kern, die Individualität, die mit Bewusstsein Entscheidungen trifft. Es ist der «Reiter», der die Zügel hält und sich selbst und den Organismus führt. In jedem Menschen kann man dieses Ich oder, wie ich es bezeichne, den «Edelstein» entdecken. Jeder Mensch ist ein Unikat, ihn gibt es nur einmal auf der Erde. Deshalb gebührt ihm besondere Aufmerksamkeit.
Die Hand kann dabei als Modell für die Anordnung der Wesensglieder dienen. In Wirklichkeit stehen sie jedoch nicht so getrennt übereinander, sondern sie sind in einem permanenten, fließenden Ineinanderwirken.

Bewegungen geben Einblick in das Seelenwesen

Das Seelische des Patienten ist schon beim ersten Eindruck, bei der Begrüßung vor einer Therapiestunde, zu beobachten. Schon die Art, wie jemand schaut, die Hand drückt, sich auf den Stuhl setzt, zu sprechen beginnt oder die Schuhe und Kleider auszieht, auch wie er sich in seinen Gedanken, Gefühlen und Willensimpulsen äußert, gibt viele Anhaltspunkte für die Beobachtung seines Seelenwesens. Solche Eindrücke können auch während der Massage entstehen, nur treten sie dann viel feiner und zarter auf, da die Person entspannt und ruhig liegt. Durch seine Schulung ist es dem Therapeuten möglich, die seelische Verfassung des Patienten am Sinnlichen abzulesen. Jedes Körperteil ist von der Seele durchdrungen.

Der therapeutische Blick auf die Wesenskonstitution

Hier ein paar Beispiele: Die Seele besteht aus den drei Seelenfähigkeiten Denken, Fühlen und Wollen. Jeder verfügt über alle drei Bereiche, die meisten Menschen haben aber eine Hauptprägung durch eine dieser drei Fähigkeiten. Dies geht bis in die physische Konstitution hinein. Alle vier Wesensebenen, Wesensglieder (physischer Leib, Ätherleib, Astralleib und Ich) bilden eine Einheit. Deshalb ist es nicht verwunderlich, dass diese seelische oder astrale Prägung auch am physischen Leib beobachtet werden kann. Eine vom Denken geprägte Konstitution ist meist nervös, strukturierter, trockener und härter beim Ertasten. Gefühlsbetonte Menschen haben oft ein weicheres Gewebe, sind wässriger und haben eher eine schwächere Bindegewebestruktur. Und willensbetonte Menschen weisen meist dichteres Gewebe, gespanntere Hautoberfläche, undurchdringbarere Substanz bei der Berührung auf.

Hysterisch veranlagte Menschen haben eine eher dünne, durchsichtige Haut. Intellektuell veranlagte Konstitutionen sind insgesamt spröder und trockener. Spitzensportler oder andere mit willensbetonter Konstitution haben meist ein pralles Gewebe und eine eher gestaute Gesamtkonstitution.

Begegnung mit dem Ich

Die Beobachtung der vierten und individuellsten Ebene in der menschlichen Organisation, die des Ich, ist am anspruchsvollsten. Sie beginnt beim Patienten, genauso wie bei den vorherigen Ebenen, schon in der ersten Begegnung. Am deutlichsten ist der Eindruck vom Ich beim Augenkontakt, bei der Art, wie die Person schaut. Die Begründung, weshalb der Patient kommt, und die gedanklichen Formulierungen über die persönliche Lage sind weitere Indizien dafür, wie er sich selbst reflektiert und führt. Ich bezeichne diese Ebene als den «Edelstein» im Gegenüber. Je nach Veranlagung und Selbstschulung des Patienten kann es sich um einen Edelstein-Rohling oder um einen geschliffenen Stein handeln. Jeder Mensch ist ein Unikat, ihn gibt es nur einmal auf der Welt. Und deshalb gilt jedem eine besondere Aufmerksamkeit, Wertschätzung und eine liebevoll formulierte Spiegelung meiner Eindrücke.

Meine größte Aufmerksamkeit richte ich auf diese Wesensebene. Ich versuche, jedem Patienten und jedem Teilnehmer in der Massage-Ausbildung klarzumachen, dass es wichtig ist, seinen eigenen Bezug zu den eurythmischen Ausbildungsinhalten oder – im Falle der Patienten – zu den Übungen und Behandlungen, die er bekommt, aufzubauen.

Ich habe eine ganze Reihe von Parkinson-Patienten, bei denen ich festgestellt habe, dass jeder einen individuellen Weg und verschiedene Übungen braucht, damit er sich mit der Herausforderung dieser Krankheit auseinandersetzen und verbinden kann. Hier ist der Dialog sehr wichtig, und es gilt, dem Patienten die Dinge so zu erklären, dass er selbstsicher und entschieden die Schritte unternimmt, die für ihn gut sind. Die Autonomie des anderen muss sorgfältig gewahrt und begleitet werden. Am meisten Erfolg hat man bei der *Eurythmie Massage*, wenn man vom Tasterleben am Beginn der Berührung hin zu einem Ich-Erleben im Verlauf der Behandlung kommt. Der Tastsinn und der Ich-Sinn sind die beiden Sinne (unter den zwölf Sinnen nach Rudolf Steiner), die die ganze Oberfläche des Menschen ergreifen und damit jeweils ein Ausdruck einer Ganzheit sind.

Individuelle Therapie erfordert den Dialog mit dem Patienten

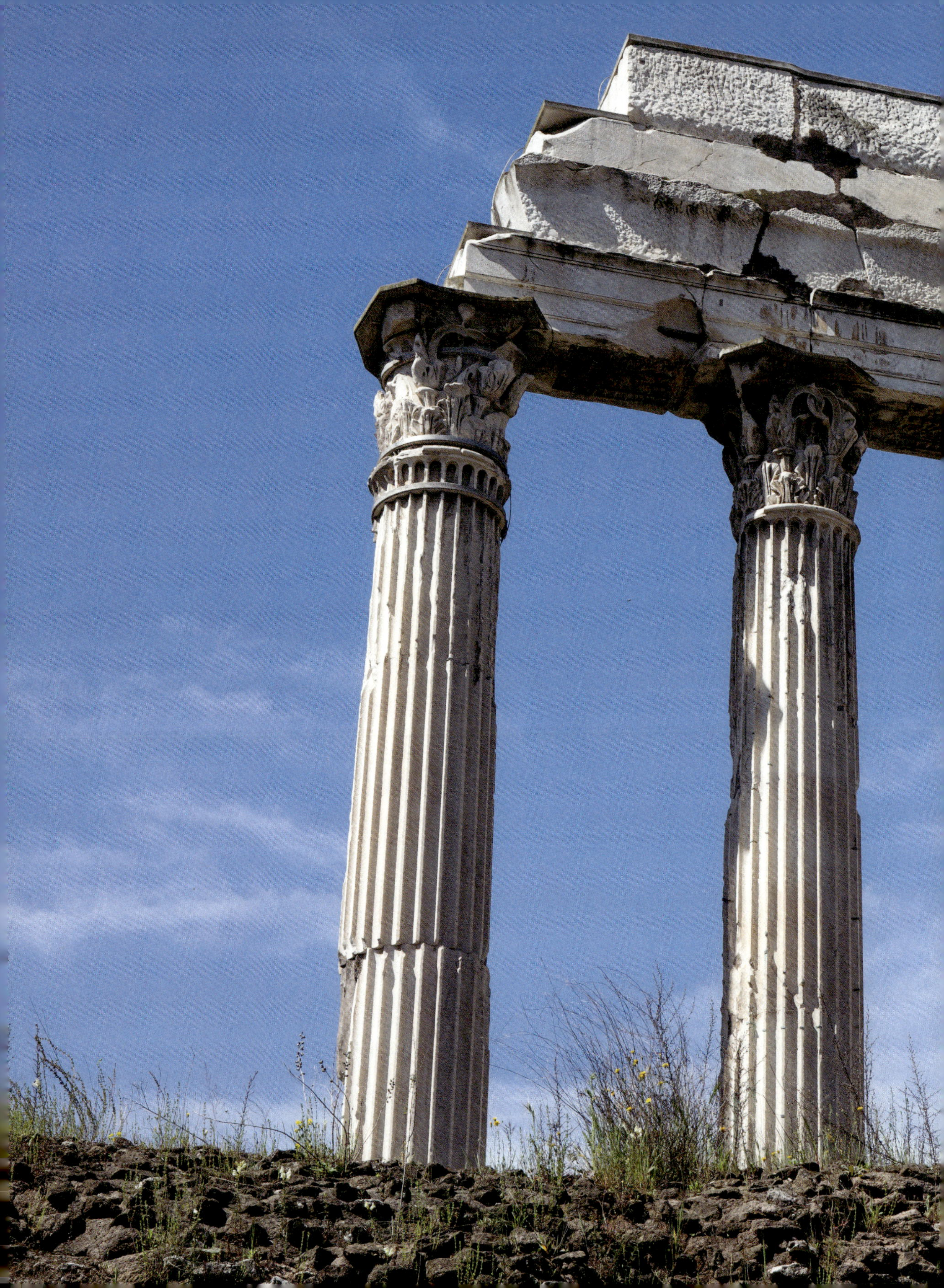

Teil II.

DIE DREI SÄULEN DER EURYTHMIE MASSAGE

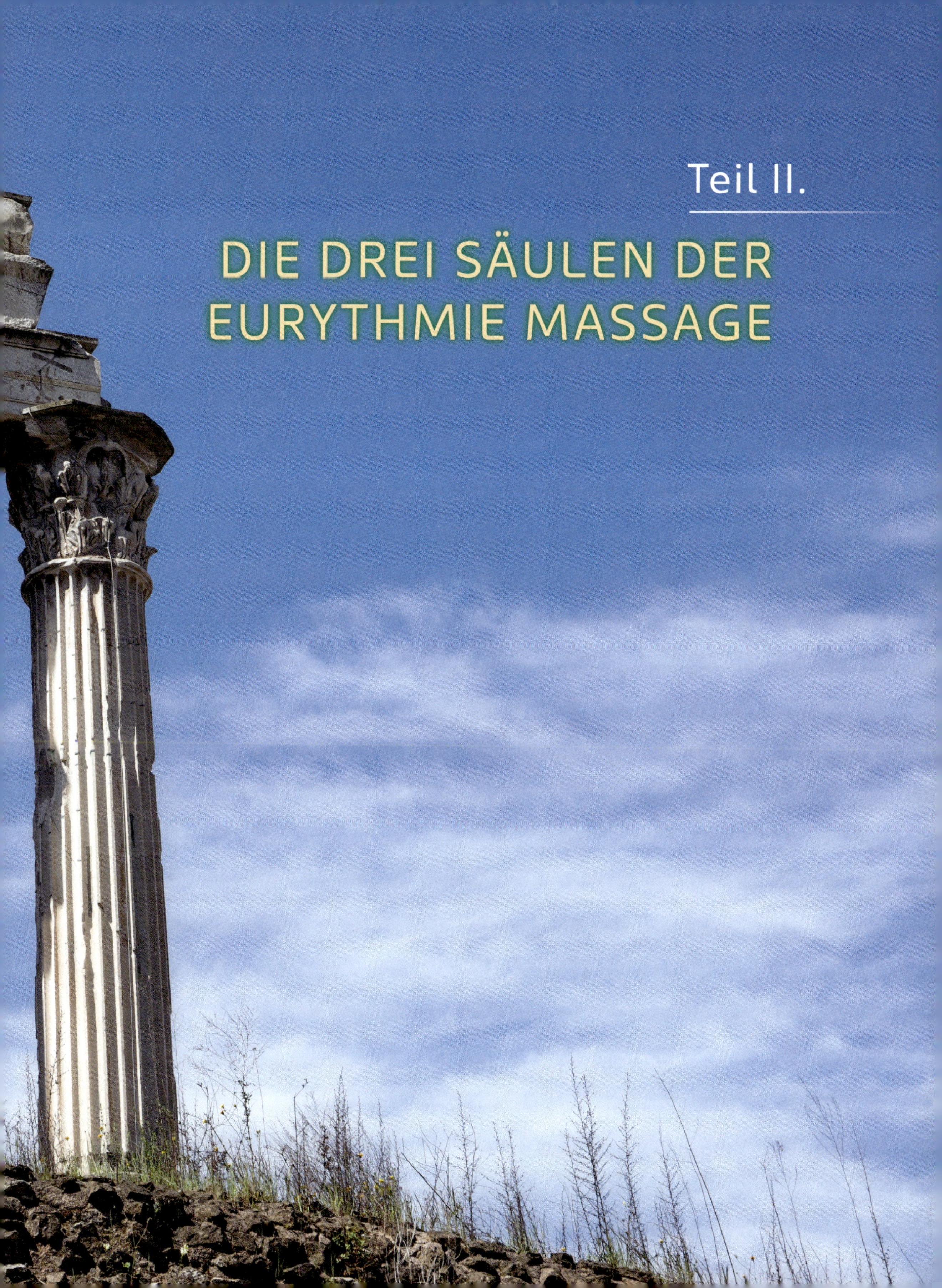

Verknüpfung von Elementen der Eurythmie und der Massage

Die *Eurythmie Massage* ist eine Behandlungsmethode, die Elemente der Eurythmie und der Massage verknüpft. Aus der Eurythmie sind es die Laute, aus der Massage die Berührungen.

Die Verknüpfung führt zur Modifikation der Laute durch die Berührung und zu einer Differenzierung der Massagegriffe durch die jeweiligen Farben der Laute. Voraussetzungen dafür sind ein bewusstes Ergreifen des eigenen Leibes und die Fähigkeit des Therapeuten, die Farben der Laute eurythmisch zu bewegen. Darüber hinaus muss erlernt werden, mit diesen Mitteln mit dem Patienten in einen Prozess zu gelangen. Ziel der Methode ist der vom Patienten selbst geführte Behandlungsprozess.

Die Bedeutung der Berührung in der Therapie

Bewegungsprinzipien der Eurythmie werden durch Berührung übertragen

Die Eurythmie kann als Therapieform auf verschiedene Art angewendet werden. In der Heileurythmie gibt es unterschiedliche Standpunkte zur Frage der Berührung. Traditionell wird nicht berührt. In der Zwischenzeit gibt es aber viele Therapeuten, die auch Berührungen integrieren. In der *Eurythmie Massage* werden die Bewegungsprinzipien der Eurythmie, die Laute, zu Beginn durch Berührung auf den Leib übertragen.

Meine Erfahrung zeigt, dass einige der Patienten, die Heileurythmie bekommen, nicht in ein tieferes Erleben hineinfinden, das eine aufbauende, kräftigende Wirkung hat. Die Bewegungen bleiben für viele Menschen zu stark «im Umkreis». Sie fühlen sich von diesen nicht betroffen oder berührt. Ich halte es für wahrscheinlich, dass in der Zeit der Begründung der Heileurythmie die Patienten durch Bewegungen physisch und seelisch noch unmittelbarer angeregt werden konnten. Es zeigt sich die Tendenz, dass Bewegungen vom heutigen Menschen gymnastischer oder äußerlicher ausgeführt werden. Dem gegenüber steht das Ziel der Heileurythmie, Bewegungen anzuregen, die auf drei Ebenen belebend wirken: auf der leiblichen, auf der seelischen und auf der geistigen Ebene.

Ziel der Verinnerlichung heilsamer Bewegungen

Viele Menschen sind heute offen dafür, in Form von Massagen berührt zu werden. Im Gegensatz dazu werden jedoch auch immer mehr Verbote ausgesprochen, Kinder zu berühren, zum Beispiel im Kindergarten oder in der Schule, da die Befürchtung zunimmt, dass Übergriffe geschehen. In früheren

Zeiten wurde überhaupt nicht hinterfragt, ob man jemanden anfassen oder gar schütteln dürfe oder ob ihm eine Alltagsberührung unangenehm sei.

Entscheidend für die Therapie ist, dass durch das Bewusstsein des Berührens und des Berührtwerdens ein neues Ich-Begegnungsfeld entsteht. Rudolf Steiner beschreibt die Bedeutung der Berührung bzw. des Tastsinns für die Ich-Tätigkeit wie folgt:

> *«Dieser Tastsinn ist eigentlich dazu bestimmt, dass wir unser Ich [...] geistig ausstrecken durch unsern ganzen Körper. Und die Organe, welche die Organe des Tastsinns sind, geben uns eigentlich ursprünglich im inneren Erleben unser Ich-Gefühl, unsere innerliche Ich-Wahrnehmung.»*[21]

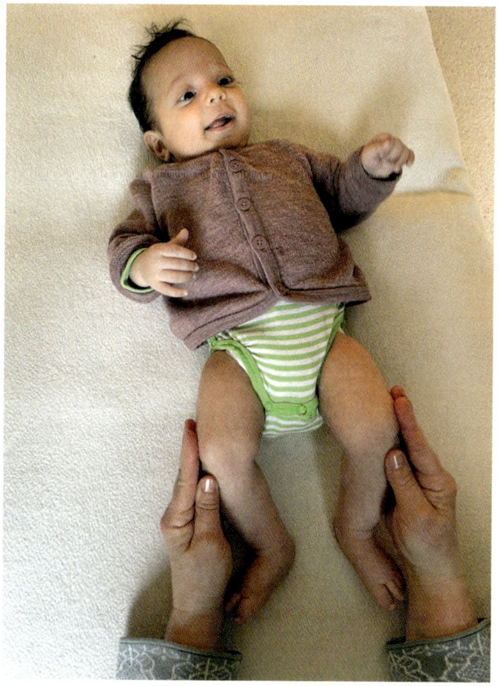

Anregen des Tastsinns

In der Massage führt die Berührung des anderen Menschen zu einer Ich zu Ich Begegnung in beide Richtungen, vermittelt durch den Tastsinn.

> *«Das Ich strahlt gewissermaßen seine eigene Wesenheit bis zu der Berührungsstelle mit dem äußeren Gegenstande und lässt nach Maßgabe der Berührung dann diese eigene Wesenheit in sich zurückkehren. Die zurückstrahlende eigene Wesenheit bildet den Inhalt der Tastwahrnehmung.»*[22]

Studien bestätigen die therapeutische Wirkung von Berührung

In der aktuellen naturwissenschaftlichen Forschung wird die Bedeutung von Berührungen bzw. Massage für die leibliche und seelische Gesundheit durch zahlreiche Studien bestätigt. Die Effekte der Massage liegen unter anderem in der Schmerzreduktion, gesteigerten Aufmerksamkeit, verminderten Schwere von Depressionen, erhöhten Gewichtszunahme bei Frühgeborenen, gesteigerten Immunfunktion etc.[23] Das Thema der Berührung ist auch populärwissenschaftlich sehr aktuell.[24] Die Bewusstseinsbildung im Leib durch die Berührung mit eurythmischen Lautbewegungen ist ein wesentlicher Ausgangspunkt der *Eurythmie Massage*.

Grundlagen der Eurythmie Massage-Methode

Die *Eurythmie Massage* ruht auf drei Säulen. Damit sind drei Fähigkeiten oder Disziplinen gemeint, die alle gleichermaßen vom Therapeuten entwickelt und beherrscht werden müssen.

Instrumentfertigkeit des Therapeuten

Eine *erste* wichtige Voraussetzung für die Massage bildet die «Instrumentfertigkeit» des Therapeuten. Der Leib des Therapeuten kann wie ein Musikinstrument betrachtet werden. Es kann schön und kostbar sein, bringt aber keine harmonischen Klänge hervor, wenn es nicht vor dem Spielen gestimmt wird.

Rudolf Steiner betont die Bedeutung des ganzen menschlichen Leibes für die Eurythmie, indem dieser zunächst wie ein Sinnesorgan die Eindrücke aufnimmt:

> *«Nun kann der Mensch für alles, was er [...] durch ein Sprachorgan ausdrückt, für alles das kann er auch den ganzen Leib verwenden, sein ganzes Menschenwesen. In der eurythmischen Gebärde wird einfach der ganze Mensch Sinnesorgan.»*[25]

und sie dann in der Darstellung individuell zum Ausdruck bringt:

> *«Denn die Eurythmie ist nun in gewissem Sinne wirklich expressionistisch.»*[26]

Übungen, um den eigenen Leib zu ergreifen

Für das Stimmen des «Instrumentes» wurden von mir 21 Übungen entwickelt, die in meinem Buch *Bewege dich gesund!* detailliert beschrieben werden. Diese Übungen sind *ein* möglicher Weg, den Leib zu stimmen. Sie gliedern sich nach den drei Dimensionen des menschlichen Leibes in drei Übreihen. Diese Übreihen haben zum Ziel, den Leib bewusst zu ergreifen, und befähigen den Therapeuten, die Laute der Eurythmie, welche die Mittel der Massage-Behandlung sind, wacher zu ergreifen und harmonisierend einzusetzen. Durch diese Schulung wird der Leib zu einem viel stärker sensibilisierten Wahrnehmungs- und Gestaltungsinstrument.

Warming-Reihen

Die Erfahrung zeigt, dass bei der Durchführung der Übungen regelmäßig eine Erwärmung der Organisation auftritt. Dies führte bei der Benennung der Übreihen zur Bezeichnung *Warming*-Reihen. Auf die Dimensionen bezogen gliedern sie sich im Unten-Oben ins *Warming-up*, im Rechts-Links ins *Warming-out* und im Hinten-Vorne ins *Warming-through*.

Eurythmische Laute werden in der Massage wirksam

Die *zweite Säule* ist die differenzierte Handhabung der eurythmischen Laute. Rudolf Steiner gestaltete die Eurythmiefiguren zu den eurythmischen Lauten in jeweils drei Farben, die die Bewegungen im Seelischen in Denken, Fühlen und Wollen und bezüglich der Wesensglieder in physischen Leib, Ätherleib, Astralleib und Ich-Organisation differenzieren. Eine ausführliche Darstellung der Lautbewegungen in den jeweils drei Farben habe ich in meinem Buch *Verwandlungskräfte der Eurythmie* anhand der eurythmischen Evolutionsreihe gegeben. Entsprechend der «Dreifarbigkeit» der Laute werden drei verschiedene Farbbewegungen geschult, die in der *Eurythmie Massage* in jedem übertragenen Laut zur Wirksamkeit kommen. Jeder Laut ist ein Massagegriff, der in sich dreifach differenziert werden kann.

Zusammengefasst ist dieser zweite Bereich die Fähigkeit eines differenzierten Handhabens der eurythmischen Massagemittel oder -werkzeuge.

Stufen der Eurythmie Massage als Entwicklungsweg

Die *dritte Säule* ist der bewusste Umgang mit dem Gegenüber. Bei der *Eurythmie Massage* kann die Arbeit mit dem Patienten in einer Therapiestunde auf sieben aufeinander aufbauenden Stufen stattfinden, auf denen man grundsätzlich unterscheiden kann, ob die Aktivität mehr auf Seiten des Therapeuten oder des Patienten liegt. Es soll bereits hier hervorgehoben werden, dass das Ziel der *Eurythmie Massage* neben der therapeutischen Wirkung darin liegt, den Patienten immer selbstständiger zu machen, sodass er zu einem späteren Zeitpunkt die Führung in der Therapie selbst übernehmen kann.

Zusammenhang der drei Säulen mit der menschlichen Organisation

Diese drei Fähigkeitsbereiche (Säulen) wirken andauernd ineinander. Sie können auch in einen Zusammenhang mit der oben geschilderten Dreigliederung des Menschen gebracht werden. Die *Instrumentbildung* ist vor allem eine willentliche Disziplin, das *Lautergreifen* entspricht am meisten einem bewussten und erkennenden Umgang mit einem Inhalt und der *Dialog mit dem Patienten* bei den sieben Massagestufen einer mehr fühlenden Empathie-Fähigkeit. So zeigt sich, dass die Methode der *Eurythmie Massage* eng mit dem Wesen der menschlichen Organisation verbunden ist.

Selbstständigkeit des Patienten als Ziel

Mit dieser Methode möchte ich die Patienten Schritt für Schritt in die Selbstständigkeit führen, damit sie sich durch die eigenen Wahrnehmungen und die Wahl der richtigen Mittel selbst helfen können.

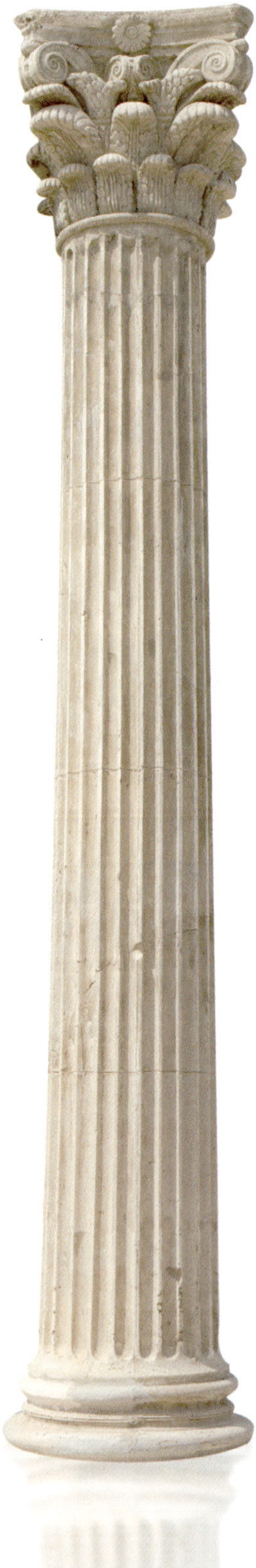

Säule 1 – Die Instrumentfertigkeit des Therapeuten

EINFÜHRUNG IN DIE WARMING-REIHEN

In der *Eurythmie Massage* wird der Patient vom Therapeuten mit Lautbewegungen berührt. Dabei spielt es eine große Rolle, wie der Therapeut seinen eigenen Leib, den physischen Körper, beherrschen und führen kann. Wenn er selbst unter Stauungen und Blockaden in seinem Leib leidet, können die Wirkungen der Lautkräfte nicht ungestört durch ihn hindurchfließen. Deshalb ist es ratsam, dass er sein eigenes Instrument «stimmt», um es für das Durchfließen der Laute zu optimieren.

Für den Therapeuten stellt sich hier die Frage, ob man unbewusst blockierte Stellen an seinem Leib hat. Dies fällt einem nicht ohne Weiteres auf, da man tagtäglich in seinen Gewohnheitsmustern lebt und sich bewegt und deshalb davon ausgeht, dass alles in Ordnung ist – falls nicht gerade etwas wehtut. Die drei mal sieben Leib- oder Instrumentübungen dienen einerseits dazu, eine neue Wahrnehmung des eigenen Leibes zu bekommen, und andererseits – wenn gewollt –, sich durch die Neuentdeckungen motivieren zu lassen, differenziert am Leib zu arbeiten.

Ich mache diese Übungen seit über dreißig Jahren und entdecke immer wieder, dass einmal Gekonntes nicht einfach bestehen bleibt. Nur durch kontinuierliche Pflege kann man das Instrument beweglich und durchlässig erhalten. Es tauchen immer wieder neue Phänomene und Herausforderungen durch biografische Belastungen oder die Alterung des Leibes auf. Das heißt, das Stimmen des eigenen Instruments hört nie auf. Es verstimmt sich, ohne dass man dies will, wie eine Geige oder ein Cello. Das Schöne an dem gestimmten Instrument ist, dass man mit Freude und mehr Lebensenergie mit dem Instrument aktiv werden kann, ob bei der *Eurythmie Massage* oder im Alltag.

Die Bedeutung des physischen Leibes für die Eurythmie Massage

Rudolf Steiner spricht von der Lauteurythmie als «sichtbarer Sprache»[27] und der Eurythmie zur Musik als «sichtbarem Gesang».[28] Das heißt, Sprache und Musik werden in der Eurythmie in die Sichtbarkeit gebracht. Sie sollen im

Laute als Gestaltungsprinzipien des Lebendigen

Physischen zur Erscheinung kommen. Die Laute oder Buchstaben sind Gestaltungskräfte, Bewegungsprinzipien, die den physischen Stoff beeinflussen und gestalten und jenen Bildekräften entsprechen, die überall in der Natur beobachtet werden können. Dort bringen sie die wundervollsten Formen in Blüten, Blättern, Baumrinden, Schneckengehäusen, Muscheln etc. hervor. Anhand der Eurythmiefiguren (siehe S. 94 ff.) hat Rudolf Steiner diese Bewegungsprinzipien urbildhaft dargestellt.

Zugang zu den Bildekräften durch Eurythmie

Durch das Erlernen der Gesten, die den eurythmischen Lauten entsprechen, findet man Zugang zu den Bildekräften, um dann in einem weiteren Schritt selbst mit diesen in der Welt zu gestalten – im Kontext der *Eurythmie Massage* an sich selbst oder an einem anderen Menschen.

Bedeutung der Charakterstellen

Hier geht es nun darum, dass man aus seiner Ich-Entscheidung heraus gezielt den physischen Leib schult und ihn damit ergreifen lernt. Dabei sind die sogenannten «Charakterstellen» der Eurythmiefiguren von Bedeutung. Sie markieren durch eine eigene Farbe jene Körperregion, wo das Ich eine Muskelspannung erzeugt und damit gezielt Bewegungsimpulse in den physischen Leib schickt. Es ist der Willensausdruck des Ich *im* physischen Leib, und dieser erfolgt in jedem Bewegungsprinzip, in jedem Laut, an einer anderen Stelle.

Somit kommen verschiedene Qualitäten der Bewegung am Leib zustande – etwa wie wenn ein Cellist bewusst an eine ganz bestimmte Stelle greift, damit ein bestimmter Ton erklingt und zuletzt eine klare, wohlklingende Melodie zustande kommt, was auch sehr viel Übung erfordert.

Wirkung der Lautbewegungen durch Beherrschung des eigenen Leibes

Zusammengefasst kann ich aus eigener Erfahrung sagen: Je differenzierter und gezielter man seinen eigenen physischen Leib bewegen kann, umso fähiger wird man, die Lautbewegungen durch den Leib hindurch wirken zu lassen. Je genauer der Therapeut sein Instrument ergreifen kann, desto klarer wirken die Laute als Medikamente.

Berührung als Möglichkeit der Wahrnehmung

Mit der Berührung durch einen Therapeuten mit «gestimmtem Instrument» kann der Leib des Patienten in Resonanz versetzt werden, da beide denselben Gesetzmäßigkeiten unterliegen. Das gestimmte Instrument des Therapeuten kann wie eine Stimmgabel für den Leib des Patienten eingesetzt werden. Das Bewusstsein des Therapeuten für seinen Leib kann somit dem Patienten zur Verfügung gestellt werden, damit bei ihm das Bedürfnis angeregt wird, seinen Leib zu ergreifen. Durch die Berührung wird eine Möglichkeit neuen Wahrnehmens angeboten – mit dem Ziel, dass der Patient in Zukunft seinen eigenen Leib immer besser durchdringen kann.

Die drei Dimensionen und die Warming-Reihen

Wir können den physischen Raum in drei Dimensionen erfahren, im Oben-Unten, Rechts-Links und Hinten-Vorne. Der physische Leib unterliegt denselben Raumesprinzipien. Schaut man die menschliche Gestalt an, wird ein Vorne-Hinten, Rechts-Links und Oben-Unten deutlich sichtbar. Dabei zeigt sich in jeder Dimension eine Polarität: hinten geschlossen – vorne offen, rechts Wille – links Gefühl, oben Kugel – unten Strahlen.

Polarität in jeder Raumdimension

Die drei Dimensionen stehen in einer engen Beziehung zu den menschlichen Bewegungsmöglichkeiten. Diese drei Qualitäten von Bewegungsrichtungen sind maßgebend für die drei *Warming-Reihen.*

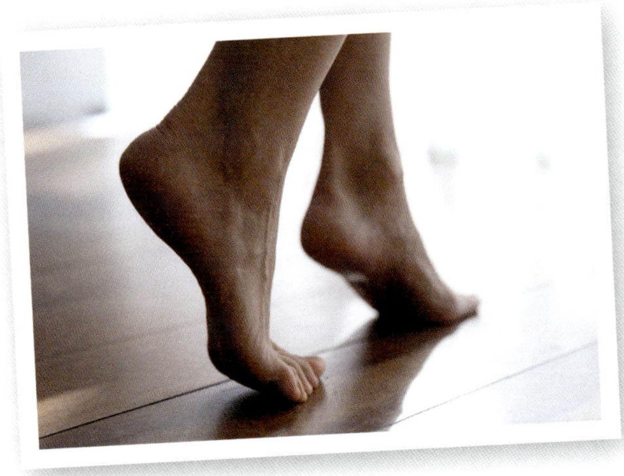

Das *Warming-up* bezieht sich auf die Bewegung des Willens, sich im Unten-Oben zwischen Erde und Himmel aufzurichten, sich der Welt gegenüberzustellen. In meinem Buch *Bewege dich gesund!* bringe ich die Bewegungsrichtung Unten-Oben mit dem Trampolinspringen in eine Beziehung.

Das *Warming-out* bildet als Gefühlsbewegung im Rechts-Links einen Innen-Außen-Bezug an der eigenen Gestalt. Einen Vergleich mit einer bekannten äußeren Bewegung lässt sich mit dem Schwingen in der Hängematte oder dem beruhigenden Hin- und Herbewegen einer Wiege ziehen.

Drei Bewegungsrichtungen der Warming-Reihen

Das *Warming-through* ist als Bewegungsrichtung im Hinten-Vorne ein Abbild der Denkrichtung «durch den Leib». Dies können wir mit der Bewegung beim Schaukeln in Beziehung bringen: von einem hinteren, uns umgebenden Ideenraum in ein konkretes, vor uns liegendes, sichtbares Tätigkeitsfeld.

Die drei *Warming*-Reihen sind ein möglicher Schulungsweg, auf dem die drei Dimensionen des Leibes schrittweise der Erfahrung zugänglich werden und der es ermöglicht, danach konkret mit ihnen zu arbeiten. Durch das Kennenlernen und Schulen des eigenen Instruments wird dieses in einer differenzierten Art und Weise zum Wahrnehmungsorgan.

Ziel der Bewegung in den *Warming*-Reihen ist ein Aufwachen mit dem Ich im physischen Leib. Dadurch entsteht auch die Möglichkeit einer bewussten Selbstführung. Man kann Einseitigkeiten oder mögliche negative Einflüsse der eigenen Konstitution harmonisieren, um dann den eigenen Leib als Gestaltungsinstrument einzusetzen. Die scheinbar subjektive Hinwendung zur eigenen Organisation wird so zur objektiven Grundlage in der therapeutischen Arbeit.

Subjektive Orientierung wird zur objektiven Arbeitsgrundlage

Eine genaue Anleitung für das Erüben der *Warming*-Reihen mit vielen Variationen und Zeichnungen finden Sie in meinem Buch *Bewege Dich gesund!*

WARMING-UP

Das *Warming-up* ist eine Übungsreihe über sieben Stufen entlang der Gelenke von unten nach oben an der eigenen Gestalt. Es geht darum, dass man gezielt und bewusst den Körper an einer bestimmten Stelle mit Impulsen in Bewegung bringt. Im modernen Tanz wird dies *hyper isolation* genannt.

Nun geht es aber nicht in erster Linie darum, dass man eine spezielle Stelle beherrscht, sondern dass diese in einem nächsten Schritt mit einer anderen Körperstelle in Beziehung gebracht wird. Dadurch übt man, die eigene Tätigkeit zu beobachten, indem man eine Verbindung von verschiedenen Körperstellen herstellt. Diese Tätigkeit des bewegenden Verbindens weckt das Bewusstsein vom inneren Energiefluss. Im anthroposophischen Sprachgebrauch: Man lernt bewusst, die Bewegungen des Ätherleibes am physischen Leib zu beobachten. Die eigenen Erfahrungen an den einzelnen Gelenken sind dann die Grundlage, um den anderen Menschen an der entsprechenden Körperstelle zu verstehen.

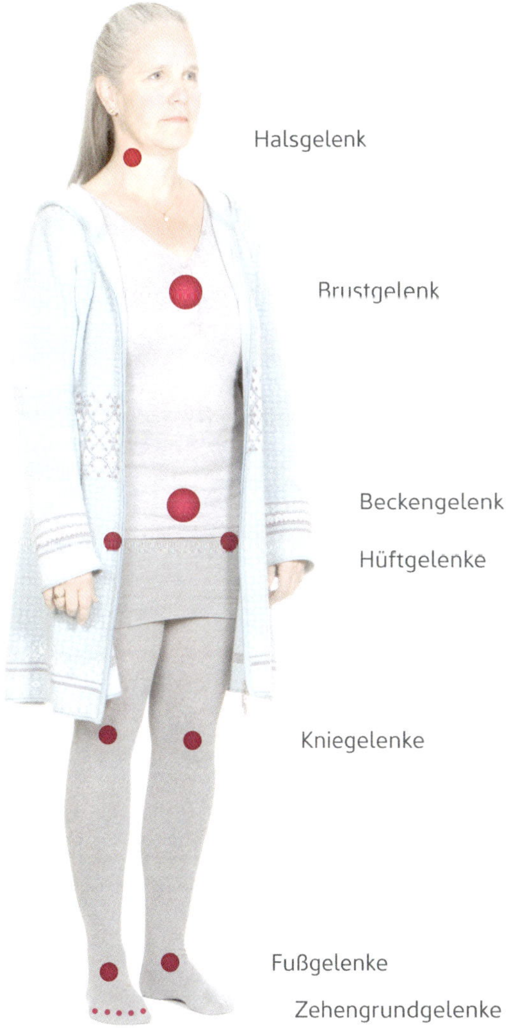

1. Zehengelenke

Wir beginnen in der Übreihe mit den Zehengrundgelenken. Zunächst bewegen wir alle Zehen gleichzeitig auf und ab, dann abwechselnd beim rechten und beim linken Fuß und mit der Zeit die einzelnen Zehen unabhängig voneinander. Eine passende Musik hilft, länger und spielerisch dabeizubleiben. Dann können wir übergehen in den Zehengang, wobei wir abwechselnd vier Schritte auf den Zehen und vier Schritte auf dem ganzen Fuß gehen.

Eine dritte Möglichkeit besteht darin, dass wir gezielt mit den Zehen auf den Boden tippen. Stehend, gehend und tippend werden die Zehengrundgelenke immer geschickter.

DIE ZEHEN BEI DER EURYTHMIE MASSAGE

FÜR DEN THERAPEUTEN

Darauf achten, dass man bequeme, nicht einschnürende Schuhe trägt; bewusst durch die Fußfläche und besonders durch die Zehen immer mit dem Boden in Beziehung bleiben; Loslassen in die Füße.
Ich selbst dehne die Zehen während der Massage immer mal wieder nach unten, um den Fuß zu lockern. Die Gelöstheit der Zehen fördert eine Frische in der gedanklichen Aufmerksamkeit.

IN BEZUG AUF DEN PATIENTEN

Wie ist die Person im Gehen und im Stehen mit der Erde verbunden? Auch im Liegen drückt sich durch die ganze Dynamik des Fußes, speziell durch die Zehen, die innere Bewegung aus, mit der sich der Patient mit dem Boden verbindet. Ist der Energiefluss schwach, sind die Füße meist kalt und unempfindlich bis hin zu tauben Zehen.

ALS MEDIKAMENT

Das Aktivieren der Zehen weckt die Präsenz im ganzen Leib bis in die Wachheit der Gedanken.

2. Fußgelenke

Die zweite Stufe sind die Fußgelenke. Diese können wir nach oben und unten, rechts und links oder kreisend bewegen. Die Dehnbarkeit ist nach allen Seiten konstitutionell begrenzt. Man kann aber so mit den Gelenken üben, dass die Begrenzung nicht enger wird, sondern dass sie elastisch bleiben oder sogar noch beweglicher werden. Wir können auf den Fersen oder auf dem Vorderfuß gehen – am besten abwechselnd, dann wird die Aktivität im Fußgelenk geweckt.

Weitere Geschicklichkeitsübungen wie den Parallelgang oder Charleston finden Sie in meinem Buch *Bewege dich gesund!* Es ist besonders im Alter wichtig, die Fußgelenke beweglich zu halten, da sonst der ganze Fuß und alles bis hoch in die Knie versteift.

DIE FUSSGELENKE BEI DER EURYTHMIE MASSAGE

FÜR DEN THERAPEUTEN

Steht man viele Stunden am Tag an der Massageliege, ist das Lösen der Fußgelenke wichtig in Bezug auf das Becken und auf die Schultern. Verspannte Schultern gehen oft einher mit blockierten Fußgelenken. Es empfehlen sich Schuhe mit weichen Sohlen.

IN BEZUG AUF DEN PATIENTEN

Gut beobachten, wie sich das Fußgelenk zwischen Fuß und Unterbein zeigt. Ist es geschwollen, verknöchert, warm, kalt etc.? Spürt der Patient, ob er «von oben» in die Fußgelenke hinein loslassen kann?

ALS MEDIKAMENT

Durch die Belebung der Fußgelenke die Standfestigkeit und Selbstsicherheit fördern.

3. Kniegelenke

Die dritte Stufe sind die Kniegelenke. Diese sind als Scharniergelenke in ihrer Beweglichkeit stärker eingeschränkt als die Kugelgelenke (z. B. die Fußgelenke). Sie sind sehr kräftig, sowohl in ihrem Bau als auch in der Bewegung.

Als Erstes beugen wir sie im Stehen gemeinsam nach vorne und zurück, dann einzeln. Danach schwingen wir, auf einem Bein stehend, den Unterschenkel nach vorne und zurück. Das Gleiche wiederholen wir mit dem anderen Bein. Machen wir diese Übung zu zweit, wobei der eine dem anderen den Oberschenkel hält und das gelöste Knie für ihn bewegt, kann man sofort nachvollziehen, ob die Person, deren Knie bewegt wird, loslassen kann oder nicht. Wird im Knie permanent festgehalten, ist dies ein Hinweis darauf, dass im ganzen Brustkorb eine Spannung besteht. Wir kennen den Ausspruch, wenn jemand stark verunsichert wird, dass er «weiche Knie» bekommt. Die Führung im Knie kommt abhanden.

DIE KNIE BEI DER EURYTHMIE MASSAGE

FÜR DEN THERAPEUTEN

Die Beweglichkeit fördert die Standfestigkeit und das Durchhaltevermögen bei der Behandlung. Schwere Schicksale zu begleiten kann die Kraft des Therapeuten mit beeinträchtigen. Durch das Beleben bei einem selbst kann man die Belastung besser aushalten.

IN BEZUG AUF DEN PATIENTEN

Daran, wie das Knie zwischen Oberschenkel und Unterbein eingebettet ist, kann man die Dynamik der inneren Aufrichtekraft (Spannkraft) sowohl im Hinblick auf sich selbst als auch beim Hineinstellen in eine bestimmte Lebenssituation ablesen.

ALS MEDIKAMENT

Ein belebtes Knie trägt dazu bei, selbst «in die Gänge» zu kommen. Mit der selbst erzeugten Dynamik in die Welt gehen wollen.

4. Hüftgelenke

Mit den Hüftgelenken können wir das ganze Bein bewegen – hoch und runter, seitlich abspreizend oder kreisend. Auf einem Bein stehend kann man das nicht belastete Hüftgelenk hoch und runter bewegen mit gelöstem, hängendem Bein (es geht besonders gut auf einer Treppenstufe). Eine zweite Variante ist das Hin- und Her-Schwingen (links-rechts) der Hüftgelenke beim Gehen – eine flanierende Gangart, bei der der seelische Bezug sehr viel stärker und näher im Sich-selbst-Erleben ist als bei den drei vorhergehenden Gelenkestufen. Gewöhnlich empfinden wir die Hüften seitlich des Beckens liegend, die Hüftgelenke befinden sich jedoch weiter innen im unteren Beckenraum. Sie liegen also eingebettet im unteren Torso.

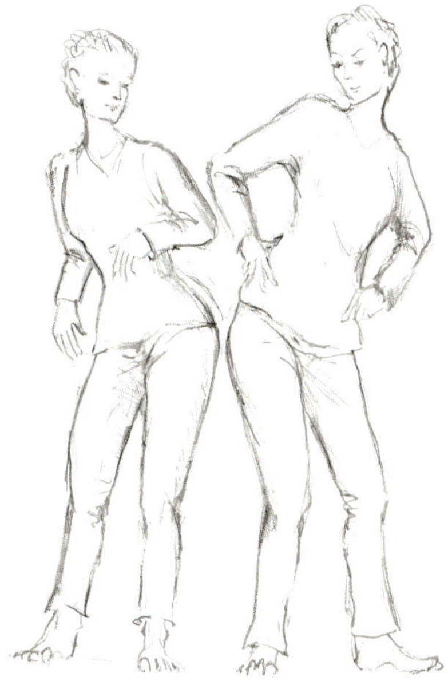

Bumpen zu zweit

DIE HÜFTEN BEI DER EURYTHMIE MASSAGE

FÜR DEN THERAPEUTEN

Bin ich als Therapeut mit meinem Bewusstsein gut in den Hüftgelenken, dann bin ich seelisch bei mir und dem Patienten. Man hat als Therapeut seelisch einen sicheren Stand und darauf aufbauend Flexibilität in der Körper- und Seelenhaltung. Man verliert seine Haltung nicht.

IN BEZUG AUF DEN PATIENTEN

Die Hüften zeigen, wie ein Mensch sein eigenes Innenleben in die Welt stellt. Frauen haben oft in diesem Bereich (vom Gesäß über die Hüften) ein kaltes Gewebe. Dieses Phänomen eröffnet die Frage, wie man die Verbindung von seinem Innenleben in die Welt hinein herstellt.

ALS MEDIKAMENT

Ein belebtes Gesäß und belebte Hüften geben Vertrauen und Mut, eigene Anliegen umzusetzen.

5. Beckengelenk

Mit dem Beckengelenk kommt ein neues Bewegungsphänomen hinzu. Die Bewegung erfolgt nicht mehr zwischen rechtem und linkem Bein, sondern von vorne nach hinten. Was hier als Beckengelenk bezeichnet wird, umfasst die Lendenwirbel, die Kreuzbeingegend und die gesamte Muskel- und Sehnenstruktur im Beckenraum und Unterbauch.

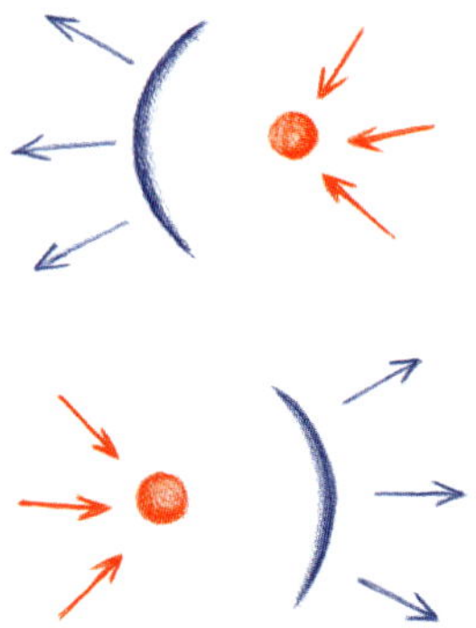

Impuls – Loslassen

Das Becken kann nach vorne und zurück gekippt werden. Ziehen wir als Impuls den Bauchnabel nach innen, so lösen wir die Bewegung in den hinteren Rückenraum hinein. Kommt der Impuls aus dem Kreuz von hinten nach vorne, so löst sich die Muskulatur in den Bauchraum (siehe Zeichnung).

Diese zwei Bewegungsimpulse müssen wir erst einmal ganz langsam und einzeln üben, um dann in einem zweiten Schritt zu beobachten, dass das Zusammenziehen auf der einen Seite immer ein Lösen auf der gegenüberliegenden Seite verursacht. Das heißt, man beobachtet Zusammenziehen und Lösen gleichzeitig. Dies kann gesteigert werden, indem wir im Becken eine kreisende, kugelnde Bewegung in alle Richtungen ausführen. Dies belebt den ganzen Verdauungs- und Unterleibsraum.

DAS BECKEN BEI DER EURYTHMIE MASSAGE

FÜR DEN THERAPEUTEN

Wichtig ist darauf zu achten, dass man während der Behandlung in beiden Richtungen nicht ins Extrem verfällt. Ist die Bewegung von der Bauchdecke nach innen zu stark, so kommt ein zu intensives «Einverleiben» des Patienten in die eigene Konstitution zustande. Verausgabe ich mich zu stark (unbewusst) beim Impuls von hinten nach vorne, so fließe ich kräftemäßig aus. Das Ungleichgewicht geht an die Kraftreserven – von vorne nach hinten in die Überbelastung, im Hinten-nach-Vorne in die Verausgabung.

IN BEZUG AUF DEN PATIENTEN

Immer mehr Patienten leiden an einer «vertrockneten» Kreuzbeingegend. Es fließt nicht mehr in diesem Bereich. Die Bewegung von vorne nach innen von den sinnlichen Eindrücken ausgehend wirkt vertrocknend und verzehrend. Die andere Richtung von hinten nach vorne kommt aus einer übermäßigen Hingabe, was oft zu Gebärmuttersenkungen, Inkontinenz etc. führen kann.

ALS MEDIKAMENT

Ein belebter unterer Rücken ist die Gewähr für ein gutes Zusammenspiel von Rumpf und Beinen.

6. Brust

Beim Brustgelenk liegt der Punkt für das Hervorbringen eines Impulses am untersten Knorpelgelenk des Brustbeins. Dieses kann nicht einzeln bewegt werden. Das ganze Brustbein bis hin zum Schlüsselbein schwingt leicht mit. Da das Brustbein mittels Knorpeln mit den Rippen verbunden ist, kann es bis ins hohe Alter beweglich gehalten werden.

Dieser unterste Brustbein-Punkt wird durch dasselbe Bewegungsprinzip wie beim Becken (siehe Zeichnung) mit dem untersten hinteren Brustwirbel in eine Beziehung gebracht. Kommt der Bewegungsimpuls von vorne aus dem Brustbein, löst es sich nach hinten in den Rücken in den untersten Brustwirbel hinein. Kommt der Impuls von hinten, vom untersten Brustwirbel nach vorne, löst sich der ganze Brust- und Bauchraum nach vorne.

Hier gilt dasselbe wie beim Becken: Solange den Brustbein-Impuls und den Brustwirbel-Impuls einzeln üben, bis man beim zusammenziehenden Impuls das gegenüberliegende Lösen mitvollziehen kann. Diese Gelenkebeziehung belebt sehr stark den Herz-Lungen-Raum. Er weitet das Erleben in der Beziehungsfähigkeit vom Innen- zum Außenraum.

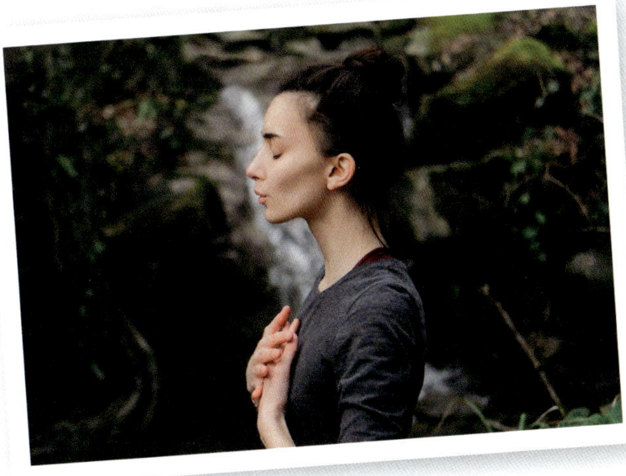

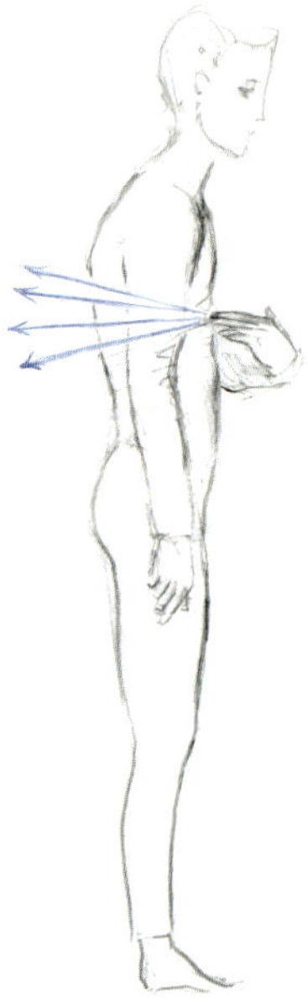

DAS BRUSTGELENK BEI DER EURYTHMIE MASSAGE

FÜR DEN THERAPEUTEN

Ähnlich wie beim Becken besteht auch hier – allerdings stärker im seelischen Empfinden – die Gefahr zweier Verausgabungen für den Therapeuten, nach innen mit einer Tendenz zur Depression, nach außen in den Burn-out oder zu einer hysterischen Verausgabung.

IN BEZUG AUF DEN PATIENTEN

Der therapeutische Blick auf dieses Gelenk kann Aufschluss darüber geben, ob die seelische Befindlichkeit des Gegenübers einer nach innen verkrampfenden oder einer lösenden Tendenz entspricht. Ist die Bewegung von vorne nach hinten tendenziell verstärkt, sind ein Vertrocknen des vorderen Brustkorbes und oftmals auch Atembeschwerden zu beobachten. Die zu starke Bewegung von hinten nach vorne führt ihrerseits zu Stauungen und Verhärtungen im Rücken und verliert sich in den vorderen Raum.

ALS MEDIKAMENT

Eine weiche, belebte Mitte gewährleistet, zentriert und in Ruhe bei sich zu sein.

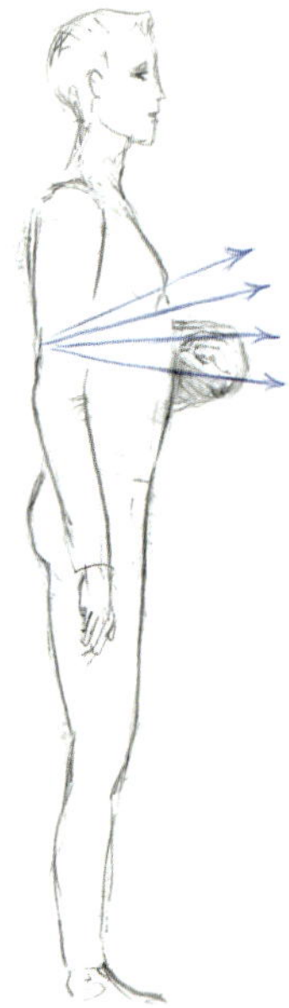

Bewegungsimpuls über innen nach hinten und über innen nach vorne

7. Hals

Mit dem Halsgelenk sind alle sieben Halswirbel gemeint. Von Beginn an muss hier beachtet werden, dass man auf dieser Stufe ganz langsam (!) und nie mit Druck arbeitet, da die Nervenverbindungen vom Rücken zum Kopf entlang der Halswirbelsäule verlaufen.

Wir bewegen den Kopf langsam so weit nach vorne, wie es geht. Dann langsam zurück nach hinten, so weit wie es geht. Dies kann man ein paarmal wiederholen. Dann den Kopf nach rechts neigen, sich mit dem Ohr der Schulter nähern und dasselbe nach links. Anschließend nach rechts im Uhrzeigersinn in eine kreisende Bewegung übergehen. Wenn es in der Nackengegend knirscht, die Bewegung langsam wie Öl durchrieseln lassen. Mit der Zeit kann sich das Knacken und Knirschen lösen.

Ich selbst mache diese Übung mindestens fünfmal am Tag. Damit vermeidet man einen verspannten Nacken, Kopfschmerzen und das Gefühl von Überbelastung. Es macht den Weg frei zwischen Kopf und Herz.

In unserer Zeit sind wir leider alle tendenziell zu stark «aus dem Himmel gefallen». Durch das Behandeln und Beleben der Nacken-, Hals und Schädelbasis-Partie können wir uns wieder energetisch-ätherisch «oben» anschließen, das heißt aus individueller, geistiger Tätigkeit heraus unsere Handlungsimpulse im Alltag ergreifen und umsetzen.

DAS HALSGELENK BEI DER EURYTHMIE MASSAGE

FÜR DEN THERAPEUTEN

Durch das Beweglichhalten dieses Gelenkes bleibt man gedanklich frischer und offener gegenüber den täglichen Herausforderungen. Man macht sich seelisch-geistig unabhängiger von äußeren Einflüssen.

IN BEZUG AUF DEN PATIENTEN

Schätzungsweise neunzig Prozent meiner Patienten sind im Nacken- und Halsraum gestaut. Das Arbeiten mit Computer und Handy beeinträchtigt diese Stelle sehr. Zusätzlich sind Stress und Überforderung eine große Belastung für den ganzen Hals und Nacken. Oft liegt hierin auch die Ursache für Beschwerden im Rücken und sogar bis in die Beine hinein. Diese oberste Gelenkestufe und die benachbarte Muskulatur sind mit die wichtigsten Bereiche, die in der *Eurythmie Massage* ins Fließen gebracht werden können. Werden sie gelöst, kommt man im Hier und Jetzt an!

ALS MEDIKAMENT

Kräftequellen, die uns mit dem «Himmel» wieder zu einer Einheit verbinden, werden aktiviert. Die Kraft der Gedanken in Verbindung mit der Mitte bringen.

Perlenkette und Äther-Ei im Warming-up

Vereinigung der Gelenkstufen zu einer übergreifenden Bewegung

Bisher haben wir die Gelenkestufen einzeln betrachtet. Unser Ziel ist es, diese Stufen zu einer gemeinsamen, ineinander übergehenden Bewegung zu vereinen. Wir beginnen unten an den Zehen – zum Beispiel zu vier Takten einer Musik – und gehen dann zu den Fußgelenken, den Knien usw. bis zum Halsgelenk. Dann lassen wir nach oben in den Umkreis hinein los.

Nun können wir diese Bewegung auch von oben nach unten durchführen – im sogenannten *Warming-down*. Wir beginnen beim Halsgelenk, gehen nach unten durch alle sieben Gelenkestufen und lassen dann in den Boden hinein los. Diese Bewegung durch die Stufen, die «Perlenkette», lassen wir nun immer mehr in ein Fließen übergehen. Die Übergänge von einer Stufe zur nächsten werden immer weicher bis hin zu einem Strömen durch den Leib von unten nach oben und von oben nach unten.

Ein ätherischer Raum wird gebildet

Nach vielem Üben kann nun wahrgenommen werden, dass ein innerer Raum entsteht, der in Bewegung ist. Das Strömen und Fließen bildet einen ätherischen Raum in der Form eines Eies, das sich auch über die Grenzen des

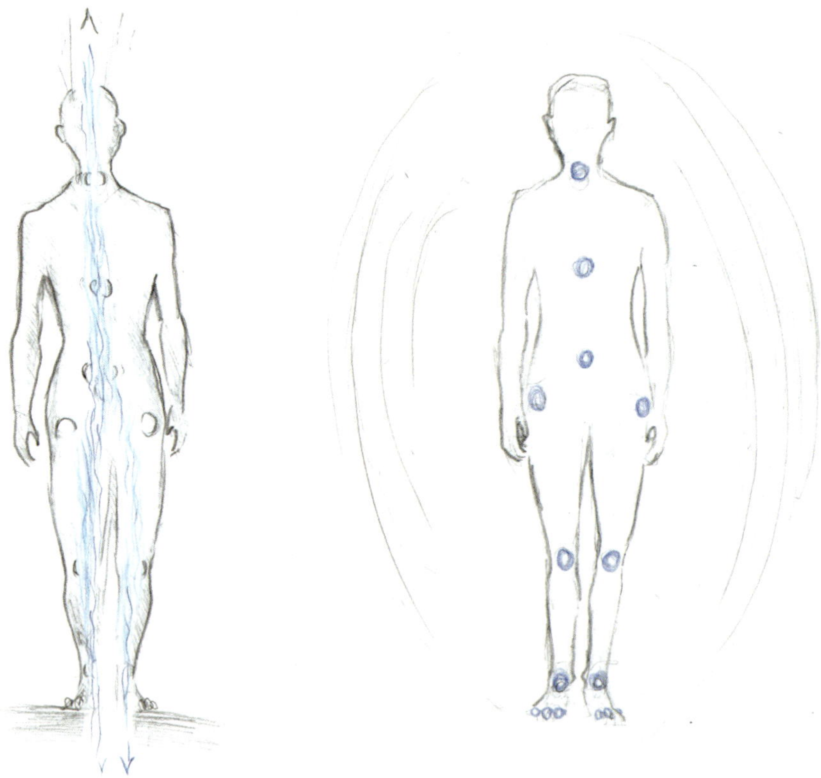

Perlenkette beim Warming-up (links)

Äther-Ei beim Warming-up (rechts)

Leibes hinaus ausdehnt. Diese innere Erfahrung nenne ich das Äther-Ei. Hier können wir den Ätherleib durch Bewegung am physischen Leib beobachten lernen, was ja auch der tiefere Sinn all dieser Übungen in den *Warming*-Reihen ist. Rudolf Steiner beschreibt diesen Prozess der Arbeit am Ätherleib wie folgt:

> *«Dieser Ätherleib muss nun so gebildet werden, dass er gewissermaßen eine äußere und eine innere Seite hat. […] Also wir können uns vorstellen, dass der Mensch seinen Ätherleib nach der Außen- und nach der Innenseite bildet.»*[29]

Eine ausführliche Beschreibung dieser Perlenketten-Übungen finden Sie für alle drei *Warming-Reihen* in meinem Buch *Bewege Dich gesund!*

WARMING-OUT

Beziehung zur Welt

Während wir uns beim *Warming-up* darauf konzentrieren, wie wir uns in die Welt stellen, geht es beim *Warming-out* darum, wie wir uns auf die Welt beziehen. Es handelt sich auch hier um einen siebenstufigen Weg, auf dem wir

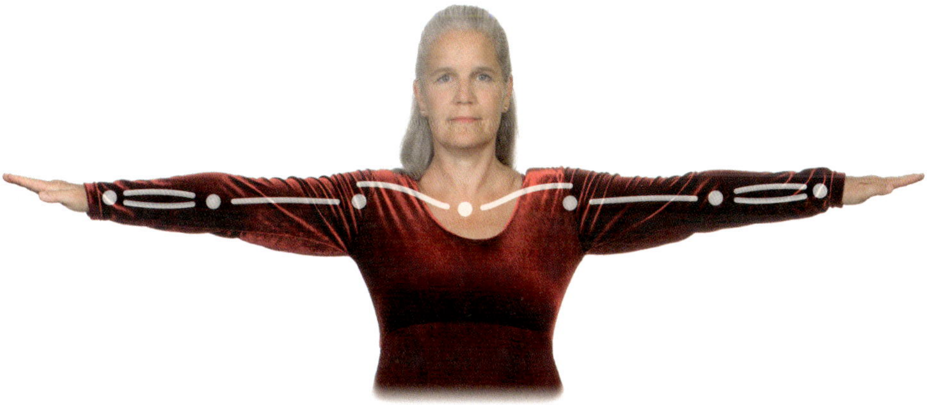

Gelenke und Knochen der Schultern und Arme

unser Gefühl vom Innenraum auf den äußeren Raum beziehen. Die Bewegung erfolgt zwischen Zentrum und Peripherie in der Dimension Rechts-Links. Es ist ein Unterschied, ob wir die die Bewegung von innen nach außen ausführen beim *Warming-out* oder von außen nach innen beim *Warming-in*.

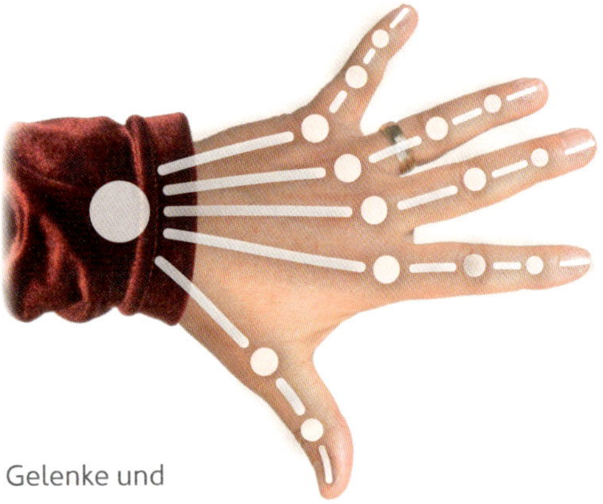

Gelenke und Knochen der Hand

Bei den einzelnen Schritten dieser Reihe soll die Beziehungsfähigkeit, das Verknüpfen zweier Elemente geübt werden. Dabei soll die Spannung eines Bewegungsimpulses von einem Gelenk in Beziehung zum darauffolgenden Röhrenknochen gebracht werden, in den die Spannung hineinfließt und wo sich der Bewegungsimpuls letztlich auflöst. Deshalb werden die sieben Stufen «Verbindungen» genannt.

Eine ganz andere Dynamik entsteht beim *Warming-in,* wenn man eine Bewegung in gelöster Haltung empfangend von außen nach innen fließen lässt und sie dann durch einen aufnehmenden Impuls, der mit einem Schlucken vergleichbar ist, mit dem entsprechenden Gelenk verbindet. Im *Warming-out* schenken wir der Welt unsere eigenen Impulse, beim *Warming-in* nehmen wir Anregungen oder Geschenke von außen an. In beiden Richtungen ist eine vermittelnde, verbindende Aktivität erforderlich.

Erste Verbindung:
Brustbein-Schlüsselbein-Gelenk → Schlüsselbein

Diese Übung ist die anspruchsvollste in dieser Reihe. Damit wir ein Gefühl für das knorpelige Brustbein-Gelenk bekommen, machen wir eine Vorübung. Wir legen die rechte Hand auf den Solarplexus (obere Magengegend) und die linke Hand aufs Herz.

Der Solarplexus ist der Quellbereich der Bewegung, und das Herz ist der Gefühlsraum, der mit unserem Innersten verbunden ist. Diese zwei inneren Räume lassen wir verschmelzen und einen Bewegungsimpuls, der mit einer lebensbejahenden Stimmung verbunden ist, aus diesem inneren Raum ins Brustbein aufsteigen wie das Wachsen einer Blume, die sich zum Licht streckt. Oben am Grübchen beim Brustbein, am Schlüsselbein-Gelenk angekommen, fängt die eigentliche Übung an.

Wir geben einen ganz zarten inneren Impuls in dieses Knorpel-Gelenk. Er ist vergleichbar mit einem leichten inneren Sich-Strecken und gleichzeitig einem Weiten von innen nach außen. Die Brustgelenk-Übung aus dem *Warming-up* ist die Grundlage für diese feinere, weiter oben liegende Bewegung. Sie fühlt sich an wie das Aufplatzen einer Blütenknospe oder das Öffnen der Augen. Es braucht viel Zeit, bis man diese zarte Bewegung als physische Tatsache hervorbringen kann, und erfordert viel Übung, bis dies zu einer realen Erfahrung wird. Dabei achten wir gut darauf, dass diese zarte Bewegung nicht durch das Hochziehen oder Drücken der Schultergelenke ausgelöst wird.

Der Bewegungsimpuls wird einen Moment lang in seiner Spannung gehalten, bevor er sich anschließend in das Schlüsselbein hinein entspannt. Die Entspannung ist ein Fließen-Lassen durch das Knocheninnere bis zum Ende des Schlüsselbeins an der Schulter. Dort löst sich der Impuls vollständig auf und die Bewegung ist zu Ende.

BRUSTBEIN – SCHLÜSSELBEIN BEI DER EURYTHMIE MASSAGE

FÜR DEN THERAPEUTEN

Indem ich selbst an dieser Körperstelle ein Bewusstsein entwickle und lerne, bei mir zu sein, bekomme ich ein zartes Gefühl dafür, wie der Patient in sich ruht und bei sich ist.

IN BEZUG AUF DEN PATIENTEN

Die Brustbein-Schlüsselbein-Partie ist eine sehr sensible Berührungszone. Es gibt Patienten, die es nicht mögen, wenn über diesen Bereich eine Decke gelegt wird, aber für eine lebendige Berührung offen sind. Die Berührung mittels der Decke kann beengend oder sogar bedrohlich wirken, eine lebendige Berührung wirkt jedoch weckend. An diesem Phänomen sehen wir, wie empfindlich bzw. empfindsam diese Körperstelle ist.

ALS MEDIKAMENT

Ein Gefühl für sein eigenes «Inneres» finden.

Zweite Verbindung: Schultergelenk → Oberarmknochen

Die Schulter ist ein Kugelgelenk, daher kann der Arm seitlich in alle möglichen Richtungen gehalten werden. Das Schultergelenk kann aber auch als Ganzes nach oben, unten, vorn und hinten bewegt werden. Wir üben erst einmal, ruckartig impulsierend mit der Schulter nach vorne zu «klopfen», dann nach oben, hinten und unten. Nun können alle vier Richtungen langsam (!) kreisförmig miteinander verbunden werden. Dies ist eine ideale Übung, um die ganze Muskulatur um das Schultergelenk und das Schulterblatt herum in den Rücken hinein zu lösen.

Nun geben wir einen kräftigen Impuls nach vorne, halten ihn einen Moment in der Spannung fest und gehen dann langsam in einen entspannenden Bewegungsfluss in den Oberarmknochen über. Die Spannung des Bewegungsimpulses geht über in eine gelöste, fließende Bewegung durch den Oberarm.

SCHULTER – OBERARM BEI DER EURYTHMIE MASSAGE

FÜR DEN THERAPEUTEN

Je gezielter und bewusster der Therapeut diese Verbindung beherrscht, umso wärmer werden die Arme und Hände, was eine ideale Voraussetzung für die Berührung ist. Das bewusste Lösen bzw. Loslassen-Können ist die Voraussetzung dafür, dass beim Therapeuten keine Überanstrengung seiner Arme auftritt.

IN BEZUG AUF DEN PATIENTEN

Zu sich kommen durch eine belebende Beziehung des Oberkörpers (rhythmisches System – Herz-Lunge) zur Armorganisation.

ALS MEDIKAMENT

Ich bezeichne das Schultergelenk als «Schwelle» vom inneren Gefühlsraum zur Außenwelt. Harmonisierung der eigenen inneren Bedürfnisse im Kontakt mit denen der Umwelt.

Dritte Verbindung: Ellenbogengelenk → Unterarmknochen

Das Ellenbogengelenk ist ein Scharniergelenk. Wir können es nur strecken und beugen, aber nicht kreisen lassen. Somit können die Bewegungsimpulse mit dem Ellenbogen nur nach außen oder über die Beuge nach innen gegeben werden.

Den Bewegungsimpuls – ob nach außen oder innen – halten wir zunächst kurz in einer Spannung, um ihn dann gelöst in die beiden Unterarmknochen fließen zu lassen. Geht der Impuls nach außen, dann geht die fließende Bewegung mehr in die Elle, den Verbindungsknochen vom Ellenbogengelenk zum Handgelenk auf der Seite des kleinen Fingers. Lösen wir den Bewegungsimpuls innen von der Ellenbogen-Beuge in den Unterarm, geht der Bewegungsstrom in die Speiche, den Verbindungsknochen auf der Seite des Daumens.

ELLENBOGEN – UNTERARM BEI DER EURYTHMIE MASSAGE

FÜR DEN THERAPEUTEN

Aus meiner Erfahrung heraus ist es sehr wichtig, das Loslassen in den Unterarmen zu beherrschen. Nur so kommt die Lautbewegung durch mein Instrument bis in die Hände in Fluss und dadurch mit dem Patienten in eine Beziehung.

IN BEZUG AUF DEN PATIENTEN

Viele Patienten haben «gestaute» Unterarme oder diese zu wenig im Bewusstsein. Das Lösen der Stauung kann durch das Lockern der Ellenbogen erfolgen. Dieses kann durch Massage oder ein geführtes Bewegen von außen angeregt werden. Die meisten Parkinson-Patienten, die ich begleite, stauen im Ellenbogen. Durch das Lösen dieser Verkrampfung kann man den Tremor in vielen Fällen komplett zur Ruhe bringen.

ALS MEDIKAMENT

Seelische Gelöstheit in die Handlung bringen.

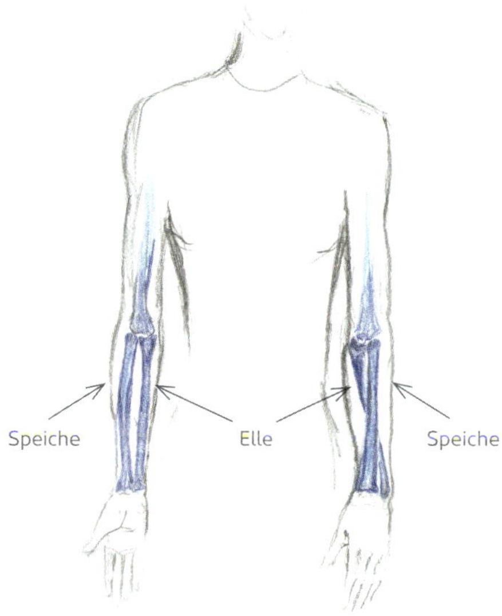

Elle und Speiche im Unterarm, parallel und gekreuzt

Vierte Verbindung:
Handgelenk → Mittelhandknochen

Das Handgelenk kann prinzipiell auf zwei Arten bewegt werden. Erstens: Wir strecken den Arm nach vorne und bewegen die Hand auf und ab, dann rechts-links und kreisend. Zweitens: Wir strecken den Arm nach vorne, die Hand bleibt waagerecht (Handfläche nach unten), und wir geben einen Bewegungsimpuls im Gelenk nach unten oder oben (wie Gas geben beim Moped, siehe Zeichnung).

Wir beginnen mit dem Impuls im Handgelenk nach unten, halten die Spannung für einen Moment und lassen sie dann langsam über die Handinnenfläche los in die Knochen der Handfläche hinein.[30] Geht der Bewegungsimpuls im Handgelenk nach oben, dann lassen wir über den Handrücken in die Mittelhandknochen hinein los.

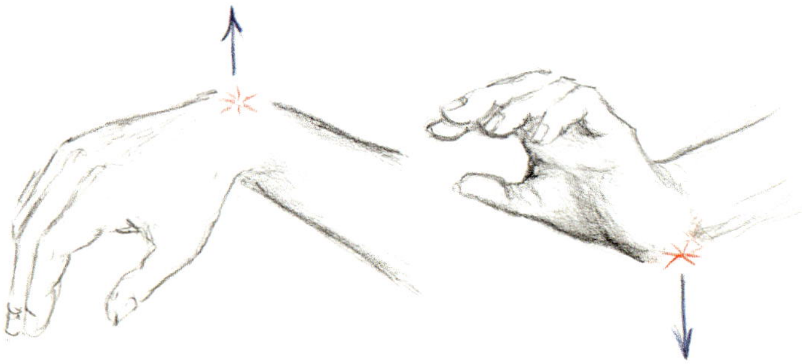

Impuls aus dem Handgelenk nach oben und nach unten

HANDGELENK – MITTELHANDKNOCHEN BEI DER EURYTHMIE MASSAGE

FÜR DEN THERAPEUTEN

Im Impuls im Handgelenk und im Fließenlassen in die Handinnenfläche bei der Berührung liegt die Schutzmaßnahme, damit wir durch das Massieren nicht in den Fingern verkrampfen oder versteifen. Die Handinnenflächen werden zu «sehenden» Wahrnehmungsorganen. Sie sind der Ausgangspunkt für die Finger, um während der Berührung die Qualität des Lebendigen in der Materie wahrzunehmen. Etwas ungewöhnlich formuliert kann man sie als ätherische Untersuchungs- oder sogar «Röntgen»-Apparatur bezeichnen. Durch die Handinnenflächen kann während der Berührung in das «Innere» geblickt werden. Sie sind sehr geeignet, um Wärme beim Patienten differenziert wahrzunehmen oder zu übertragen.

Die *Hand*lungsfähigkeit geht bis ins Innerste der Organe. Der Energie- oder Ätherfluss wird ichbewusst handelnd gelenkt und geformt.

IN BEZUG AUF DEN PATIENTEN

Viele Patienten sind erstaunt, an den Handflächen massiert zu werden. An dieser Stelle ist insofern eine besondere Sensibilität zu beobachten, dass die Berührung unsere «Handlungsfähigkeit» beeinflusst. Bei Menschen mit Morbus Dupuytren (Fibrosen an der Hand) verhärtet der Bewegungsstrom in der Handfläche, die Beziehung zu den Fingern und Fingerspitzen wird unterbunden.

ALS MEDIKAMENT

Eigene Handlungsimpulse «handfest» mit der Welt verbinden. Hand anlegen können als Gestaltungsfähigkeit in der Welt.

Fünfte Verbindung: Fingergrundgelenke → erste Fingerknochen

Hier geht die Handfläche über in die fünf freistehenden Strahlen der Finger. Dabei nimmt der Daumen als Hauptgreifer eine Sonderrolle ein.

Wir können die Fingergrundgelenke alle gleichzeitig in Richtung Handinnenfläche beugen. Dadurch werden die Finger kompakt wie beim Greifen eines Gegenstandes. Oder man bewegt die Finger in die Streckung. Jedes Fingergelenk kann auch einzeln bewegt werden im Oben-Unten, Rechts-Links oder kreisend. Der Bewegungsimpuls kommt aus dem Fingergrundgelenk, und die Spannung wird in die ersten Fingerknochen bis zum nächsten Gelenk gelöst.

Bei Gichtfingern werden Kristalle in den Gelenken abgelagert. Durch das aktive In-Bewegung-Bringen der ersten Fingerknochen kommt eine auflösende Tendenz in diese kristallinen Vorgänge hinein. Sind die Ablagerungen noch nicht zu stark fortgeschritten, kann man die Beschwerden durch solch eine Übung lindern, die Bewegungsfähigkeit erhalten und in einzelnen Fällen sogar verbessern.

DAS FINGERGRUNDGELENK – DIE ERSTEN FINGERKNOCHEN BEI DER EURYTHMIE MASSAGE

FÜR DEN THERAPEUTEN

Diese Gelenk-Knochen-Verbindung hat die Besonderheit, dass das Volumen, die Plastizität des physischen Stoffs – konvex oder konkav – differenziert wahrgenommen werden kann.

IN BEZUG AUF DEN PATIENTEN

Viele Patienten berichten, wie wohltuend die Fingermassagen sind. Ein Bewusstsein für die differenzierte Handhabung jedes einzelnen Fingers wird gebildet. Jeder einzelne Finger kann auch in eine Wahrnehmungsbeziehung zu den Energiepunkten (Chakren) am Leib gebracht werden. Wenn dies zu anspruchsvoll ist, kann man auch in der Berührung jedes einzelnen Fingers eine andere Qualität beobachten lernen. Bei der Methode des Jin Shin Jyutsu ist das differenzierte Strömen in den einzelnen Fingern zentraler Teil der Therapie.

ALS MEDIKAMENT

Das durch die Hand Ergriffene stofflich differenzieren.

Sechste Verbindung:
Fingermittelgelenke → zweite Fingerknochen

Nach meiner Erfahrung erfolgt die Handhabung der zweiten Fingergelenke weniger bewusst als die der Fingergrundgelenke. Es handelt sich wieder um ein Scharniergelenk, das nur auf und ab bewegt werden kann. Äußerlich gesehen hat es einen etwas «kralligen» Charakter. Das bewusste Bewegen wird eigenartigerweise immer schwieriger, je weiter wir in die Peripherie kommen. Wir spüren die betreffende Stelle erst, wenn sie verletzt ist und schmerzt. Bewegungsbewusstsein in eine «heile» Hand zu schicken erfordert eine besondere Aufmerksamkeit.

Bei der Übung beugen wir die Fingermittelgelenke an jedem Finger einzeln im rechten Winkel. Die Spannung im Gelenk wird kurz gehalten und löst sich dann auf in den mittleren Fingerknochen hinein. Dann bewegen wir alle Finger gleichzeitig.

Es gibt Menschen, die immer wieder das Bedürfnis haben, mit den Fingern zu knacken, um eine Spannung, die sich in den Gelenken aufbaut, zu entladen. Mit den mittleren Fingergelenken und -knochen können wir differenzierter in die Stofflichkeit eindringen als mit den zuvor besprochenen Gelenken. Ein gutes Bild dafür ist das Kneten von Brotteig. Man verbindet sich nicht nur mit der äußeren Form des Stoffes, sondern dringt fließend in seine innere Beschaffenheit ein.

DIE MITTLEREN FINGERGELENKE UND -KNOCHEN BEI DER EURYTHMIE MASSAGE

FÜR DEN THERAPEUTEN

Durch das Aktivieren und Bewusstwerden der mittleren Fingergelenke und -knochen wird die Bewegung durch die Hand wie «fließend» dem Patienten vermittelt. Mit dieser Handpartie kann man die innere Beschaffenheit des Gewebes, dessen Trockenheit oder Feuchte wahrnehmen. Es lebt ein Sinn für das Fließend-Wässrige in diesen Fingergliedern. Sie sind also besonders wichtig, um das Energetisch-Ätherische immer differenzierter wahrzunehmen.

IN BEZUG AUF DEN PATIENTEN

Es gibt Menschen, die bei Kälte weiße Finger bekommen. Insbesondere das mittlere Fingerglied wird dann nicht mehr richtig durchblutet, das Fließende kommt ins Stocken. Durch die Belebung, durch die Massage wird dabei geholfen, gelöst in einen Verbindungsstrom mit der Welt zu kommen.

ALS MEDIKAMENT

Das Vertrauen stärken, um ganz in die Fingerspitzen und in die Peripherie des Leibes eintauchen zu können und somit eins zu werden mit der «äußeren Welt».

Siebte Verbindung:
Fingerendgelenke → dritte Fingerknochen

Einzeln lassen sich die Fingerendgelenke nur dann bewegen, wenn die Finger im ersten und zweiten Gelenk ganz gestreckt bleiben. Bleiben die Finger locker, so bewegt sich jeweils das mittlere Gelenk mit.

Am letzten Fingerglied tritt etwas völlig Neues auf. An der Handinnenseite befindet sich die stark durchblutete, weiche Fingerbeere, an der Außenseite eine Verhornung, der Fingernagel. Es besteht also die Polarität von weich und hart. Mit der weichen Innenseite, die mit Tastrezeptoren stark durchzogen ist, kommen wir mit einem «Fingerspitzengefühl» am differenziertesten in Berührung mit der Welt. Wir können uns dabei aber auch auflösen und verlieren. Die Wahrnehmung verschmilzt mit dem Ertasteten. Wir können die Welt mit dem harten Bereich der Fingernägel aber auch verteidigend oder angreifend verletzen. Entweder tauchen wir sensualistisch fein tastend in die Welt ein, oder wir packen zu, krallen uns fest oder verletzen etwas. Das Ziel ist, einen gesunden Mittelweg zwischen Feingefühl und Zupacken zu finden.

Der Impuls von den äußersten Fingergelenken wird losgelassen und geht zwischen Nagel und Fingerbeere durch das dritte Knöchelchen in eine Beziehung mit der Welt. Man könnte es mit einem leisen Licht- oder Luftstrom vergleichen, der aus dem Gelenk durch die Knochen in die Umwelt strömt.

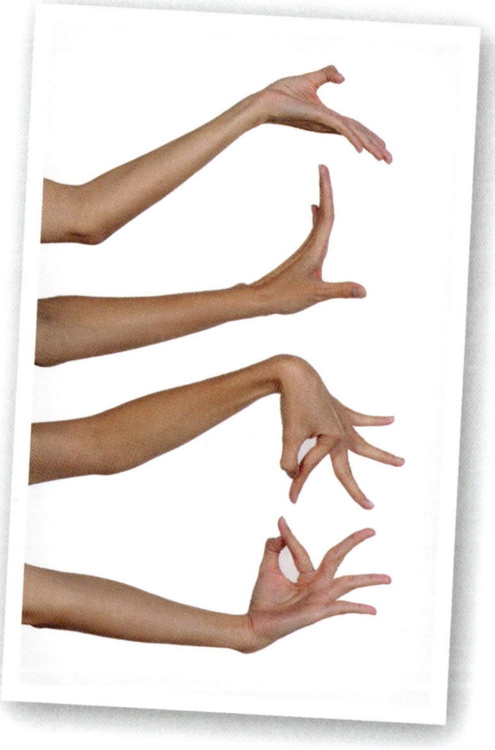

Eine interessante Stelle bei Rudolf Steiner beschreibt beeindruckend die ätherische Wirkung der Hände:

«Aus den Fingern gehen hervor und leuchten weit hinein in den umliegenden Raum strahlende Gebilde des Ätherleibes, die sich bald glimmend, schwach, bald stechend in den Raum hineinerstrecken. Je nachdem der Mensch froh oder betrübt ist, strahlen seine Finger verschieden aus, und anders strahlt der Handrücken aus und anders die innere Handfläche.»[31]

DIE FINGERENDGELENKE UND DRITTE FINGERKNOCHEN BEI DER EURYTHMIE MASSAGE

FÜR DEN THERAPEUTEN

Durch die Fähigkeit der Fingerspitzen entwickelt man eine Art zarte Fühler, die dem Massierenden aufzeigen, wo die Lautqualität hinströmen soll. Mit Fingerspitzengefühl kann die Lautwirkung über die Hand hinaus dem Patienten zum Erlebnis werden.

IN BEZUG AUF DEN PATIENTEN

Durch das Aktivieren der Fingerspitzen kommt der Patient in die vollkommene Entspannung. Mit Vertrauen und Feingefühl kann er sich selbst mit etwas anderem verbinden.

ALS MEDIKAMENT

Wachheit für die eigene Peripherie und Gelöstheit im Vertrauen auf die Welt.

Perlenkette und Äther-Ei im Warming-out

Wie schon beim *Warming-up* besteht auch hier der nächste Schritt darin, die einzelnen Gelenkverbindungen miteinander zu verbinden und ineinander überzuführen.

Wir bewegen jede einzelne Verbindung vom Brustgelenk über die Schultern und Arme bis in die Fingerspitzen, am besten auf vier Takte einer Musik: Impuls – Fließenlassen – Loslassen – Pause. In der letzten Verbindung geht das Loslassen in den Umkreis hinein.

Auf dem Weg zurück – dem *Warming-in* – beginnen wir in der Peripherie und gehen zum Zentrum. Da nun die Reihenfolge umgekehrt ist, lassen wir die Bewegung zunächst durch den Knochen fließen, um sie dann im Gelenk impulsartig aufzunehmen. Dabei ist die Qualität des Impulses eher eine Art Schlucken, ein kurzes Aufnehmen, das ins Loslassen übergeht, damit der Bewegungsstrom im nächsten Röhrenknochen wieder fließen kann.

Haben wir diese Bewegungen nach außen und zurück nach innen als «Perlenkette» geübt, können wir sie wiederum zu einem einzigen Bewegungs-

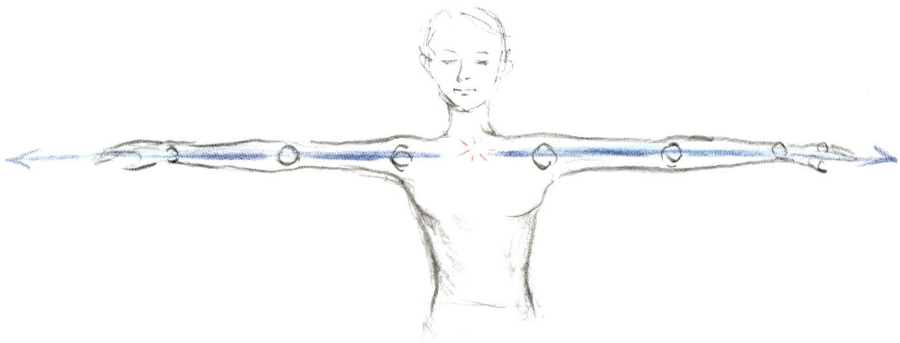

Perlenkette im Warming-out

strom zusammenfließen lassen und kommen so zur Beobachtung des Äther-Eies (siehe S. 62 ff. und 85 ff.), das nun in der Dimension Rechts-Links ausgedehnt am Körper beobachtet werden kann. Es ist das Volumen, der Raum des Bewegungsstroms, der durch die Gelenke und Knochen der Schulter- und Armorganisation entsteht.

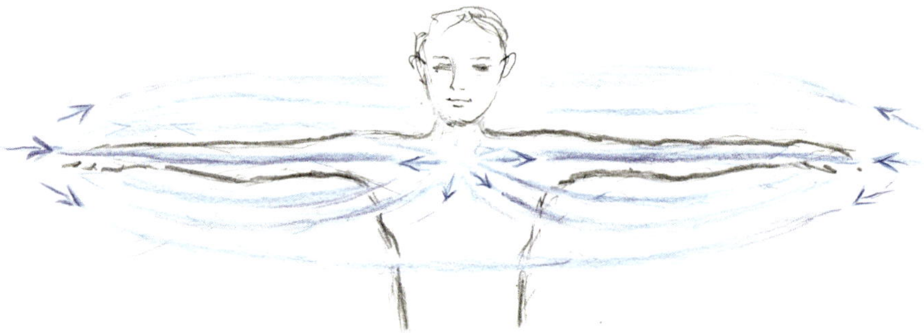

Äther-Ei im Warming-out und Warming-in

WARMING-THROUGH

Das *Warming-through* ist die anspruchsvollste und komplexeste der drei *Warming*-Reihen. Es erfolgt in der Dimension Hinten-Vorne am physischen Leib.

Im *Warming-up* hatte es sich um punktuelle Impulse gehandelt, im *Warming-out* um die Verbindung vom Punkt zur Linie. Im *Warming-through* gehen wir nun vom Punkt über die Linie zur Fläche. Das Ziel ist, bewusst einen Bewegungsimpuls in eine Fläche zu bringen und darauf einen inneren Bewegungs-

Ätherraum aufzubauen. Das ist die Vorbereitung, um ein Lautwesen im Inneren in Bewegung zu bringen.

Beim menschlichen Körper lassen sich von hinten nach vorne mehrere Schichten unterscheiden. Urbildhaft ist dies beim Torso möglich, vor allem im oberen Brustkorbraum. Die hintere Grenze des Körpers bildet eine Hautschicht, die von Poren durchsetzt, luftdurchlässig und atmungsfähig ist. Darunter liegt eine wässrige, von Blut und Lymphe durchzogene Muskel-, Sehnen- und Gewebeschicht. Daran schließt sich eine dritte, mineralische Knochenschicht an: Schulterblätter, Rippen, Becken etc. Die vierte Schicht nach den Knochen ist die «dickste» Schicht, es ist der Übergang zum Raum, in dem das Wärmezentrum, das Herz im Austausch mit der Lunge, liegt. Dann spiegeln sich die drei ersten Schichten nach vorne: Knochen, Gewebe und Haut.

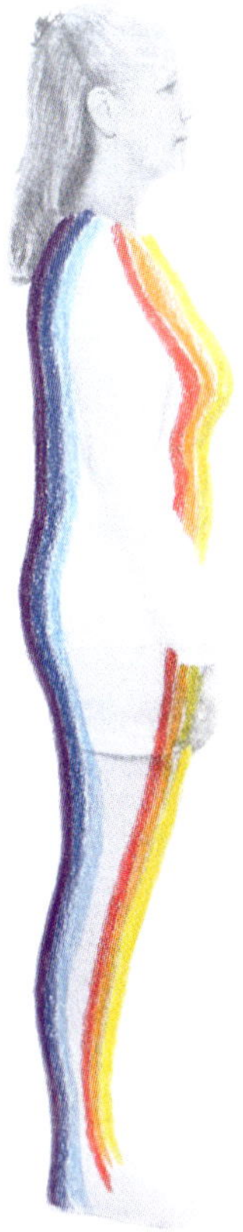

Sieben Schichten des Leibes

Es mag erst einmal befremdlich klingen, dass wir aus diesen Schichten spezifische Bewegungsimpulse und -muster hervorbringen können. Dieses Phänomen lässt sich jedoch bei vielen Tanzarten entdecken, und auch die Eurythmiefiguren von Rudolf Steiner geben Denkanstöße, wie man an den sogenannten Charakterstellen auch flächig Spannungen, das heißt Bewegungsimpulse setzen kann – zum Beispiel beim M, G, H etc.

Vorab möchte ich anregen, dass man erst einmal unabhängig von diesen sieben Schichten versucht, einen flächigen Bewegungsansatz zu erzeugen. Ich selbst habe viele Jahre dafür gebraucht, um mir davon ein Bewusstsein zu bilden und eine solche Bewegung konkret umzusetzen.

Vorübung

Fokussieren Sie innerlich einen Punkt im unteren linken Beckenbereich auf dem Rücken und «klopfen» Sie mit inneren Bewegungsimpulsen an diesen Punkt – oder lassen Sie eine zweite Person von außen daran klopfen. Dann wiederholen Sie dasselbe oben am linken Schulterblatt, ebenfalls am Rücken. Danach gehen Sie, abwechselnd Impulse gebend, vom unteren zum oberen Punkt und wieder zurück, immer hin und her – bis Sie beobachten können, dass sich vom einen zum anderen Punkt eine Beziehung aufbaut, die Sie sich als Linie vorstellen können und die als Ganzes mitpulsiert.

Zu diesen beiden Punkten nehmen wir einen dritten, zum Beispiel rechts oben auf dem Rücken am Schulterblatt. Erst setzen wir an diesem dritten Punkt Impulse und bringen ihn dann mit dem ersten und zweiten in eine Beziehung. Das heißt, wir springen mit unseren Impulsen zuerst im Dreieck von einem

Punkt zum anderen und beobachten dann, wie die drei Linien immer mehr sich bewegend ineinander übergehen, bis wir an allen drei Punkten und Linien gleichzeitig Impulse geben können. Es fühlt sich an, wie wenn sich die Fläche durch den Impuls wie ein Segeltuch spannt und wieder entspannt. Die Aktivität des flächigen Impulses kann von innen als eine Grenze erlebt werden oder wie eine Berührung von außen. Innen- und Außenwelt verbinden sich.

Durch die bewusste Handhabung der sieben Bewegungsschichten können wir uns gezielt aus einem uns umgebenden Ideenraum heraus mit einer konkreten Stofflichkeit in der Wahrnehmung und Handlung verbinden. Beim Denken können wir eine verwandte innere Tätigkeit beobachten. Deshalb setze ich die sieben Schichten des *Warming-through* in einen inneren Zusammenhang mit dem Denken. Im *Warming-up* erfassen wir sieben Willensimpulse, mit denen wir uns in die Welt hineinstellen, im *Warming-out* sieben Verbindungsqualitäten, mit denen wir der Welt begegnen, und im *Warming-through* sieben Schichten, durch die wir uns aus einem Allgemeinen heraus individuell mit der konkreten Umwelt verbinden und mit ihr eins werden.

Erste Schicht: Hintere Haut

Wie bei der Vorübung beschrieben, geben wir auf der hinteren Hautschicht einen Bewegungsimpuls. Am einfachsten gehen alle Übungen, wenn wir eine den Qualitäten der Schichten entsprechende Musik zur Unterstützung nehmen. Die erste Schicht steht noch ganz stark mit dem hinteren, unbewussten schwarzen «Nachtraum» in Beziehung. Farblich kann man sie als dunkelviolett erleben.[32]

Ein einfaches Bild, das zu einem Erleben dieser Schicht hinführen kann, sind lange Haare, die wir über die Haut streichen lassen. Dabei lassen wir die Luft des Umkreises wie eine laue Sommerbrise belebend durch die Poren dringen.

Dieses Erleben kann auch sehr gut durch eine zweite Person aktiviert werden, die ganz zart die Hautoberfläche berührt. Dabei kann man diese Oberfläche am Rücken leicht über die Beine bis zu den Füßen, über die Außenseite der Arme und den Hinterkopf ausdehnen – bis man selbst eine Ahnung von der Impulsierung in dieser Schicht bekommt.

Diese Schicht wirkt enorm regenerierend auf die Lebenskräfte. Man fühlt sich wie nach einer erholsamen Siesta.

DIE HINTERE HAUT BEI DER EURYTHMIE MASSAGE

FÜR DEN THERAPEUTEN

Durch das Handhaben und Aktivieren dieser Schicht kann man den ganzen Tag über neue Lebenskräfte aufbauen. Dadurch wird ein Erschöpfungszustand vermieden. Der eigene Anschluss an die Lebens- und Lautkräfte kann so selbst beeinflusst und gestaltet werden.

IN BEZUG AUF DEN PATIENTEN

An der hinteren Hautschicht zeigt sich, wie offen und beeindruckbar oder verschlossen der Mensch ist und sich von Ungewohntem, Unbekanntem oder neuen Ideen beeindrucken lässt.

ALS MEDIKAMENT

Loslassen und Vertrauen in die Welt und eine «höhere Führung» zulassen. Nährendes Umsorgt-Sein; unvoreingenommen Neues annehmen können.

Zweite Schicht: Hinteres Gewebe

In der zweiten Schicht versuchen wir wiederum, flächig empfangend, aufnehmend, aber tiefer «unter die Haut gehend» Bewegungsimpulse zu setzen. Die Impulse sind wässriger, fließender, wie wenn ein Goldfisch durch einen Teich schwimmt. Auf diese Weise können wir feststellen, wo wir im Gewebe- und Muskelbereich an der hinteren Fläche wärmere, das heißt belebtere, oder kühle, unbewusstere Stellen haben. Je stärker wir schwimmend-impulsgebend diese ganze «Teichoberfläche» wie Wellen in Bewegung bringen, desto mehr wachen wir Stück für Stück im eigenen Instrument auf. Die Qualität kann mit Dunkelblau oder Indigo verglichen werden. Man ist umhüllt, wacht aber immer mehr nach innen auf. Die Übung hat eine ungeheuer starke, belebende und gesundende Wirkung.

Wir versuchen, diese Belebung auch an schwierigeren Stellen wie Nacken und Hinterkopf zu erzeugen, obwohl dort nicht so viel Gewebe vorhanden ist. Auch die Beine hinab erfordert es eine viel größere Anstrengung, um alles fließend-empfangend in Bewegung zu bringen.

HINTERES GEWEBE BEI DER EURYTHMIE MASSAGE

FÜR DEN THERAPEUTEN

Während jeder Massage sollte der Therapeut diese Schicht bei sich selbst in Bewegung bringen, um Verspannungen und Stauungen vorzubeugen. Dies belebt vor allem den Klangäther.

IN BEZUG AUF DEN PATIENTEN

An dieser Schicht ist gut ablesbar, ob der Patient von außen ausgetrocknet ist oder ob das Gewebe zu stark am Mineralischen «klebt», zu stark in die Verdichtung gerät. Ziel ist, das eigene, harmonische Loslassen des Patienten in der Bewegung zu fördern.

ALS MEDIKAMENT

Kräfteressourcen und Eigenmotivation aktivieren, anreichern und in Fluss bringen.

Dritte Schicht: Hintere Knochen

Um das Impulsieren der Knochenschicht erleben zu können, ist es am einfachsten, wenn wir in der Gegend der Schulterblätter oder im Beckenbereich beginnen. Wir lassen uns von hinten wie durch ein Anklopfen an den Knochen impulsieren. Dies kann auch von einer Hilfsperson unterstützt werden. Für das Hervorbringen eines flächigen Impulses gilt auch hier, was bei der Vorübung beim *Warming-through* beschrieben wurde.

Der hintere Nacht-Raum, der uns umhüllt, wird nun zum dritten Mal aufgehellt. Farblich befinden wir uns im Hellblau. Eigenes Bewusstsein, Licht hellt die Dunkelheit auf. Das heißt, dass wir selbst in dieser Schicht wacher empfangend sind, obwohl die physische Substanz irdischer, mineralischer und fester wird.

Alle drei hinteren Schichten sind «blütig» von außen empfangend. Wir sind kurz davor, ganz wach bei uns anzukommen. Die Bewegungsqualität dieser Schicht ist ruckartiger, knapper, wacher. Wir bringen uns aufnehmend, wahrnehmend in einen Prozess ein.

Dies üben wir genauso an der hinteren Seite der Arm- und Beinknochen. Im fortgeschrittenen Stadium kann man damit Lenden-, Brust- und Halswirbel bis in den Schädel hinein beleben.

HINTERE KNOCHEN BEI DER EURYTHMIE MASSAGE

FÜR DEN THERAPEUTEN

Die dritte Schicht ist bei der Massage sehr anspruchsvoll. Es kommt immer wieder vor, dass man sich selbst von außen einen Ruck geben muss, um sich stofflicher, tiefer mit dem Patienten zu verbinden. Durch den «empfangenden Ruck» kann man sich sachlicher, der Situation angemessen mit etwas verbinden.

IN BEZUG AUF DEN PATIENTEN

An Stellen, an denen die hintere Knochenschicht des Patienten umhüllt und umspült von der zweiten, wässrigen Schicht ist, wird es schwieriger, die Wachheit von außen nach innen zu vermitteln. Liegen die Knochen eher an der Oberfläche, direkt unter der Haut, so ist dagegen eher die Gefahr einer Überreizung vorhanden. Ein Gleichgewicht zwischen Beeindruckung von außen und innerer Verarbeitung wird angestrebt. Beherrscht der Patient diese Schicht, lebt er bereits reflektierend in sich.
Die Wirbelsäule sollte nie von außen mit Druck behandelt werden.

ALS MEDIKAMENT

Weckendes Zu-sich-Kommen, Bewusstseinsbildung für das Inkarnieren in den Leib. Bereitschaft, Objektives zu seinem Eigenen zu machen.

Vierte Schicht: Brustkorb-Innenraum

Im Brustkorb-Innenraum begegnen sich der hintere und der vordere Raum des Menschen. Während die drei hinteren Bewegungsansätze den Impuls aus dem Umkreis blütig empfangend verinnerlichen, stehen die drei Bewegungsansätze nach vorne im knospigen Von-innen-nach-außen-Bewegen und -Wirken. Diese zwei polaren Bewegungsansätze, die das Grundphänomen des Lebendigen in

Urform darstellen, wirken in der vierten Schicht ineinander. Mit dem Organ Lunge haben wir ein physisches Abbild vom Einwirken des Umkreises auf das Zentrum. Sauerstoffreiche Luft wird nach innen eingeatmet und geht in der Lunge ins Blut über. Dieses sauerstoffgesättigte Blut wird impulsiv als arterielles Blut vom Herzen aus in die Körperperipherie geschickt, wo sich wiederum eine Transformation zum venösen, sauerstoffarmen Blut ereignet. Es fließt zurück zum Herz, und dieses schickt es im kleinen Blutkreislauf wieder zur Lunge, wo es in einem geheimnisvollen Prozess das Kohlendioxid abgibt und neuen Sauerstoff aufnimmt. Die Grundtätigkeit in dieser Mitte ist ein fortwährendes Aufnehmen und Abgeben.

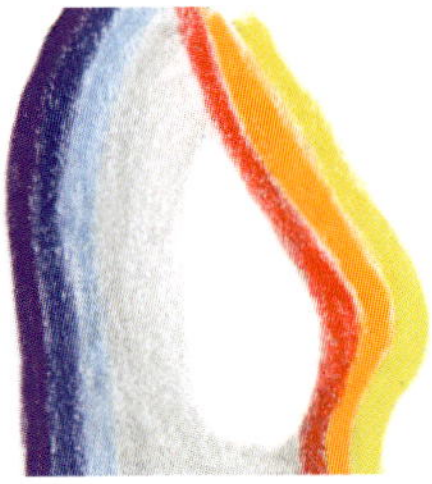

Die vierte Schicht mit ihren zwei polaren Aspekten (Trübe – Licht)

Vergleicht man diesen Prozess mit einem eigenen Bewegungsansatz, findet man diese beiden Elemente wieder. Der Prozess kann folgendermaßen beschrieben werden: Wahrnehmungen, Geschehnisse, Stimmungen aus dem Umkreis aufnehmen, zu sich kommend nach innen bewegen, um aus diesem verinnerlichenden Bewegungsvorgang einen eigenen Impuls von innen – vergleichbar mit dem Herzschlag – als eigene Botschaft, eigenes Hinzutun in die Welt hinein wirken zu lassen. Eigenste, innerste Impulse über die Bewegung nach vorne durch die Gestalt hindurchwirken lassen, um der Welt zu offenbaren, was man als innere Erfahrung über die Bewegung oder die Sprache offenbaren möchte.

Wir können diese Bewegung zunächst mit den Armen unterstützen, indem diese ausgestreckt aus der Peripherie zum Zentrum hin bewegt werden, um dann aus dem Zentrum heraus von einer «geballten» Haltung in eine gestreckte Bewegung überzugehen. Musikalisch entspricht es dem Verhältnis von Moll und Dur – Moll nach innen und Dur nach außen. Farblich wird man von der erdumspannenden Finsternis dunkelviolett, indigo und hellblau impressiv nach innen umhüllt und beeinflusst. Dieser Impuls kommt im Innenraum als Weiß an, der am stärksten aufgehellten Trübe,[33] und geht dann in ein selbst hervorgebrachtes, expressives Licht über, welches durch die drei vorderen Schichten nach außen wirkt.

Weiter entdecken wir, dass sich bei jedem Zuhören und Sprechen bis in die künstlerische Tätigkeit hinein ein aufnehmender Wahrnehmungsprozess mit einem sich selbst entfaltenden, inneren Prozess verbindet und diese sich gegenseitig steigern. Jeder kreative Prozess im Menschen folgt diesem Prinzip. Es ist der schöpferischste, individuellste Bewegungsprozess, der uns zur Verfügung steht, und somit die wichtigste Übung innerhalb dieser drei *Warming*-Reihen.

Ein wundervolles Phänomen hat sich mir viele Male bei meiner Ausbildungstätigkeit gezeigt, dass die Teilnehmer in der Kombination von Impression und Expression über sich hinauswachsen, wenn sie in diesen individuellen Bewegungsansatz hineinfinden. Ihr innerstes Wesen, ihr «Edelstein» wird durch die Bewegung im Lebendigen in der sinnlichen Erscheinung sichtbar.

BRUSTRAUM IN DER EURYTHMIE MASSAGE

FÜR DEN THERAPEUTEN

Für den Therapeuten ist die Fähigkeit dieser Übung die zentralste, um über die Wahrnehmung der Mitte möglichst viele Eindrücke vom Patienten zu bekommen, um ihn nach seinen Entfaltungsmöglichkeiten, die er in späteren Anregungen und Übschritten selbst ausbilden kann, zu behandeln und ihm entsprechende Impulse zu geben. Dieser Vorgang ist sehr individuell und sieht bei jedem anders aus.

IN BEZUG AUF DEN PATIENTEN

Die Erfahrung dieser Bewegungsqualität setzt voraus, dass der Patient aufbauend auf den Massageeindrücken eigene Ideen und Bedürfnisse für den Umgang mit sich selbst entwickeln und äußern kann. Darauf wird im Kapitel «Massage-Stufen» (S. 102) näher eingegangen.

ALS MEDIKAMENT

Die Sicherheit, dass jeder aus seiner eigenen Mitte heraus wahrnehmungsfähig und selbstgestaltend sein kann.

Fünfte Schicht: Vordere Knochen

Wie schon erwähnt, sind die drei vorderen Schichten Spiegelungen der drei hinteren. Der Unterschied im Bewegungsansatz liegt darin, dass nicht mehr impressiv-aufnehmende Prozesse stattfinden, sondern expressive, eigene innere Motive, in die Welt offenbarende und schenkende Prozesse wirksam sind. Sie sind geprägt durch den «Herz-Prozess» der vierten Schicht.

Die Bewegungen sind wie ein Klopfen von innen durch die drei vorderen Schichten. In der fünften Schicht, der mineralischen Knochen-Schicht, geben wir zuerst punktuell und dann später in die Fläche ausgedehnte Bewegungsimpulse mit dem Skelett nach vorne. Am einfachsten beginnen wir im Becken-Hüft-Raum oder mit den Schultern. Dies kann dann ausgedehnt werden über die Vorderseite der Armknochen und der Beine bis hin zu den Fußknochen, und zuletzt bewegen wir vorsichtig klopfend mit dem Kopf. Der ganze Bewegungsstil erscheint etwas gedrungen, verhalten, aber auch sehr selbstbewusst. Salopp ausgedrückt: Es macht einen leichten «Macho»-Eindruck.

VORDERE KNOCHEN BEI DER EURYTHMIE MASSAGE

FÜR DEN THERAPEUTEN

In seltenen Fällen versuche ich, durch klopfende Bewegungen mit meinen Armen und Händen verklebte, dem Patienten unbewusste Stellen zu wecken.

IN BEZUG AUF DEN PATIENTEN

Dem Patienten Mut machen, mit diesen klopfenden, weckenden Bewegungen aktiv zu werden, selbst seine inneren Impulse in die Welt zu stellen.

ALS MEDIKAMENT

Vor allem im oberen Brustkorb, an den Kniescheiben und beim Fuß am Rist sich tatkräftig in die Welt stellen.

Sechste Schicht: Vorderes Gewebe

Bei dieser Übung geben wir einen Bewegungsimpuls aus dem inneren Raum bis in die vordere wässrige Gewebeschicht. Sie umfasst wie in der zweiten Schicht die Muskeln, Blutgefäße, Lymphe etc. und zusätzlich vorne die Brust und den Bauchraum mit seinen Organen. Am einfachsten gelingt diese Übung im Brust- und Bauch-Raum. Jeder nach außen dringende Bewegungsimpuls «wellt» durch die Regionen dieser Gewebeschicht. Es fühlt sich nun so an, dass wir – anders als bei der hinteren Gewebeschicht – selbst mit unseren Impulsen der «Goldfisch» sind, der durch den Teich schwimmt.

Wir versuchen dann, vom punktuellen Bewusstsein (Goldfisch) wieder in einen flächigen Bewegungsduktus zu kommen. Der ganze Teich wird wie in einem Wellenbad in Bewegung gebracht.

Diese Übung eignet sich sehr gut, um durch Bewegung die Befindlichkeit der einzelnen Organe ins Bewusstsein zu bringen. Dies ist eine gute Voraussetzung, um später den Organen gezielt die unterstützenden und aufbauenden Kräfte der Laute zukommen zu lassen. Es ist eine Übung, die man so in seinen Alltag integrieren kann.

VORDERES GEWEBE BEI DER EURYTHMIE MASSAGE

FÜR DEN THERAPEUTEN

Ich wende diese Übung täglich an, um das Befinden der Organe wahrzunehmen und gegebenenfalls zu harmonisieren oder Irritationen zu beseitigen, damit Bedürfnisse meiner Konstitution nicht negativ in die Massage hineinwirken. Gelingt es, die Eigenaktivität des Leibes durch belebende Bewegungen anzuregen, fühlt man sich gesünder, vitaler und leistungsfähiger. Der Klangäther wird im höchsten Grad aktiviert.

IN BEZUG AUF DEN PATIENTEN

Dies ist die wichtigste Übung zur Ausbildung der Fähigkeit, die Lebendigkeit und die Störungen der einzelnen Organe wahrzunehmen – wie zum Beispiel Stauungen und Blockaden im Darm, zu harte Nieren, eine gestresste Leber oder eine schwache Blase. Auf Grundlage dieser Wahrnehmungen können die Organe dann belebt, harmonisiert und zum Beispiel beim Darm in Bewegung gebracht werden.

ALS MEDIKAMENT

Belebende, harmonisierende Wirkung auf alle von Flüssigkeit durchzogenen Organe und Gewebepartien.

Siebte Schicht: Vordere Haut

Bei der siebten Bewegungsschicht – der vorderen Haut – ist wiederum, wie bei der ersten Schicht, die Luft das Bild für deren Grundqualität. Wir geben

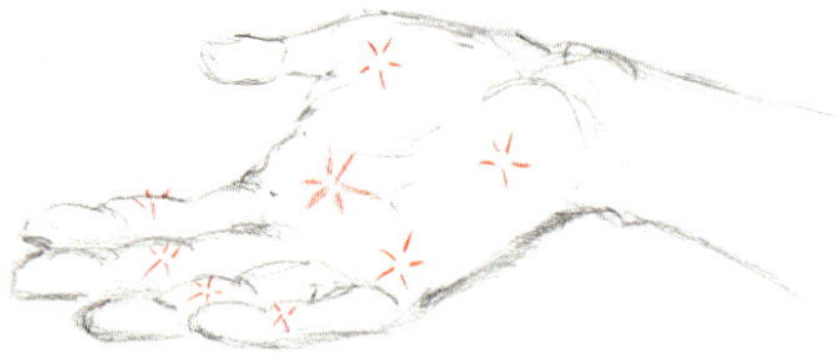

Handinnenfläche impulsieren

von innen einen expressiven Bewegungsimpuls bis in die äußerste Peripherie und über die Grenze der Haut hinaus in den Umkreis.

Am besten beginnen wir mit den Handinnenflächen, indem sie erst locker gehalten werden und dann im Rhythmus einer luftigen, lockeren Musik pulsierend in einen Wechsel von Spannung und Entspannung gebracht werden. Es fühlt sich an, wie wenn Lichtfunken aus den ganzen Handflächen bis zu den Fingerspitzen heraussprühen. Mit unseren Impulsen bewirken wir, dass sich die flächige Qualität der Handinnenflächen immer weiter ausbreitet. Dabei werden die Innenseiten der Unter- und Oberarme, die Brust- und Bauchseite, das Gesicht und die Vorderseite der Beine und Füße miteinbezogen. Die Bewegung erzeugt eine lebensbejahende, auf die Welt zugehende Grundstimmung, die sich durch die ganze Gestalt ausbreitet.

VORDERE HAUT BEI DER EURYTHMIE MASSAGE

FÜR DEN THERAPEUTEN

Jede Herausforderung und Aufgabe wird zur Lebensfreude. Mit Lebenslust und Eigenaktivität verbinde ich mich als Therapeut mit den Bedürfnissen des Patienten. Müdigkeit wird in Aktivität verwandelt.

IN BEZUG AUF DEN PATIENTEN

Durch die zarte, belüftende und belebende Berührung der vorderen Hautschicht wird der Patient angeregt, selbst seinen Leib zu beleben und zu ergreifen. Es werden Lebensfreude und Interesse für die Welt im Organismus angeregt.

ALS MEDIKAMENT

Belebende, die Welt bejahende und ergreifende Wirkung.

WARMING-BACK

Umgekehrte Übfolge als Weg nach innen

Dieser Durchgang von hinten nach vorne, das *Warming-through*, kann auch in entgegengesetzter Richtung von vorne nach hinten geübt werden im *Warming-back*. Dabei liegt die Aufmerksamkeit mehr darin, ein stärkeres Bewusstsein für den Weg vom Mit-der-Welt-verbunden-Sein in das eigene Innere zu entwickeln – hin zur Anknüpfung an die Kräftequellen im eigenen Ursprung. Vergleicht man es mit einer Wanderung, ist der Aufstieg zum Gipfel *(Warming-through)* eine andere Erfahrung als der Abstieg und die Rückkehr nach Hause *(Warming-back)*. Sowohl die eine wie die andere Richtung durch den Körper bietet reichlich Erfahrungen.

Perlenkette und Äther-Ei im Warming-through

Am anspruchsvollsten ist es, die Bewegungen durch die sieben Schichten zu verbinden und die «Perlenkette» im *Warming-through* aufzubauen. Wir beginnen mit der hinteren Hautschicht, gehen ganz in die Bewegungsqualität dieser Schicht hinein und dann zur hinteren Gewebeschicht über. Dies setzen wir fort über die weiteren Schichten bis zur vorderen Hautschicht. Nun bewegen wir uns wieder rückwärts von der siebten bis zur ersten Schicht.

Auch hier ist es unser Ziel, die einzelnen Schichten der «Perlenkette» so zu verbinden, dass ein ununterbrochener Bewegungsfluss von hinten nach vorn und von vorn nach hinten entsteht. Wenn uns dies gelingt, gelangen wir mit der Zeit zur Erfahrung des Äther-Eies im *Warming-through*, das in der Richtung Hinten-Vorne unseren Leib durchdringt.

Insgesamt haben wir nun in den drei *Warming*-Reihen die drei Äther-Eier als Bewegungserfahrung aufgebaut. Sie durchdringen einander und sind gemeinsam ein Bild unseres ätheri-

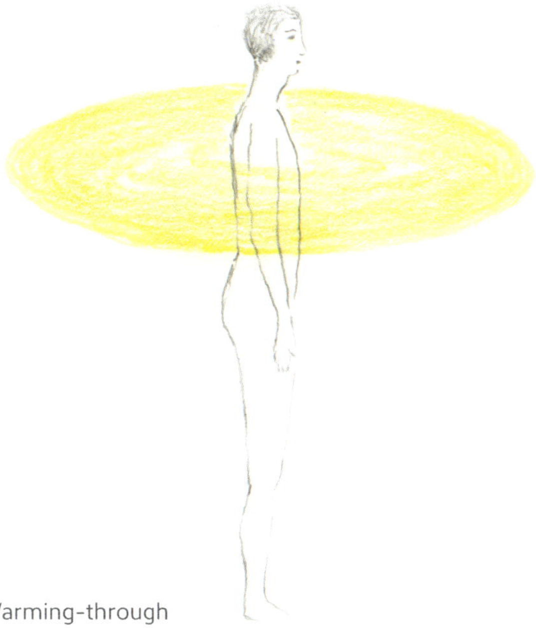

Das Äther-Ei beim Warming-through

schen Bewegungsleibes im physischen Raum mit seinen drei Dimensionen. Diese Erfahrung des Ätherischen am eigenen Leib bildet die Grundlage für die Anwendung der Lautkräfte der Eurythmie bei der *Eurythmie Massage*.

ÄTHERBEWEGUNGEN WAHRNEHMEN LERNEN

Differenzierte Wahrnehmung des Ätherischen

Die eben beschriebene Wahrnehmung bzw. Erfahrung des Ätherischen am eigenen Leib wird im Verlauf der individuellen Schulung und Entwicklung in der *Eurythmie Massage* weiter vertieft, intensiviert und vor allem differenziert. Die Differenzierung bezieht sich auf der einen Seite auf die spezifischen Qualitäten der einzelnen eurythmischen Lautbewegungen. Die Armbewegung beispielsweise beim B ist ja nicht nur äußerlich unterschiedlich zu der des L. Die Bewegungen beruhen auf ätherischen Grundprinzipien, die nur bruchstückhaft mit Worten beschrieben werden können. Sie müssen innerlich ätherisch-bewegend erlebt werden. Daraus entwickelt sich mit der Zeit eine innere Sicherheit in der Anwendung der einzelnen Laute bei der Massage.

Ätherleib als «Spiegel»

Die andere Seite der Differenzierung geht dahin, das eigene Ätherische als Spiegel für das Ätherische des Gegenübers auszubilden. Ich erlebe die Bewegungs- und Lebendigkeits-Qualitäten des Patienten am eigenen Leib mit und kann dabei wahrnehmen, wo das Problem beim anderen liegt. Grundlage dafür ist aber, diese Qualitäten differenziert am eigenen Leib beobachten zu lernen – ein Prozess, der sich bei der Behandlung anderer Menschen bei der *Eurythmie Massage* immer mehr «wie von allein» einstellt. Denn die intensive Beschäftigung mit einer Sache – egal ob beim Klavierspielen, Tischlern oder bei der Massage – führt eigentlich immer zu einer Vertiefung und der Ausbildung neuer Fähigkeiten.

Die Sprache der Organe verstehen

Indem wir nun wahrnehmen können, wie ein bestimmter Patient zum Beispiel sein Knie bewegt und dort die Lebenskräfte fließen, können wir sagen, wir haben «knieisch» gelernt – oder «ellenbogisch», wenn die Beobachtung am Ellenbogen gemacht wird. Jedes Organ hat seine eigene Sprache und wir können sie im intensiven Beobachten unseres eigenen Leibes im Zusammenhang mit dem des Gegenübers erlernen.

FAZIT FÜR DIE DREI WARMING-REIHEN

Ziel dieser 21 Instrumentübungen ist das Üben und Bewusst-Werden der Ätherbewegungen am physischen Leib.

Bewusstes Wahrnehmen von Ätherbewegungen

Zusammengefasst geht es bei den *Warming*-Reihen darum, den eigenen Leib, das eigene Instrument differenzierter wahrnehmen und führen zu lernen. Dabei liegt das Hauptziel der 21 Übungen darin, am physischen Leib bewusste Bewegungen von einer Körperstelle zur anderen auszuführen. Diese Bewegungen werden zum Okular, mit dem Ätherbewegungen bewusst wahrgenommen werden können.

Den eigenen Leib bewusst ergreifen und verwandeln

Grundlage dafür ist der Entschluss, den eigenen Leib zu ergreifen, und es ist viel Geduld nötig, um mit seinem Ich in die tieferen, weniger bewussten Ebenen einzutauchen. Für die konkrete Umsetzung dieses Ergreifens ist es notwendig, alle ablenkenden Empfindungen von Unlust, Anstrengung, Sich-selbst-keinen-Raum-geben-Wollen usw. loszulassen. Die den Willen hemmenden Einflüsse des Astralleibes müssen immer mehr überwunden werden. Dadurch entsteht eine neue Möglichkeit, den eigenen Leib mit vollem Bewusstsein und liebevoller Lenkung durch das Ich zu ergreifen und damit ansatzweise zu verwandeln. Die Verwandlung liegt hier im gesteigerten Bewusstsein, mit dem die Bewegungen des Leibes geführt werden. Es ist erstaunlich, wie konkret man auf diesem Weg Funktionen und Fähigkeiten bis in den Leib hinein mitgestalten lernt.

Diese Übungen regen inkarnierende Prozesse an. Sie erfordern viel Liebe, Achtsamkeit und Wertschätzung, damit wir individuell mit dem göttlichen Geschenk unseres Leibes umgehen lernen. Es ist ein Versuch bzw. ein Beginn, die Substanz des eigenen Leibes wahrzunehmen, zu ergreifen und zu verwandeln.

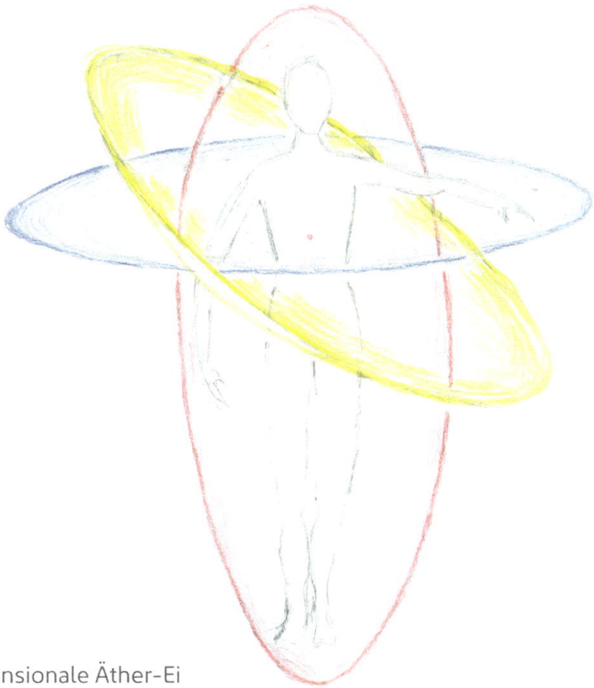

Das dreidimensionale Äther-Ei

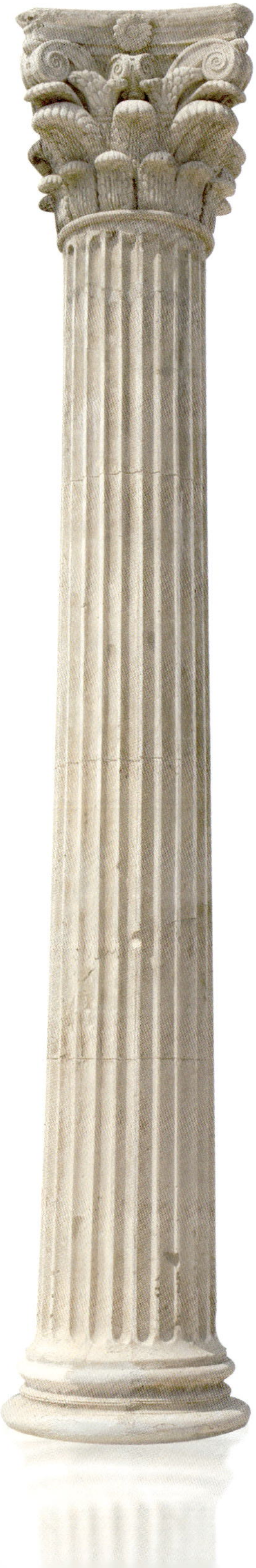

Säule 2 – Die eurythmischen Lautbewegungen als Heilmittel

DIE LAUTE IN DER EURYTHMIE

Die zweite Säule der *Eurythmie Massage*-Methode besteht im Verständnis der therapeutischen Wirkung jedes einzelnen eurythmischen Lautes und dessen Anwendung bei der Massage.

Rudolf Steiner hat zu den Buchstaben des Alphabets, die im eurythmischen Zusammenhang «Laute» genannt werden, Bewegungen und Gesten entwickelt, von denen zwanzig durch die sogenannten Eurythmiefiguren an der menschlichen Gestalt dargestellt sind.[34] Sie veranschaulichen Bewegungs-Urprinzipien, die der Mensch mit seinem Leib ausführen kann. Das heißt, jeder Laut entspricht einem spezifischen Bewegungsprinzip, das über eine eigene Ausdruckskraft und die entsprechende Wirkung verfügt.

Diese Prinzipien sind anhand alltäglicher Bewegungen leicht nachzuvollziehen. Die Bewegung des Winkens hat eine ganz andere Ausdruckskraft und Wirkung, als wenn uns jemand mit verschränkten Armen entgegentritt. Die erste Geste, ein lockeres Hin-und-her-Bewegen, wirkt als Eindruck leicht und für die seelische Empfindung Aufmerksamkeit erregend und Kontakt suchend. Dagegen sind die verschränkten Arme eher bremsend-innehaltend in der Bewegung und drücken ein Abgrenzen dem anderen gegenüber aus. Sie zeigen, dass die Person den eigenen Raum schützt.

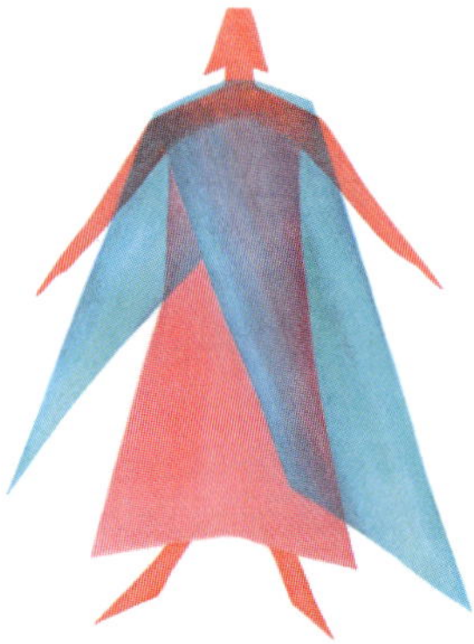

Eurythmiefigur A

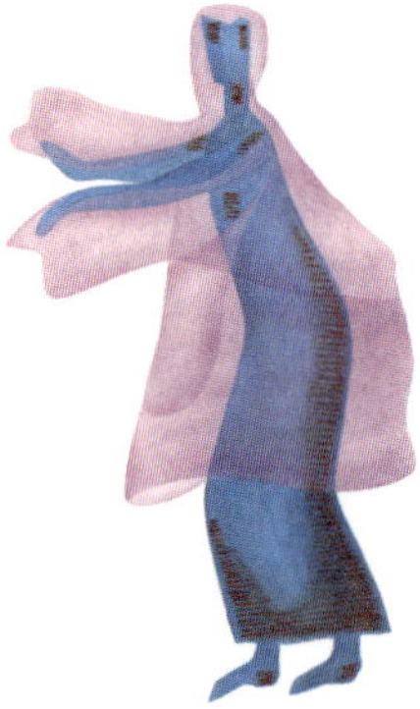

Eurythmiefigur W

In beiden Fällen hat die Bewegungsgeste eine Wirkung auf die Person, die sie ausführt, und eine auf ihr Gegenüber. Das Verständnis dieser Wirkung sollte nicht auf das Seelische beschränkt werden, denn das In-Bewegung-Bringen (Winken) und Zur-Ruhe-Kommen (Verschränken) sind zwar seelische Erlebnisse, ihnen liegt jedoch eine Bewegungsqualität oder Bewegungsdynamik des Lebendigen, Ätherischen zugrunde. Das Ätherische «verschwindet» meist unbewusst bei der Beobachtung entweder ins Physische oder ins Seelische. Es bedarf einer speziellen Aufmerksamkeit, die im Alltagsbewusstsein in der Regel nicht aufgebracht wird.

Wirkung von Bewegungsgesten verstehen

In den Naturwissenschaften wird das Prinzip des Lebendig-Ätherischen dem Physischen zugeordnet und nicht als eigene Qualität beschrieben. Leben wird dabei als eine Eigenschaft der Materie betrachtet, wenn diese in entsprechender Weise strukturiert ist. Bei der Beobachtung des Menschen wird nach meiner Erfahrung in der Regel nicht differenziert, ob eine Aussage wie «ich bin müde» oder «ich fühle mich frisch» einen seelischen Zustand beschreibt oder eine Aussage über die Lebenskraft, das Ätherische, ist. Aus meiner Bewegungserfahrung – insbesondere durch die oft wiederholten *Warming*-Reihen – und der therapeutischen Arbeit habe ich das Erlebnis des Ätherischen als eine eigenständige Kraft, die ich an meiner Organisation beobachten kann. Darüber hinaus spiegelt sich bei entsprechender Aufmerksamkeit an meinem Ätherleib derjenige meines Gegenübers. Somit ist mein Ätherleib ein wichtiges Instrument bei der Wahrnehmung der Patienten.

Das Ätherische als eigenständige Kraft

Jede Eurythmiefigur ist aus drei verschiedenen Farben in jeweils drei verschiedenen Bereichen komponiert. Die drei Bereiche unterscheidet man an den Figuren durch die Bewegungsfarbe, die die Form eines langen Kleides hat, die Gefühlsfarbe, die in einer Schleierform das Kleid umgibt, und die Farbe des Charakters, der an verschiedenen Stellen der Figuren erscheint.[35] Mittels der Farben der Laute wird die Bewegungsqualität differenziert und charakterisiert.

Die drei Farben der Eurythmiefiguren

Die Bewegungsfarbe charakterisiert die gedankliche Bewegung des Lautes. Die gedankliche Bewegung bedeutet, dass die Bewegung der Idee eines Lautes durch das momentane Denken (nicht als erinnerte Vorstellung) durch den Ätherleib im ganzen physischen Menschen vom Scheitel bis zur Sohle in eine sinnlich wahrnehmbare Bewegung übersetzt wird. Eurythmie erscheint somit als «sichtbare Sprache».

Bewegungsfarbe

Der Schleier gibt durch die jeweilige Farbe die Gefühlsstimmung des Bewegenden wieder. Er ist der Vermittler zwischen der inneren Gefühlswelt und

Gefühlsfarbe

der ihn umgebenden Außenwelt. Die Gefühle sind in einem fortwährenden Austausch zwischen innen und außen. Sie können sich nach innen wie nach außen verlieren oder verhärten. Es gilt, sie bewusst in einem vermittelnden, lebendigen Ausgleich zu halten.

Charakterfarbe

Die Charakterstellen repräsentieren das Ich, das gezielt mit dem Willen bis in den physischen Leib hinein die Muskeln und damit die Bewegung ergreift. Dieses Ergreifen und Sich-selbst-Führen kann auch in verschiedenen Qualitäten durchgeführt werden, was wiederum durch Farben zum Ausdruck gebracht wird.

Diese drei Qualitäten der Eurythmiefiguren bilden die sogenannten «Mittel der Eurythmie». Laut Rudolf Steiner soll alles, was in der Eurythmie zum Ausdruck gebracht wird, durch diese Mittel hervorgebracht werden.[36]

Die Darstellung und Handhabung der Eurythmiefiguren beziehungsweise der eurythmischen Laute als Einheit mit Qualitäten von «Gedanklichem», «Gefühl» und «Willen» kann dahin führen, sie als Wesen zu denken. Auch Steiner spricht davon, dass jeder Laut etwas Wesenhaftes sei.[37]

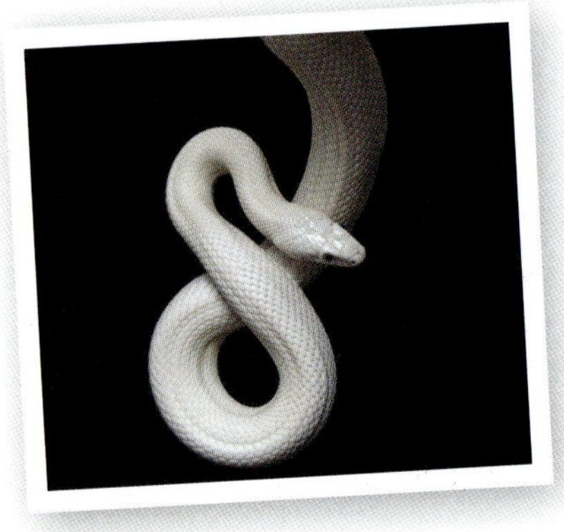

Eine Definition des Begriffes «Wesen» kann wie folgt formuliert werden: Ein Wesen ist eine lebendige Daseinsform. Es besitzt eine eigene Kraft, mit der es in verschiedenen, ihm zugänglichen Seinsbereichen eine Wirkung entfalten kann. Das Wesen ist eine Einheit, es hat eine spezifische Qualität und eine eigene Art, sich auszudrücken. Dadurch lässt es sich von anderen Wesen unterscheiden.

So bewirkt zum Beispiel das Wesen des Lautes S in der gesprochenen Sprache einen spezifischen, hörbaren Blaselaut. In der Interjektion «psst!» wirkt es in verschiedenen Kulturen kurz gesprochen, um auf etwas aufmerksam zu machen, und lang gedehnt, um für Ruhe zu sorgen. Schon das Zeichen des geschriebenen S weist darauf hin, dass es eine große Beweglichkeit, eine Fähigkeit zur Richtungsänderung und zum Anschmiegen hat. In der Natur haben wir ein wunderbares Beispiel im Bild der Schlange.

Das Wesen des Lautes vermitteln

Ein Laut kann von anderen Wesen, zum Beispiel einem Schauspieler, Sprachgestalter oder einem Eurythmisten, ergriffen werden, um ihn in die Hörbarkeit oder Sichtbarkeit zu bringen. Dadurch wird das Wesen des Lautes anwesend. Dieses kann bei entsprechender Offenheit wahrgenommen und erlebt werden.

Eine weitere Aussage Rudolf Steiners bezüglich der Laute bezieht sich auf den Ursprung des Menschen. Wenn alle diese Bewegungsprinzipien und Formkräfte des Alphabets in einem Moment und an einem Ort zusammenwirken würden, wäre dies nach seiner Darstellung der menschliche Ätherleib.[38] Das bedeutet, dass der Ätherleib des Menschen aus vielen verschiedenen Bewegungsstrukturen und Formkräften besteht. Es ist daher nachvollziehbar, dass diese verschiedenen Lautbewegungen und Lautgesten zutiefst mit dem Menschen verbunden sind.

Das Zusammenwirken der Laute entspricht der Gesamtheit des Ätherleibes

Die Eurythmie hat daher das Ziel, diesen Bewegungsqualitäten immer mehr auf den Grund zu gehen und eine Beziehung zum eigenen Sein herzustellen. Es kann hier zunächst als Hypothese formuliert werden, dass bei einer Schwäche im Ätherleib – zum Beispiel in Form einer Ermüdung – die Durchführung einer entsprechenden Bewegung dies regulieren oder ausgleichen kann.

Hier wird deutlich, dass es einer intensiven Auseinandersetzung mit der Problematik bedarf, um Kriterien für die Wahl einzelner Laute zur Behandlung ätherischer «Schwachstellen» herauszuarbeiten. Jeder Laut hat eine Energie oder Kraft, die spezifisch auf den Ätherleib wirkt. Das gezielte Einsetzen und Handhaben dieser Laut- bzw. Bewegungskräfte kann der Regulierung (Therapie) des menschlichen Organismus dienen. Die Krankheitsursache liegt im physischen oder seelischen Bereich des Organismus. Der Ätherleib kann jedoch unterstützt und gestärkt werden, um diese beiden Bereiche gesundend zu beeinflussen.[39]

Lautbewegungen zur Behandlung von «Schwachstellen» im Ätherleib

FARBEN ALS GRUNDLAGE DER LAUTBEWEGUNG

Bewegung, Gefühl und Charakter sind, wie oben beschrieben, an den Eurythmiefiguren jeweils in drei verschiedenen Farben dargestellt. Die eurythmische Tätigkeit erfordert es, diese drei Farben als unterschiedliche Bewegungsqualitäten kennenzulernen. Die Frage, wie man Farben eurythmisch mit dem ganzen Leib bewegen kann, wurde von Rudolf Steiner nicht explizit dargestellt. Es gibt Angaben über die Ausführung der Farbqualitäten durch bestimmte Arm- und Handwinkel.[40] Wie diese Farbqualitäten auf den ganzen Leib übertragen werden, wurde jedoch meines Wissens von ihm nicht ausgeführt.

Bewegungsqualitäten der Farben auf den Leib übertragen

Ausgehend von Goethes Farbenlehre[41] habe ich einen methodischen Weg entwickelt, auf dem die Farben an der menschlichen Gestalt bewegt und sicht-

bar gemacht werden können. Neben dem Vorhandensein eines Betrachters müssen drei Bedingungen erfüllt sein, um Farben wahrnehmen zu können. Eine Lichtquelle, die Finsternis und ein trübes Medium, das heißt ein Träger, an dem sich die Farbe zeigen kann, müssen vorhanden sein.

Analogie zur Farbenlehre

Für das bewegende Farberzeugen der Laute in der Eurythmie gehen wir von diesen Bedingungen aus, die in die Bewegungen des Leibes übersetzt werden müssen. Das Licht entspricht der inneren Aktivität, einer geistigen Bewegung. Diese innere Bewegung wird durch einen bewussten Impuls vom Zentrum, aus der Gegend des Solarplexus, in den Leib geschickt (siehe auch die Brustgelenk-Übung im *Warming-up* S. 59 f.). Der physische Leib entspricht der Finsternis (dem Raum), in welche die Bewegung (das Licht) geschickt wird.

Wie stark die Bewegung vom Leib ergriffen und aufgenommen wird, entspricht der Bewusstseinsführung des bewegenden Eurythmisten. Das Bewusstsein ist das Medium, es vermittelt, wie stark der Leib die Bewegung durchströmen lässt oder durch Anspannen der Muskeln abbremst. Zusammengefasst ist das Licht der Bewegungsimpuls, die Finsternis die Stofflichkeit des Leibes und das Medium die Bewusstseinslenkung des Eurythmisten dahingehend, wie intensiv sich die Bewegung mit dem Leib verbinden soll. Diese drei ineinanderwirkenden Faktoren «färben» die Bewegung bis in die sinnliche Erscheinung hinein. Eine ausführliche Darstellung dieses Weges findet sich in meinem Buch *Verwandlungskräfte der Eurythmie.*[42]

B als Beispiel

Am Beispiel des Lautes B, der aus den Farben gelb, blau und rot erzeugt wird, sollen diese Farbbewegungen hier dargestellt werden. Das Gelb «möchte» sich immer von einem Zentrum aus in den Umkreis ausdehnen, es möchte strahlen.[43] Es wird aus der Mitte des Leibes als leichte Bewegung bis in die Peripherie geschickt:

- Bewegung dehnt sich radial aus (Licht «durchscheint»),
- bewusst leicht und durchlässig (Medium).
- Der Leib als Raum (Finsternis) ist der Ort, wo das Medium das helle Gelb erst zur Erscheinung kommen lässt.

Dieser Bewegungsimpuls des Gelb stößt da, wo die Bewegung endet, an eine Grenze. An dieser Grenze beginnt der zweite Bewegungsimpuls des Blau, indem

- ein neuer Bewegungsimpuls von außen nach innen geht (Licht «bescheint»),
- wobei diese Bewegung durch das Bewusstsein (Medium) auf das Zentrum hingelenkt wird.
- Dieses Nach-innen-geführt-Werden verbindet sich ganz mit der Leibessubstanz (Finsternis).

Diese aus dem Umkreis kommende Bewegungsqualität ist ein Zu-sich-Kommen und Nach-innen-Einstrahlen. Es entspricht der Farbe Blau.[44]

Das Rot ist wie das Gelb eine die Trübe durchscheinende Farbe – gut zu erleben beim Sonnenuntergang.

- Diese Bewegungsqualität (Licht) wird wieder von innen nach außen durch den Leib geschickt.
- Es ist ein bewussteres und intensiveres Eindringenlassen (Medium) als beim Gelb,
- um dann eine stärkende, ganz im Leib (Finsternis) angekommene Wirkung (das Rot «behauptet sich»)[45] zu entfalten.

So wird im Idealfall jeder Laut individuell aus seinen drei Farben in der Bewegung immer wieder neu gebildet und ergriffen. Es kann sich dabei nicht um eine Wiederholung eines Prinzips handeln, sondern es ist jedes Mal die «Jetztholung»[46] eines Gestaltungsprozesses. Dieser Prozess ist zwar sehr anspruchsvoll, ohne diesen Anspruch kann jedoch nicht von einem bewussten künstlerischen Vorgang gesprochen werden.

Hervorbringen der Lautqualitäten als innerer Prozess

Diese Darstellung der Farbbewegungen ist aus meiner Bewegungserfahrung abgeleitet. Sie ersetzt nicht die individuelle Erfahrung beim Leser aus der eigenen Bewegung heraus. Nur durch diese können die Qualitäten Licht, Medium und Finsternis am Leib real nachvollzogen werden. Es muss berücksichtigt werden, dass hier innere Prozesse beschrieben werden, die in ihrer schriftlichen Wiedergabe vielleicht einseitig und abstrakt erscheinen. Es liegt aber in der Natur der Sache, dass sie nur durch praktische Erfahrung überzeugen können.

Es geht hier in erster Linie um ein Tätig-Werden, das dann Schritt für Schritt ins Bewusstsein gehoben werden kann. Dort angekommen, kann ein «Aus-Erkenntnis-Handeln» entstehen.

Auf den folgenden Seiten finden Sie einen komprimierten Überblick über die Laute der Evolutionsreihe in ihren verschiedenen Farben.[47]

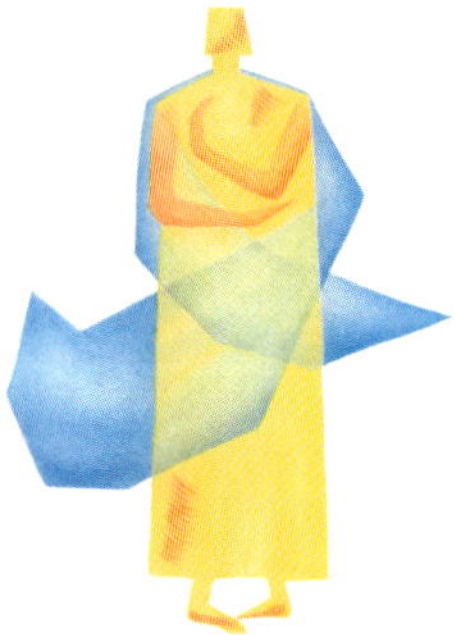

B

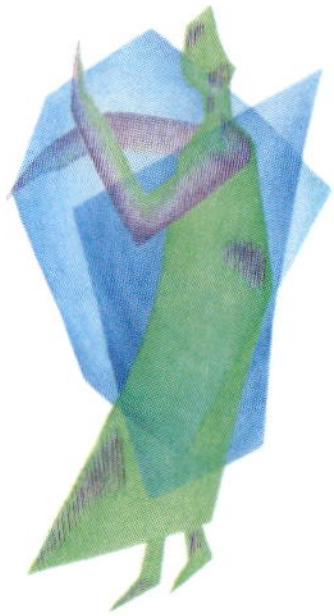

M

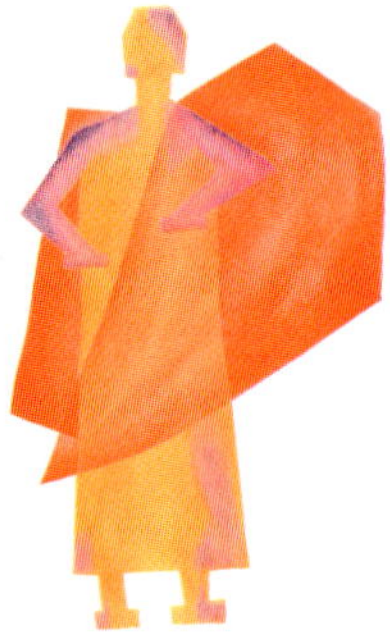

D

Ergreifen des physischen Leibes

B

LAUTQUALITÄT
fokussieren, zentrieren, inneres Erfassen, Raum schaffen, Hülle bilden, Schutz geben, Neubeginn, Anfang eines jeden Prozesses

GELB (BEWEGUNG)
mit lichthaftem Interesse in der Welt stehen, den Blick auf etwas richten

BLAU (GEFÜHL)
sich achtsam dem Zugewendeten nähern, aus dem Umkreis zu einem Zentrum hin, sachliches behutsames Ertasten

ROT (CHARAKTER)
dem Gegenstand «Wärme» entgegenbringen, mit Liebe sich verbinden, mit innerer Kraft das Gefundene festigen

M

LAUTQUALITÄT
Welt ertasten, geben und nehmen, sprechen und zuhören, Dialog, Wahrnehmungs- und Begriffsbildung, eindringen, verstehen

GRÜN (BEWEGUNG)
verschiedene Materialien liebevoll ertasten und erleben, mit Interesse ruhig und kontinuierlich die Welt erkunden

BLAU (GEFÜHL)
sich von der Welt «berühren» lassen, offen bleiben für immer neue Eindrücke, auf die eigene Innenwelt beziehen

VIOLETT (CHARAKTER)
die Hinwendung vertiefen, nach innen loslassen, zu sich kommen, verschmelzen

D

LAUTQUALITÄT
hindeuten, Konkretes meinen, wecken, Fuß fassen, lebensfreudig ankommen, Klarheit schaffen, Begeisterung für das Erfasste

ORANGE (BEWEGUNG)
jemanden auf etwas begeistert hinweisen, feinfühlig Interesse vermitteln, liebevoll auffordern und hinführen, etwas beim anderen anstoßen

ZINNOBERROT (GEFÜHL)
Befeuerung, auf die Bedeutung aufmerksam machen, ermutigender Zuspruch

LILA (CHARAKTER)
mit Gelassenheit loslassen, Vertrauen annehmen, innere Sicherheit schaffen

---

Kleidfarbe: Bewegung im Denken = Ätherleib · *Schleierfarbe:* Gefühlsraum = Astralleib
Schraffurfarbe: Ich-Charakter im Wollen = Ich im physischen Leib

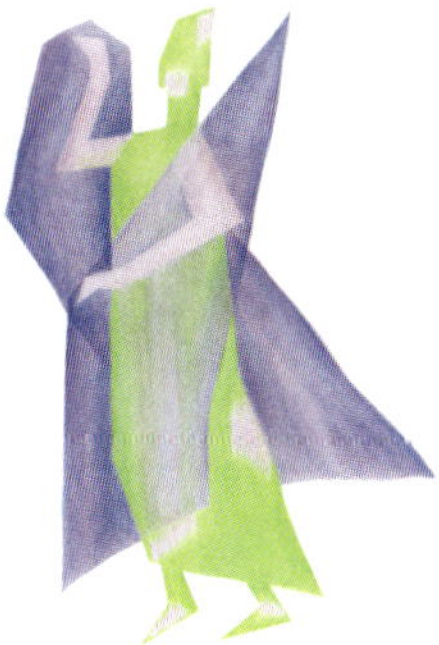

N

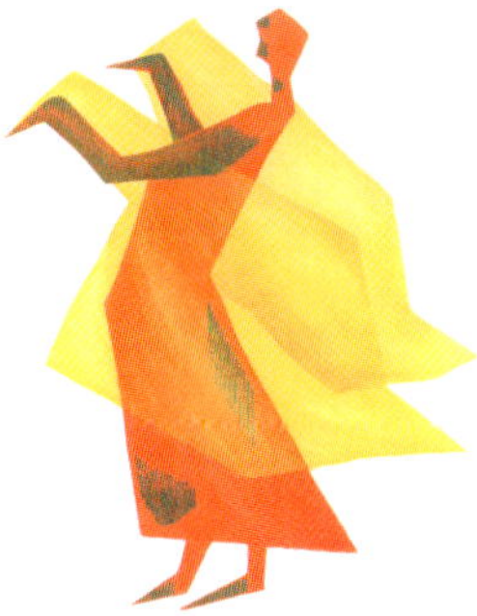

R

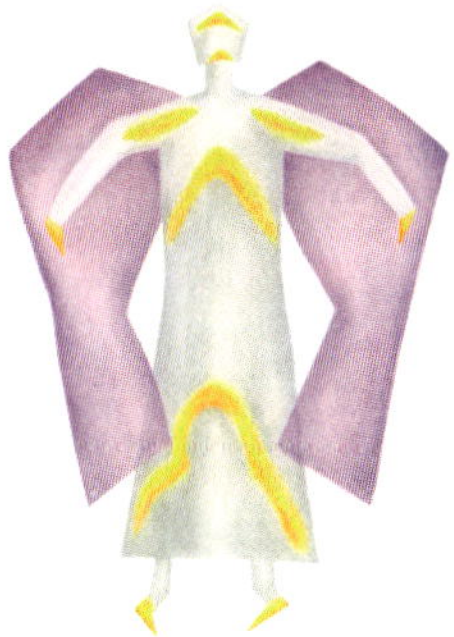

L

Belebung des Ätherleibes

N

LAUTQUALITÄT
etwas Neues entdecken und aufnehmen, Erfrischung, innere Gewissheit mit dem Äußeren in Übereinstimmung bringen

GELB-GRÜN (BEWEGUNG)
interessiertes in die Welt greifen, Kontaktaufnahme, auf etwas zugehen, Unvoreingenommenheit

BLAU-VIOLETT (GEFÜHL)
sich achtsam dem Zugewendeten nähern, aus dem Umkreis zu einem Zentrum hin, sachliches behutsames Ertasten

HELLLILA (CHARAKTER)
die Antwort der Welt ganz in sich hineinlassen, inneres Annehmen wird zum eigenen Schicksal, Zuversicht

R

LAUTQUALITÄT
absolute Beweglichkeit in alle Richtungen, luftig-belebend, Gegebenes in Bewegung bringen, Neues integrieren, verdauen

ROT (BEWEGUNG)
kreisende Bewegungskraft dringt durch jeden Widerstand, Erleben des eigenen tätigen Kraftpotenzials, den Stoff in kreatives Chaos bringen

GELB (GEFÜHL)
luftig mitdrehend in der Peripherie, fliegen lassen, lockeres Loslassen

GRÜN (CHARAKTER)
Ruhe der Achse in der Drehung, tätiges Mitte-Bilden im Bewegen, unirritierbar tätig

L

LAUTQUALITÄT
Materie überwindende Formkraft, Kreislauf des Lebens, der fließende Prozess, Verwandlungskraft im Lebendigen, erfrischende Kraft

SILBERGRAU (BEWEGUNG)
enthält eine luftig-perlende, prickelnd durchrieselnde Bewegung, fließende Durchdringung von Licht und Finsternis

LILA (GEFÜHL)
gibt der Bewegung Hülle, Beruhigung und Gelöstheit

ORANGE (CHARAKTER)
ein neuer, kraftvoller Impuls, damit es weiterströmt, im Wässrigen aus dem Zentrum heraus rhythmisieren

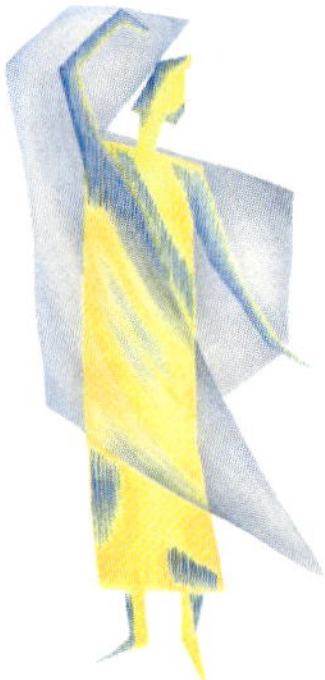

G

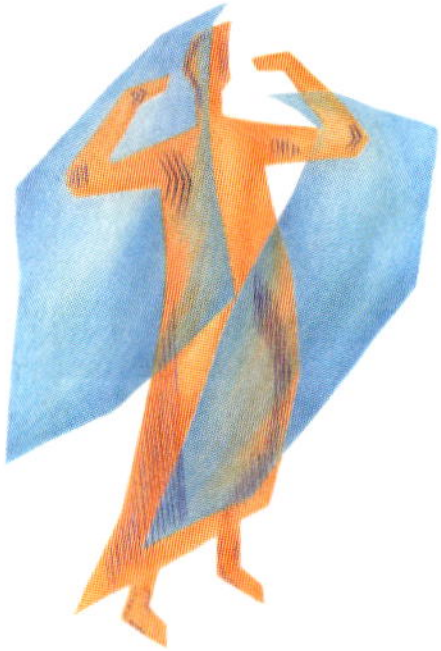

CH

F

Führung des Astralleibes

G

LAUTQUALITÄT
Eigenraum / Schutzraum schaffen, Licht aus dem Innenraum gestalten, dann in den Umraum strahlen lassen, Geist beherrscht die Materie

GELB (BEWEGUNG)
inneres Licht, strahlt von innen in den Umkreis, Positivität, Leichtigkeit

SILBERGRAU (GEFÜHL)
Mischung von weiß und schwarz, dichter Nebel umgibt das Licht von außen, das Licht wird in seiner Ausbreitung gebremst, der Widerstand wird liebevoll und sanft durchleuchtet

BLAU (CHARAKTER)
gestaltet und begrenzt die Expansion, Schutzhülle

CH

LAUTQUALITÄT
Inspiration, Offenheit für neue Ideen, mit Bewusstsein eine Idee verinnerlichen, Ich-Präsenz im Seelischen, Ich-Laut

ORANGE (BEWEGUNG)
zielstrebige Bewegung in die Welt, herausgreifen, der Ich-Funke will mit der Welt in Berührung kommen

GRÜNBLAU (GEFÜHL)
Antwort der Welt kommt mir entgegen, lebendige Erfrischung

DUNKELVIOLETT (CHARAKTER)
das von außen Kommende in mich hineinnehmen, es mit mir an 13 Charakterstellen verbinden

F

LAUTQUALITÄT
«Wisse, dass ich weiß», braucht kein Gegenüber mehr, selbstständige Wirkensquelle, eigengetragenes Sein, Freude am Erkannten

WEISS (BEWEGUNG)
in geistiger Berührung sein, Durchlässigkeit, weisheitsvolles Ideenerlebnis, Getragen-Sein durch Lichtqualität

ORANGE (GEFÜHL)
Feuer fangen, Begeisterung für Weisheit in Natur und Kosmos, will mich mit dieser Weltweisheit verbinden

RÖTLICH (CHARAKTER)
mit der Weisheit tätig werden, ich will gemäß der Weisheit in der Welt handeln und wirken

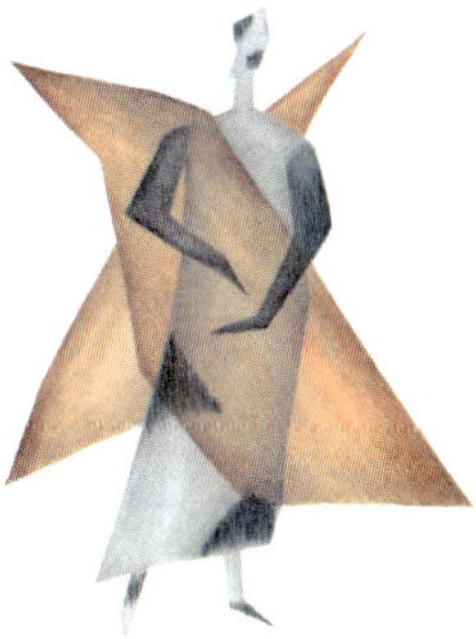

S

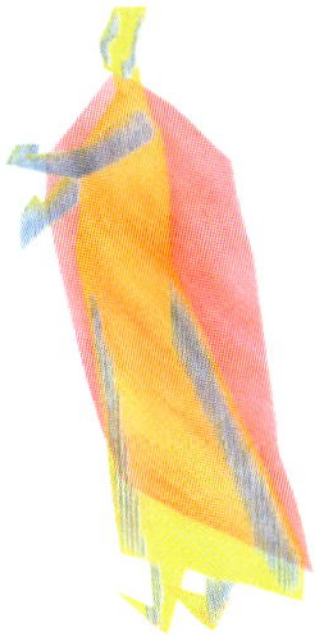

H

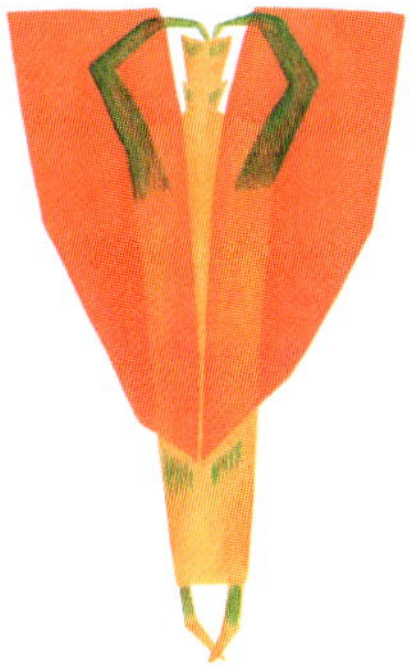

T

Erstarkung der Ich-Organisation

S

LAUTQUALITÄT
Erkanntes auf den Punkt bringen, Schöpfungstätigkeit, Zeugung, dynamisches Stoffgestalten, Entscheidung zwischen Leben und Tod

GRAU (BEWEGUNG)
Grau als Mischung von schwarz und weiß: blendend hell, und doch sieht man nichts, wie in dichtem, hellem Nebel, am Gegenstand aufwachen, sich selbst beobachten

BRAUN (GEFÜHL)
Vielseitigkeit in der Bewegung durch die Mischung von Gelb, Rot und Blau, phantasievoll

SCHWARZ (CHARAKTER)
tief in den Stoff eindringen, gestalten

H

LAUTQUALITÄT
das Heranwehende und Befreiende, Zentrum und Umkreis bedingen sich, Polarität in Beziehung setzen, Freiheitsmoment, Umstulpung

GELB (BEWEGUNG)
leichte, heranschwebende oder befreiende, ausdehnende Bewegung, Atmung

SCHWACH RÖTLICH (GEFÜHL)
bestätigen der Gelb-Bewegung, mit Wärmestimmung belebend, durchdringen und begleiten

BLÄULICH (CHARAKTER)
die Belebung formend halten, «so machen wir es konkret», Begrenzung nach innen oder außen, Raumordnung

T

LAUTQUALITÄT
Intuition, willentliche Ergreifung des Geistigen, geistiger Einschlag, Höhepunkt und Keim für einen Neuanfang, Vollendung

ORANGE (BEWEGUNG)
Initiative, großes Interesse im Ergreifen des Gewordenen, Vorbereitung zur Vollendung, Raum schaffen

ROT (GEFÜHL)
umfassende Stoffergreifung, liebedurchdrungenes begeistertes Engagement in der Durchführung

GRÜN (CHARAKTER)
aktive Vollendung, kräftiger Keim, produktiv geführtes Zur-Ruhe-Kommen

DAS PRINZIP DER LAUTÜBERTRAGUNG

Die Lautübertragung bei der *Eurythmie Massage* wird oft so gedacht bzw. vorgestellt, dass etwas, zum Beispiel ein Lautwesen oder eine Kraft, vom Therapeuten zum Patienten transportiert wird. Beim genaueren Hinschauen entspricht dies nicht der Erfahrung. Durch eine im Moment erzeugte Bewegungsqualität, die den Farben eines Lautes entspricht, «wird» die behandelnde Person selbst zum Laut. Sie wird zum Ausdruck dieses lebendigen Prinzips. Hier wird versucht zu verwirklichen, dass der Eurythmisierende «in der eurythmischen Betätigung mit seiner Persönlichkeit, mit seinem Menschentum leben kann so, dass Eurythmie wird ein Ausdruck des Lebens».[48]

Lautqualität wird durch Eigenaktivität des Patienten wirksam

Dieses Prinzip wird bei der Bühneneurythmie zur «sichtbaren Sprache» und bei der *Eurythmie Massage* zur «ertastbaren» oder «spürbaren» Sprache. Somit ist der Weg der Sinnesbetätigung durch die zentrale Bedeutung von Tast-, Lebens-, Wärme-, Eigenbewegungs-, Gleichgewichts- und Ich-Sinn bei der *Eurythmie Massage* ein anderer als in der Bühnen- oder Heileurythmie.

Alle Qualitäten, die der Behandelnde in sich aktiviert – auf der Ebene des Ich, des Seelischen, Ätherischen und Leiblichen –, werden in der physischen Berührung erst einmal konzentriert und vom Behandelten über die verschiedenen Sinne als Anregung aufgenommen, um sie bei ihm auf den genannten Ebenen wirksam werden zu lassen und die Eigenaktivität anzuregen.

SPEZIFISCHE HEILWIRKUNG DER EINZELNEN LAUTE

Die Wirkung der Laute in den Anwendungen der *Eurythmie Massage* ist jeweils sehr unterschiedlich. Die folgenden Angaben sind nicht als Rezepte gemeint, da der Massierende jede Situation künstlerisch aufgreifen und die Laute geistesgegenwärtig in einem kreativen Prozess auswählen und anwenden soll. Es soll zunächst ein Überblick darüber gegeben werden, welche Qualitäten durch die Farben in den verschiedenen Lauten angeregt werden.

Im Kapitel «Praktische Anwendung der Eurythmie Massage» (S. 117 ff.) wird jeder Laut als Behandlungsvorgang mit illustrierter Anleitung und Hinweis auf Videos differenziert beschrieben.

WIRKUNG DER LAUTE BEI DER EURYTHMIE MASSAGE, DIFFERENZIERT NACH DEN FARBEN DER LAUTE

Die Farben eines Lautes können bei der *Eurythmie Massage* einzeln bewegt werden oder als Dreiklang ineinanderwirkend.

LAUT	FARBE	WIRKSAMKEIT IN DER ANWENDUNG	
A	rötlich-lila	sanft wecken, öffnen	
	grünlich-bläulich	Halt geben, Kontur schaffen	
	leicht rot	auffordern, bestärken	
B	gelb	Aufmerksamkeitsraum bilden, Interesse wecken, hinlenken	
	blau	Schutzraum bilden, abgrenzen, beruhigen, kühlen	
	rot	wärmen, kräftigen, Mut machen, bestätigen	
C	keine Figur vorhanden	eintauchen erleichtern, entlasten durchlichten, befreien	
D	orange	«dich meine ich», Stoff erfassen, benennen, hindeuten	
	zinnoberrot	wecken, stimulieren	
	lila	erden, gelöste Tiefenwirkung	
E	grün	zentrieren, verbinden, seelisch Kontur geben, beruhigen	
	hellgelb	belüften, beleben, Heiterkeit wecken	
	schwach rot	ermutigen, widerstandsfähig machen	
F	weiß	durchlichten, belüften, durchlässig machen	
	orange	stimulieren, wärmen	
	rötlich	bestätigen, kräftigen	
G	gelb	Innenraum weiten, Selbstbewusstsein stärken, Klarheit schaffen	
	silbergrau	weiten, Raum ausdehnen, innere Grenzen überschreiten	
	blau	Raum halten können, Abgrenzung, Selbstschutz, Grenze akzeptieren	
H	gelb	öffnen, erleichtern	wach im Umkreis
	schwach rötlich	befreien, entlasten, saugen	wärmen, kräftigen
	bläulich	abgeben in den Umkreis	zu sich kommen, ankommen

I	gelborange	Freude, sich aufrichten zu können, durchlichten, Heiterkeit
	rot	die Aufrechte mit Wärme ergreifen
	leise blau	Halt geben, Rücken stützen, anlehnen
J	keine Figur vorhanden	auffordern, wecken, «Jetzt aber los!», zumuten
K	karminrot	physisch wecken, aufrütteln
	gelb	mit Bewusstsein erhellen
	zinnoberrot	auf den Punkt kommen, den Kern wecken
L	silbergrau	beleben, durchrieseln, in Bewegung bringen
	lila	lösen, nähren, beruhigen
	orange	impulsieren, den Stoff mitnehmen
M	grün	sich mitgenommen fühlen, lösen, in Bewegung bringen
	blau	belebte und bewegte schützende Hülle, Grenze geben
	violett	entkrampfen, sich verstanden fühlen, in die Tiefe lösen, nähren
N	gelbgrün	Interesse wecken, in die Tiefe gelenkt werden
	blauviolett	befreien, entlasten
	helllila	Raum geben, saugen
O	rötlich	Wärmehülle, sich wohlfühlen, aufgehoben sein
	grünlich-gelb	filigrane Raumbildung, Interesse zum Zentrum lenken
	blau	Grenzbildung, sich abgrenzen
P	dunkelblau	ruhiger, umhüllender Raum
	lila	Gelöstheit
	gelb	Licht empfangen
Q	keine Figur vorhanden, wurde bisher nicht angewendet	
R	rot	Stoff in Bewegung bringen, Stauungen intensiv lösen
	gelb	durchlüften, befreien, Last abgeben
	grün	ruhiges, geführtes Bewegt-Werden, Kontrolle im Entlasten
S	grau	fortwährendes Fließen im Stoff
	braun	ganzheitlich einbeziehen, beleben
	schwarz	durchdringen, auf den Grund gehen, den Stoff komplett erfassen

T	orange	bekräftigen
	rot	auf den Punkt bringen
	grün	gefasst ankommen
U	blau	mütterlich sanft geführt werden, Richtung geben lassen
	gelb	wach und begeistert mitgerissen werden, unternehmungslustig
	lila	gelöstes Wahrgenommen-Werden sich selbst ergreifen wollen
V	keine Figur vorhanden, wurde bisher nicht angewendet	
W	blau	ruhiges Beleben
	lila	rhythmisierte, spielerische Hüllenbildung
	rot	erwärmendes Mutmachen im innersten Wesenskern
X	keine Figur vorhanden, wurde bisher nicht angewendet	
Y	keine Figur vorhanden, wurde bisher nicht angewendet	
Z	keine Figur vorhanden, Steigerung von S, schärfer konturierende Lichtwirkung in die tiefste Substanz, wie leise Blitze, den Stoff in der Tiefe mit kurzen, knappen Bewegungen wecken	

Wirkung des CH bei der *Eurythmie Massage*, differenziert nach den Farben
Der Digraf CH ist der einzige, zu dem Steiner eine Eurythmiefigur geschaffen hat.

CH	orange	impulsieren, ermutigen, Lebenskraft ergreifen
	grünblau	kühlen, beruhigen, erfrischen
	dunkelviolett	Lebenskräfte im Leib ankommen lassen oder vom Leib weg-führen, entlasten

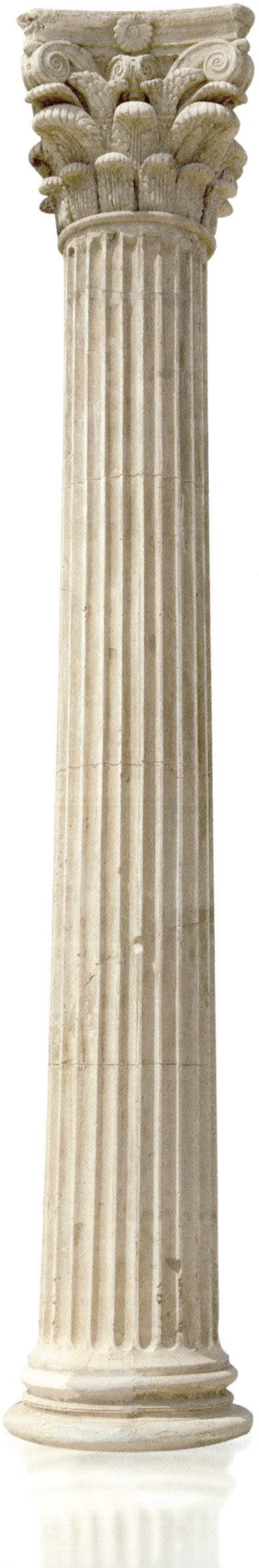

Säule 3 – Die sieben Massage-Stufen

EINLEITUNG

Die sieben Massage-Stufen werden im Folgenden aus zwei Perspektiven geschildert, aus der Sicht des Therapeuten und aus der des Patienten. Der Therapeut beginnt auf der ersten Stufe mit der hundertprozentigen Hinwendung und Fürsorge. Er trägt die ganze Verantwortung. Dies verändert sich bis zur siebten Stufe, bis zu der er dem Patienten schrittweise die Verantwortung zur Selbstgestaltung übergibt. Auf der siebten Stufe schenkt er dem Patienten immer noch die ganze Aufmerksamkeit, ist aber nur noch Mit-Vollziehender und spiegelt ihm den inneren Vorgang.

Der Patient hingegen beginnt auf der ersten Stufe mit voller Hingabe und Wahrnehmung ohne eigene Aktivität. Er geht schrittweise über sieben Stufen bis zur vollständigen Eigenverantwortung und Selbstgestaltung.

Durch die Berührung bei der *Eurythmie Massage* wird für den Patienten der Zugang zum eigenen Ergreifen der entsprechenden Stelle aktiviert. Die Berührung von außen hilft, sich immer stärker selbst therapeutisch berühren zu lernen.

STUFE 1 – VERANTWORTUNG UND VERTRAUEN

Therapeut

Der Therapeut behandelt den entspannt sitzenden oder liegenden Patienten. Er übernimmt auf dieser Stufe eine große Verantwortung bei der Führung der Behandlung. Er beobachtet sorgfältig, wie die Bewegungsqualitäten in der Berührung mit dem ätherischen und dem physischen Leib des Patienten korrespondieren. Sein ganzes Interesse und seine Aufmerksamkeit werden darauf gelenkt, die Qualitäten kalt, warm, weich, hart, trocken, wässrig, überformt, formlos, gestaut, zerfließend, blockiert und unbelebt wahrzunehmen. Mittels der Berührung wird eine differenzierte Anamnese durchgeführt. Je geschulter der Therapeut in der Wahrnehmung ist, desto differenzierter und sicherer kann er feststellen, welche Situation beim Patienten vorliegt.

Ziel:
Auf dieser Stufe werden erste Entscheidungen darüber getroffen, welche Lautqualitäten für eine Harmonisierung der wahrgenommenen Einseitigkeiten geeignet sind. Diese Laute werden auch unmittelbar bei der Berührung angewendet.

Patient

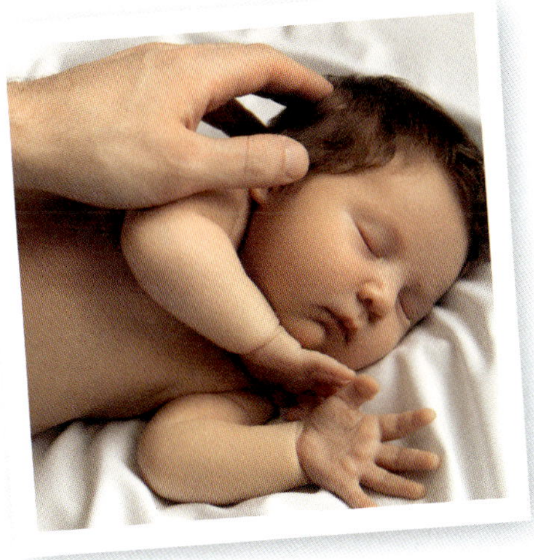

Hingebungsvolles Loslassen auf der ersten Stufe

Der Patient darf sich völlig entspannt hinsetzen oder – auf dieser Stufe – am besten hinlegen. Er darf komplett loslassen und alles, worum sich der Therapeut bemüht, als ein Geschenk entgegennehmen. Am einfachsten ist dieser Zustand mit dem eines Babys zu vergleichen, das sich offen und unvoreingenommen hingibt.

Aus der Erfahrung heraus sind in diesem Stadium zwei Extreme zu beobachten: Einem Teil der Patienten fällt es sehr schwer, wirklich loszulassen und sich unvoreingenommen auf die Behandlung einzulassen. Das andere Extrem ist, dass vom Patienten so stark losgelassen wird, dass er einschläft. Auf dieser Stufe ist das Einschlafen kein Problem. Es ist ein Zeichen von völligem Loslassen-Können. Es wird aber angestrebt, in eine wache Gelöstheit zu kommen.

Ziel:
Der Patient nimmt unvoreingenommen an, was ihm entgegenkommt.

STUFE 2 – HINLAUSCHEN UND MITBEOBACHTEN

Therapeut

Auf Stufe zwei muss der Therapeut verstärkt im Leib des Patienten Interesse wecken. Ist der Patient physisch und energetisch bereit, den Bewegungsimpuls, den er durch die Berührung übertragen bekommt, aufzunehmen?

Im Unterschied zur ersten Stufe soll das Bewusstsein des Patienten mit der Lautbewegung an bestimmte Körperstellen gelenkt werden. Dieses geweckte Bewusstsein wird mit dem Begriff «Interesse» benannt. Es soll dem Patienten eine Hilfestellung bieten und eine neuartige Beziehung zu seinem

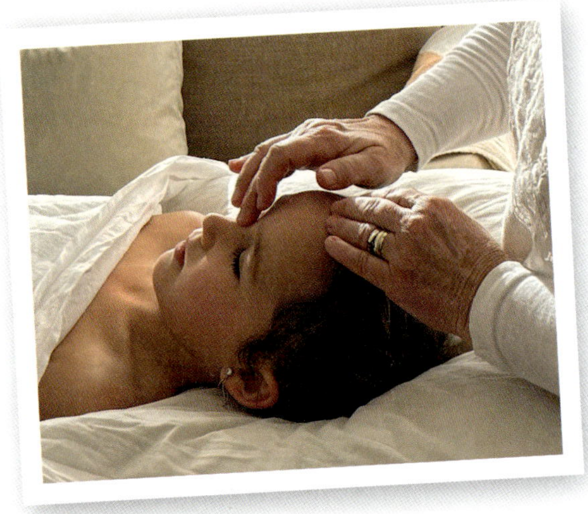

Aufmerksames Entgegennehmen auf der zweiten Stufe

Leib anregen. Die große Herausforderung für den Therapeuten besteht nun darin, Gewohnheitsmuster des Patienten im Umgang mit dem Leib zu erkennen und aufzulösen sowie eine neuartige Beziehung zum Leib anzuregen.

Vom Therapeuten wird eine geduldige, abwartende Grundhaltung gefordert, da ein neues Bewegungsmuster vom Patienten als «dissonierend» erlebt werden kann. Mit «dissonierend» kann dabei ein Unwohlsein, Genervt-Sein, etwas im Widerspruch zum Gewohnten Stehendes umschrieben werden. Dabei muss immer beachtet werden, dass dem Patienten etwas angeboten und nichts aufgedrängt wird.

Ziel:
Durch die Berührung Interesse für die spezifische Körperstelle wecken.

Patient

Der Patient wird aufgefordert, entweder verbal oder durch die Deutlichkeit in der Berührung, seine Aufmerksamkeit und sein Interesse in verschiedene Regionen seines Leibes zu lenken. Dabei kann er zum Beispiel bemerken, dass er ein unterschiedliches Bewusstsein für die linke und für die rechte Körperseite hat. Oder dass die Füße weniger in seinem Bewusstsein leben als seine Hände – oder umgekehrt. Bildhaft kann dies so veranschaulicht werden, dass der Therapeut wie auf einem Instrument spielt und der Patient währenddessen im Verfolgen der «Melodie» ein klareres Bewusstsein seines Leibes erlangt, indem er dem Therapeuten in dessen Bewegungen innerlich wahrnehmend folgt. Dieses innere Folgen wird auf dieser zweiten Stufe mit einem «Mitsummen» umschrieben, womit natürlich kein stimmliches Summen gemeint ist.

Auf dieser Stufe kann der Patient beginnen, sich mit dem Therapeuten über seine Wahrnehmungen auszutauschen.

Ziel:
Der Patient wird angeregt, seine Wahrnehmung und sein Bewusstsein differenziert an verschiedene Körperstellen zu lenken.

STUFE 3 – AN DIE HAND NEHMEN UND INNERES MITGEHEN

Therapeut

Allgemein ist festzustellen, dass die ersten zwei Stufen den allermeisten Menschen sehr wohltun, und in vielen Fällen bleibt man bei der Behandlung erst einmal auf diesen beiden Stufen stehen. Das Loslassen, Zu-sich-Kommen und Sich-besser-Spüren führen jeden Patienten in eine Entspannung.

Erst wenn dies gelingt, sollte zur Stufe drei übergegangen werden. Wenn der Patient nicht in der Lage ist, in die Entspannung zu kommen, darf man ihn darauf aufmerksam machen, dass dies eine wichtige Voraussetzung für die nächsten Schritte ist.

Auf der dritten Stufe wird die Behandlung etwas anspruchsvoller. Die behandelnde Person achtet bei jeder Berührung und Massagebewegung darauf, dass sich der Patient innerlich mitbewegt. Das Mitbewegen des Patienten soll spürbar am physischen Leib zur Erscheinung kommen. Das heißt, der Therapeut trägt eine Mitverantwortung dafür, dass sich der Patient nicht nur in der Vorstellung mitbewegt, sondern wirklich den Leib in Bewegung bringt.

Durch die Berührung wird diese Eigenbewegungsaktivität angeregt. Der Patient wird durch die berührende Bewegung innerlich an die Hand genommen. Bildlich gesprochen ist es, wie im Duett zu singen. Aber Therapeut und Patient singen mit derselben Stimme.

Ziel:
Gemeinsam von außen (Therapeut) und innen (Patient) die Bewegung durch den physischen Leib aktivieren.

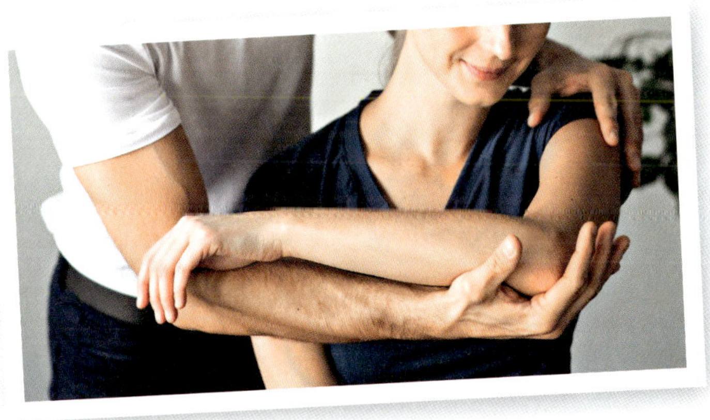

Inneres Mitgehen auf der dritten Stufe

Patient

Auf Stufe drei ist der Patient aufgefordert, sich mit den Berührungen mitzubewegen und die Bewegungsintentionen aufzugreifen. Er folgt den Bewegungen des Therapeuten nicht nur im Bewusstsein bzw. in der Vorstellung, sondern innerlich und äußerlich am Leib und «schmiegt» sich ihnen an. Als Bild hilft die Beobachtung, wie sich eine Katze mit ihrem Rücken wohlig in die Hand schmiegt, während man über den Katzenrücken streicht.

Für die behandelte Person bedeutet diese Herausforderung oft eine Überwindung, da man sich einen inneren Ruck geben muss, um einem Impuls von außen objektiv am eigenen Leib zu folgen. Auf dieser Stufe kann durch Selbstbeobachtung festgestellt werden, ob man unverkrampft einem Bewegungsimpuls (der hier noch von außen kommt) wirklich bis in den eigenen Leib bewegend folgen kann.

Mit viel Übung können diese Bewegungen nicht nur impulsartig in den Leib geschickt werden, sondern sie können die entsprechenden Partien des physischen Leibes wirklich ergreifen. Es ist mehr, als nur das Bewusstsein «hineinzuschicken».

Ziel:
Durchlässig bis ins Physische hinein Bewegungsimpulse aufnehmen und sich aktiv mitbewegen.

STUFE 4 – RAUM GEBEN UND INITIATIVE ERGREIFEN

Therapeut

Nun kommt für den Therapeuten bei der Behandlung eine entscheidende Wende. Von dem aktiven In-Bewegung-Bringen durch die Berührung (erste Stufe) übergehend in die Wahrnehmung während des Behandelns (zweite und dritte Stufe) wird die Aufmerksamkeit des Behandelnden jetzt noch mehr gesteigert. Auf dieser Stufe ist neu, dass der Patient aufgefordert wird, selbst einen Eigenbewegungsimpuls in den Leib zu geben. Dieser muss vom Therapeuten deutlich wahrgenommen werden. Dass ein Impuls am Leib möglich ist, wurde auf der dritten Stufe angelegt.

Auf der vierten Stufe wird der Bewegungsimpuls des Patienten, der für den Therapeuten physisch wahrnehmbar sein soll, noch Laut-unspezifisch veranlagt. Das heißt, es soll in erster Linie ein Bewegungsimpuls und ein Bewegungsfluss vom Patienten an verschiedenen Körperstellen angelegt werden, bevor die Bewegung durch Lautqualitäten differenziert wird. Die Herausforderung für den Therapeuten liegt im Zurücknehmen seines Bewegungsimpulses bei der Übertragung. Vielmehr muss sein Wahrnehmungsvermögen und Interesse nun den Impulsen des Patienten folgen.

Ziel
Steigerung der Wahrnehmung und des Interesses für die Bewegungsimpulse und die Bewegungsdurchführung des Patienten. Gleichzeitig dazu von der Führungsrolle loslassen.

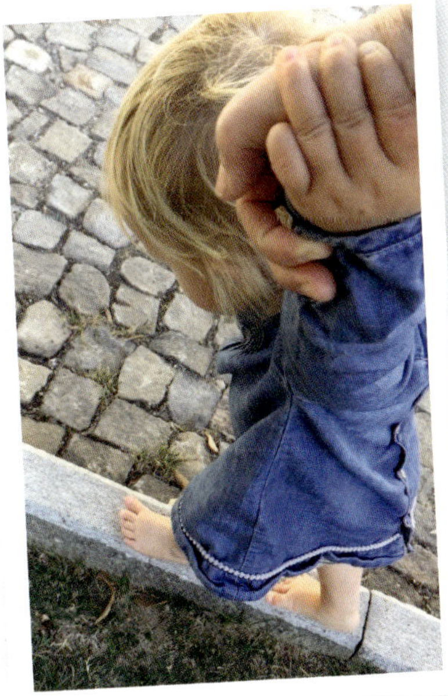

Initiative ergreifen auf Stufe vier

Patient

Nun wird es noch anspruchsvoller für den Patienten, indem er den Bewegungsprozess selbst auslöst und zu führen beginnt – wie beim Gehen-Lernen des Kindes. Währenddessen begleitet ihn der Therapeut durchgehend mit den berührenden Händen, folgt aber den Impulsen und Bewegungen des Patienten an den verschiedenen Stellen des physischen Leibes. Der Therapeut meldet dem Patienten zurück, wenn ein Impuls oder ein Bewegungsablauf nicht deutlich wahrnehmbar ist. Das heißt für den Patienten, er muss an der Fähigkeit arbeiten, konkret am Leib in Bewegung zu bringen, was er sich vorstellt.

Wenn dies gelingt, kann der Patient von einem willkürlichen Bewegungsimpuls zu einer Laut-spezifischen Bewegung übergehen, zum Beispiel einem D oder einem M. Diese wurden ihm auf den ersten drei Stufen vom Therapeuten über den Tastsinn vermittelt. Nun muss er diese Bewegungsqualitäten selbst hervorbringen.

Ziel:
Die Führung im Bewegungsprozess und die Verantwortung übernehmen, selbst den Leib von innen in Bewegung zu bringen.

STUFE 5 – EMPATHISCH BEGLEITEN UND SICHERHEIT BEI DER SELBSTFÜHRUNG GEBEN

Therapeut

Wie auf Stufe vier nimmt der Therapeut den Bewegungsimpuls des Patienten wahr und folgt diesem zunächst in der Berührung. In einem weiteren Schritt löst er die physische Berührung mit dem Patienten und folgt seiner Bewegung, ohne ihn aber zu berühren. Der Anlass, dass der Therapeut seine physische Berührung löst, ist die Sicherheit der Selbstführung des Patienten.

Die große Herausforderung für den Therapeuten liegt nun darin, dass er auch ohne physische Berührung die Wahrnehmung der Bewegungsführung des Patienten aufrechterhält. Hiermit entsteht eine viel feinere Bewegungs-Wahrnehmungs-Fähigkeit. Beide, der Patient und der Therapeut, machen einen Fortschritt bei der Entwicklung ihrer Fähigkeiten. Ist der Therapeut sich nicht sicher, ob der Patient tatsächlich eine bestimmte Körperstelle mit der Bewegung durchströmt, kann er wieder zurück in die physische Berührung gehen. Berührung und Nicht-Berührung in der Bewegungsbegleitung wechseln sich ab.

Ziel

Durch den Schritt von der Berührung zur Nicht-Berührung in der Bewegungsbegleitung wird dem Patienten eine Sicherheit bei der Selbstführung vermittelt.

Patient

Auf der fünften Stufe sollte es dem Patienten immer mehr gelingen, mit Selbstsicherheit den Bewegungsfluss durch verschiedene Körperpartien zu leiten. In dem Moment, wo der Therapeut seine physische Berührung vom Körper des Patienten löst, darf der Bewegungsfluss nicht schwächer werden. Der Patient nimmt den Therapeuten in seiner Bewegung wie durch ein «Luftkissen» hindurch mit, das heißt über eine gewisse physische Distanz hinweg.

Dies erfordert eine erhöhte Bewegungsanstrengung. Und diese erhöhte Anstrengung ist die Garantie, dass der Patient seinen Leib während des Bewegens aktiv von innen nach außen ergreift. Erfolgt wieder eine Berührung durch den Therapeuten, ist dies das Zeichen, dass der selbst hervorgebrachte Bewegungsfluss nicht deutlich genug nach außen dringt. Der Wechsel zwischen Berührung und Nicht-Berührung wird nicht mehr nötig sein, wenn die Bewegungssicherheit des Patienten kontinuierlich bestehen bleibt.

Sich selber immer freier bewegen wollen auf Stufe fünf

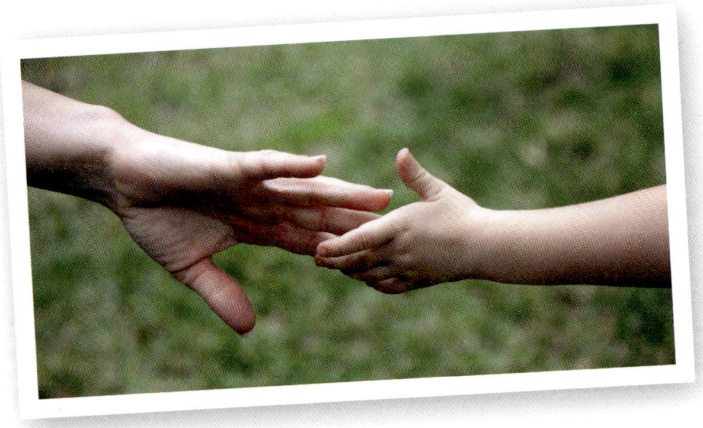

Ziel:

Die Bewegung sicher und selbstständig durchführen, immer unabhängiger werden von der spürbaren Begleitung durch den Therapeuten. Sich selbst Halt geben.

STUFE 6 – FREILASSEN UND SELBSTVERTRAUEN

Therapeut

Auf Stufe sechs berührt der Therapeut den Patienten gar nicht mehr. Er bewegt mit physischem Abstand die vom Patienten hervorgebrachte Bewegung oder Lautqualität mit. Seine ganze Aufmerksamkeit wird dahin gelenkt, dass sein wahrnehmendes Mitbewegen mit der Bewegungsaktivität des Patienten zusammenklingt und verschmilzt. Es ist immer noch ein Begleiten, aber mit stetem physischem Abstand.

Die Herausforderung besteht darin, im Begleiten die Gewissheit zu haben, dass der Patient die Bewegungskontinuität aufrechterhält, und gleichzeitig die «Leine» des Begleitens immer lockerer zu lassen im Vertrauen darauf, dass die Begleitung bald nicht mehr benötigt wird. Es ist ein aktives Raum-Schaffen, das dem Patienten mit bewusst gewählten Bewegungsqualitäten der Laute die Kraft gibt, die Wirksamkeit der Lautbewegungen selbst an den gewünschten Ort in seinem Leib zu lenken. Das Erlebnis des Therapeuten kann ein selbstloses Raum-Schaffen für das Gegenüber sein.

Ziel:
Vertrauen in die Selbstständigkeit des Patienten setzen und dabei sich selbst immer mehr zurücknehmen.

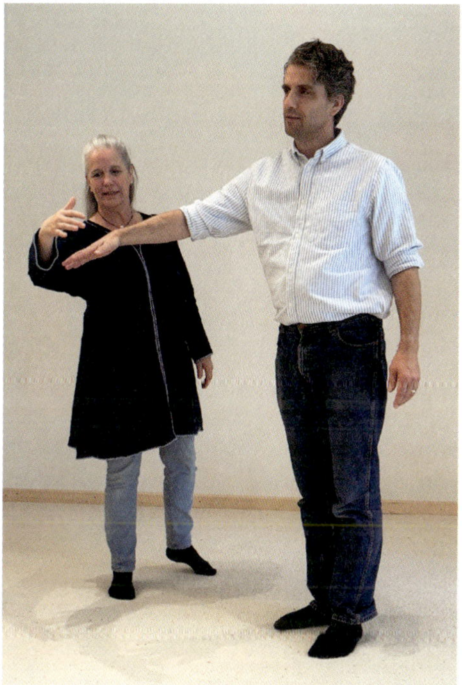

Begleiten ohne Berührung auf Stufe sechs

Patient

Der Patient ist auf dieser Stufe immer mehr auf sich selbst gestellt. Er nimmt aber noch wahr, dass er in seinen Bewegungsintentionen begleitet wird. Dieses Begleitetwerden ohne Berührung vermittelt ihm ein Interesse von außen an seiner Anstrengung, die Bewegungen oder Lautqualitäten mit seinem physischen Leib zu verbinden. Ein deutlicher Fokus ist darauf gerichtet, die Wirksamkeit der Lautbewegung in und durch seinen physischen Leib strömen zu lassen, obwohl keine Berührung durch den Therapeuten mehr besteht.

Eine wundervolle Erfahrung liegt für den Patienten darin, dass er durch eigene Anstrengung und Intention die Lautwirkungen an diejenige Stelle des physischen Leibes lenken kann, die er sich tatsächlich vorgenommen hat. Die

Übereinstimmung der Vorstellung mit ihrer Realisierung am physischen Leib durch das Bewegen vermittelt ihm ein Glücksgefühl, ein zuvor nicht erfahrenes, inneres Freiheitserlebnis.

Ziel:
Selbstständig eine bestimmte Bewegungsqualität mit der Unterstützung von außen durch den Therapeuten im eigenen Leib zur Wirksamkeit bringen.

STUFE 7 – VERTRAUEN IM LOSLASSEN UND SELBSTVERANTWORTUNG

Therapeut

Inneres Begleiten durch den Therapeuten auf Stufe sieben

Die am meisten freilassende Begleitung findet auf der siebten Stufe statt. Der Therapeut begleitet die vom Patienten selbst hervorgebrachte Lautbewegung auch nicht mehr mit seinen Händen. Er steht gelöst in der Nähe des Patienten und hat dabei seine Bewegung so stark reduziert, dass er die hervorgebrachten Bewegungen des Patienten nur noch innerlich aktiv mitvollzieht.

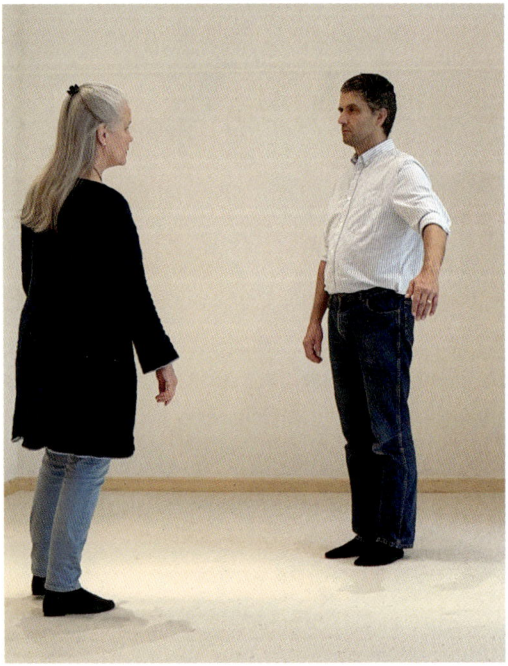

Dieses Mitvollziehen und Anteilnehmen ist die weitestgehende und am meisten freilassende Form der Begleitung. Der Therapeut verfolgt dabei äußerst aufmerksam, wie sein Leib mit der Aktivität der vom Patienten hervorgebrachten Bewegung mitschwingt. Der wahrnehmende Strom des Therapeuten ist im Einklang mit dem inneren Bewegungsstrom des Patienten. Es entsteht eine neue Art von Dialog. In diesem Dialog ist der Therapeut der wache, anteilnehmende Begleiter. Er kann bei Unklarheiten oder vermeintlicher Unsicherheit dem Patienten verbal weiterhelfen, wenn ihm das Mitvollziehen der inneren Bewegung an seinem Leib nicht gelingt. Der Höhepunkt auf dieser Stufe ist ein nonverbaler Dialog zwischen den Leibern, die beide innerlich in Bewegung sind.

Ziel
Die äußere Bewegung ist komplett nach innen verlegt. Es besteht ein aufmerksames, liebevoll mitbewegendes Anteilnehmen.

Patient

Der Patient ist nun im höchsten Grad auf sich selbst gestellt. Er gibt den Impuls für die Bewegung bzw. Lautbewegung an eine bestimmte Stelle an seinem physischen Leib und führt sie sicher mithilfe des Erlernten mit großer Verantwortung durch. Die aufmerksame, liebevolle Anteilnahme im inneren, bewegten Mitvollzug des Therapeuten hilft ihm, die Kraft und den Fokus auf sein eigenes Tun zu lenken. Er erlebt die Begleitung als Unterstützung, um die innere Lautbewegungsfähigkeit bewusst einzusetzen, und nicht als Kontrolle.

Auf dieser Stufe wird ihm immer bewusster und damit zur realen Erfahrung, dass die Führung infolge des Zurücknehmens der Bewegungsführung durch den Therapeuten immer mehr aus dem Laut selbst kommt. Es ist ein grandioses Erlebnis für den Patienten, wenn der Laut aus seiner eigenen Anstrengung die Führung bis ins Innerste des physischen Leibes übernimmt. Der Therapeut nimmt an diesem Prozess achtsam teil. Die Bewegungs- und Formqualität jedes einzelnen Lautes wird somit in Zukunft die Rolle des Therapeuten als Führender und Wegbereiter übernehmen.

Ziel
Selbstständig die Bedingungen herstellen, damit die Führung durch die Kraft der Lautbewegungen erfolgt.

STUFE 8 – BEGINN DER SELBSTSTÄNDIGKEIT

Im nächsten Schritt, der achten Stufe, kann der Therapeut den Patienten selbstständig weiterarbeiten lassen. Das kann für einige Wochen oder Monate sein, bis der Patient wieder eine neue Anregung erhalten möchte. Es gibt jedoch auch Fälle, bei denen dem Patienten durch diese Anleitung ein Werkzeug in die Hände gelegt wurde, mit dem er imstande ist, seine eigenen therapeutischen Bedürfnisse wahrzunehmen und die Massage selbstständig durchzuführen. Der Therapeut kann somit in zukünftigen Fragen wie ein freier Berater sein.

Der Patient kann mit dem Erlernten selbstständig umgehen. Entweder übt er die Selbstbehandlung immer wieder an bereits durchgeführten, konkreten Beispielen. Die Vielfalt der unterschiedlichen gesundheitlichen Herausforderungen bietet die Möglichkeit, sich immer wieder neue Anregungen bei einem Therapeuten zu holen. Oder er kann, was dieser Stufe entsprechen würde, mittels der ihm schon bekannten Laute eigene Hilfestellungen und Übsequenzen für sich selbst entwickeln. Es ist nicht jedermanns Wunsch und nicht für jeden möglich, sich frei auf dieser Stufe zu bewegen. Es steht aber prinzipiell jedem offen.

Diese achte Stufe kann mit der Oktave in der Musik verglichen werden. Die Oktave ist die Wiederholung der Prim auf einer höheren Stufe. Sie ist nicht identisch, hat aber eine enge innere Verwandtschaft. Die Qualität der Prim ist das Ausschlaggebende: unvoreingenommen, offen wie ein Baby, aber wach und selbstergreifend sich in eine Beziehung mit den Lautbewegungskräften bringen. Darin liegt ein Keim für die Zukunft, immer konkreter einen Weg in die Selbstheilung zu finden. Es steht jedem frei, ob er sich auf solch einen Prozess einlassen will oder nicht.

> *«Wenn wir uns so weit entwickelt haben, dann ist es möglich, dass kein Teilchen in unserem Leibe sich bewegt ohne unseren Willen.»*[49]

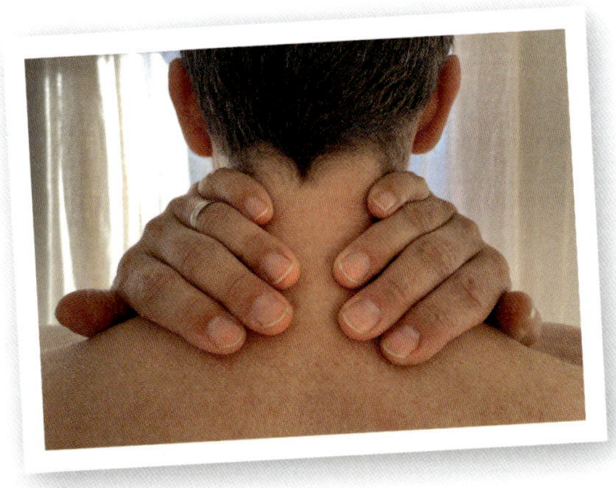

Selbstbehandlung am Nacken auf Stufe acht

PRAKTISCHE HANDHABUNG DER SIEBEN MASSAGE-STUFEN

Im vorangegangenen Kapitel wurden die Stufen bei der *Eurythmie Massage* charakterisiert. Die praktische Handhabung geht aber meist nicht in dieser streng schematischen Abfolge vor sich. Die Entscheidung, welche Stufen in einer Therapiestunde konkret angewendet werden, hängt von verschiedenen Faktoren ab: der Grundkonstitution des Patienten, seinen bisherigen Erfahrungen mit Eurythmie und *Eurythmie Massage*, dem bisherigen Therapieverlauf und dem aktuellen Gesundheitszustand.

Flexible Anwendung der Massage-Stufen

Es gibt keine starren Regeln für die Auswahl, sondern sie obliegt der künstlerischen Entscheidung des Therapeuten. Viele Patienten kommen nicht über Stufe drei hinaus. Es gibt sogar solche, die zum Teil über Jahre hinweg vor allem auf der ersten Stufe verweilen, die regenerierende Wirkung der *Eurythmie Massage* sehr schätzen, aber selbst nicht aktiv mitgestalten wollen. Andere Patienten wollen sich direkt von Anfang an aktiv einbringen. Allerdings sollten auch diese Patienten lernen, zunächst loszulassen. Gerade bei solchen Patienten ist oft das Nicht-Loslassen-Können ein Teil ihrer gesundheitlichen Problematik.

Wenn ich mich von anderen *Eurythmie Massage*-Therapeuten behandeln lasse, ist auch für mich die erste Stufe eine große Herausforderung. Sich voll und ganz einer anderen Person unvoreingenommen anzuvertrauen, ist eine wichtige Voraussetzung, die geübt sein will – auch für das Zulassen der Lautwirkungen und damit ihrer Wirksamkeit. Ein harmonischer Aufbau sollte somit immer mit Stufe eins beginnen oder sie zumindest im Verlauf integrieren. In den weiteren Behandlungsschritten kann in der Abfolge der Stufen fortgeschritten werden, länger auf einer Stufe verblieben werden oder, wenn angezeigt, auch wieder auf untere Stufen zurückgegangen werden. Vom zu frühen Überspringen einzelner Stufen nach oben rate ich ab.

Erste Stufe sollte immer Teil der Behandlung sein

Ausgeglichene Anwendung der drei Säulen

Für die Wirksamkeit einer *Eurythmie Massage*-Behandlung ist es entscheidend, die drei beschriebenen Säulen *Instrumentfertigkeit* (Therapeut), *Heilwirkung der Laute* (Lautwesen) und die *sieben Massagestufen* (am Patienten)

Einseitigkeit vermeiden

immer in einem aktuellen inneren Austausch und Zusammenklang miteinander und dabei im Gleichgewicht zu halten. Wir sollten eine Vereinseitigung in der Handhabung dieser drei Säulen vermeiden. Dabei gibt es drei Möglichkeiten, in ein Ungleichgewicht zu kommen:

VERNACHLÄSSIGUNG ODER ÜBERBETONUNG DES LAUTWESENS

Gefahr einer zu persönlichen Therapiebeziehung

Es kann die ganze Aufmerksamkeit des Therapeuten auf die Befindlichkeit des Patienten gerichtet werden. Er bemüht sich im höchsten Grade um das Wohl seines Gegenübers. Vor lauter Hingabe schwinden die Gestaltungskraft und die Präsenz der Lautkräfte aus seinem Bewusstsein. In solch einem Fall besteht die Gefahr einer zu persönlichen Therapiebeziehung. Der Therapeut wird persönlich zu vereinnahmend und der Patient kann sich sogar durch solch eine Form der Behandlung belästigt fühlen. Der Impuls für eine zu intensive Beziehung kann dabei sowohl vom Therapeuten wie auch vom Patienten ausgehen.

Das Problem, dass das Lautwesen überbetont wird, liegt nach meiner Beobachtung im übermäßigen Selbsterleben des Therapeuten beim Dialog mit dem Lautwesen. In solch einem Fall steht das subjektive, schwärmerische Erlebnis über der objektiven Anwendung der Laute.

SELBSTVERNACHLÄSSIGUNG ODER ÜBERBETONUNG DES THERAPEUTEN

Nachteilige Körperhaltung als Hinweis für Selbstvernachlässigung

Der Therapeut nimmt sich im ersteren Fall so stark zurück, dass seine ganze Aufmerksamkeit auf die Lautwirksamkeit und den Patienten gerichtet ist. Er ist voll und ganz für den Patienten da und bringt ihn, egal auf welcher Massagestufe, in eine intensive Beziehung zur Lautwirkung. Er ist dabei so hingegeben an diese zwei Wesensbereiche Patient und Laut, dass er sich selbst dabei völlig vergisst. Erste Anzeichen für die Vernachlässigung seiner selbst sind ungeschickte, für ihn nachteilige Körperhaltungen während der Massage. Entweder fällt er nach vorne aus sich heraus und verkrampft so im Rücken, oder er kniet sich in einer ungeeigneten Massageposition so lange hin, bis ihm die Beine einschlafen etc.

Dasselbe kann bei einer zu starken seelischen Zuwendung passieren; er kann sich so in den Schmerz oder in das Gebrechen einfühlen, dass er danach selbst die Beschwerden an sich erlebt. Man muss ganz in sich zentriert bleiben, sein Mitte-Erleben mit in den Prozess einbinden.

Das Ziel ist, dass der Therapeut selbst ein waches Bewusstsein erzeugt, in dem er gewahr wird, dass er von einem Laut mit umhüllt und umströmt wird. Er ist ein Teil der Massage-Ganzheit.

Selbstüberschätzung behindert den therapeutischen Prozess

Wenn der Therapeut sich selbst überbetont, geht es nur um seine Genialität, um sein Besonders-Sein und in der Selbstüberschätzung seines Könnens nicht mehr um den therapeutischen Prozess. Der Idealfall ist, dass sich der Therapeut nach einer *Eurythmie Massage* selbst mitbehandelt fühlt und an sich selbst eine Erfahrung machen kann, ob die gewünschte Wirkung beim Patienten angekommen ist. Gelingt dies, ist eine Massage nicht ermüdend, sondern auch für den Therapeuten belebend.

VERNACHLÄSSIGUNG ODER ÜBERBETONUNG DES PATIENTEN

Zwischen Selbstverwirklichung und extremer Hingabe

Am wichtigsten ist es jedoch, bei der *Eurythmie Massage* die Situation zu vermeiden, dass der Therapeut seine ganze Anstrengung dahin lenkt, sich selbst mit der Wirkung eines Lautes zu verbinden und dabei den Patienten aus den Augen und aus dem Bewusstsein zu verlieren. Es kommt hier zu einer Selbstverwirklichung des Therapeuten mittels der Laute auf Kosten des Patienten. Beim Patienten kann der Eindruck eines Benutzt-Werdens entstehen, was der Therapieabsicht diametral entgegensteht.

Die Überbetonung des Patienten ist ein sich völliges Verausgaben, eine Form von extremer altruistischer Hingabe. Die Objektivität sich selbst als Therapeut und dem Laut gegenüber geht verloren.

Die Anforderung bezüglich der Wachheit und Geistesgegenwart des Therapeuten liegt somit darin, das In-Beziehung-Bringen dieser drei ganz unterschiedlichen Säulen der *Eurythmie Massage* in jedem Moment zu verwirklichen.

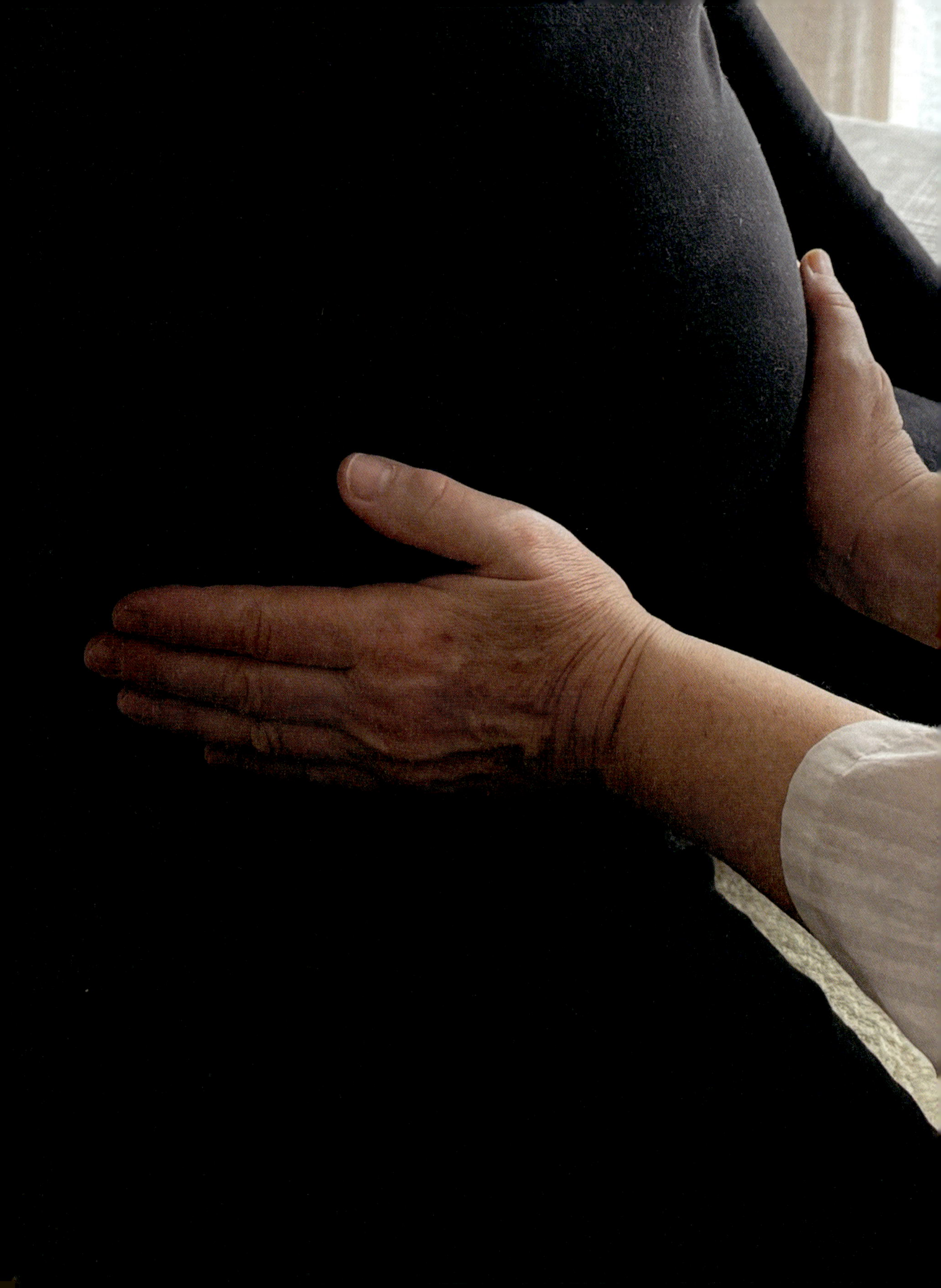

Teil III.

PRAKTISCHE ANWENDUNG DER EURYTHMIE MASSAGE

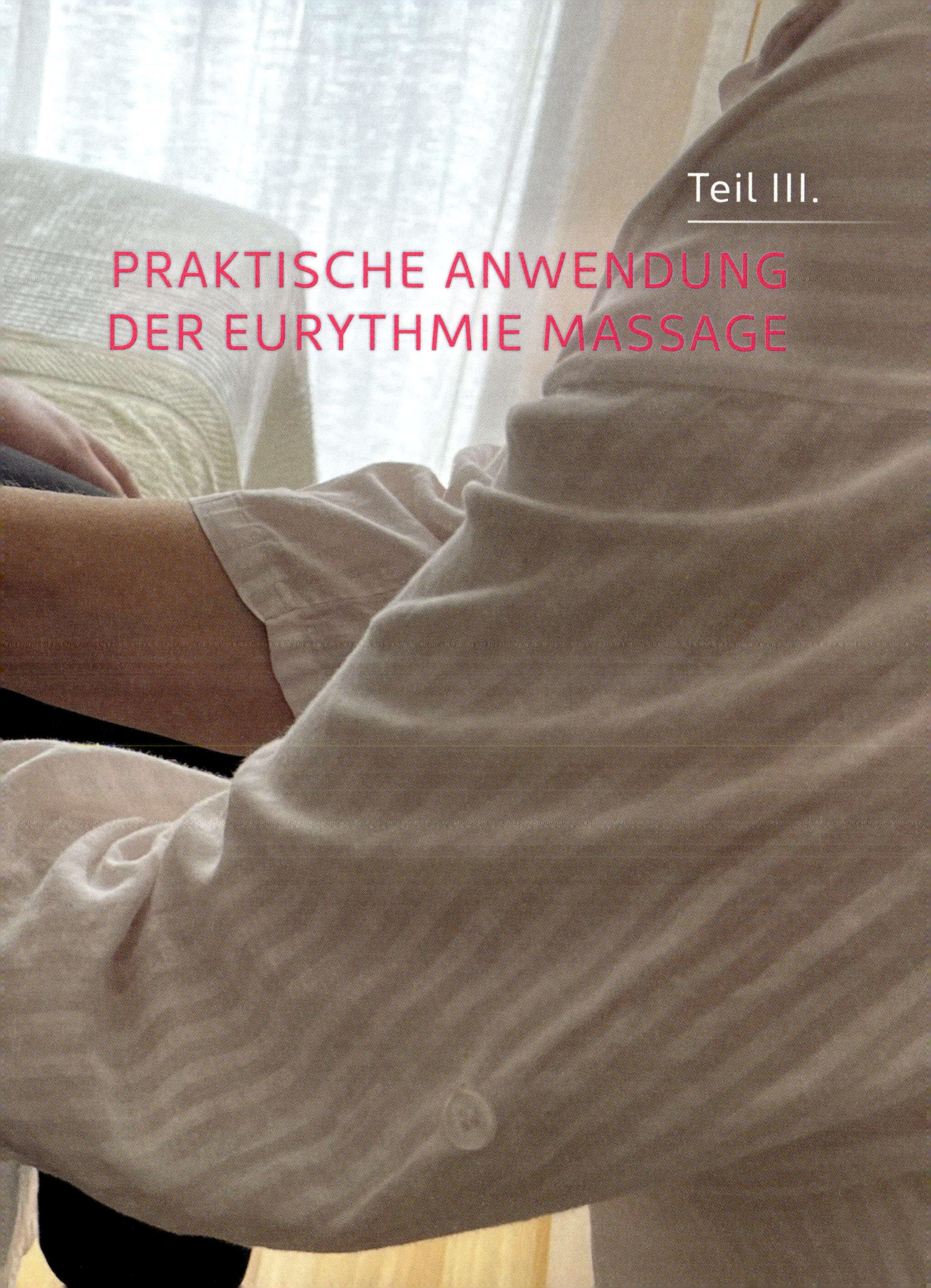

Wie geht eine Lautübertragung?

«Ich habe schon von verschiedenen Seiten her gezeigt, wie man zu dieser Eurythmie gekommen ist. Das Bestreben bestand, der Menschheit etwas zu geben, was, ich möchte sagen auch schon in einem äußerlichen Sinn den Geist der Evolution zeigt. Das konnte man nur, wenn man sich klar war darüber, dass wir im unmittelbaren Leben auch in einer Welt der Formen leben und dass das Vorwärtsschreiten ein Hineindringen in die Welt der Bewegung ist. Die Welt der Formen beherrscht unseren physischen Leib, die Welt der Bewegung beherrscht unseren Ätherleib. Es müssen nun gefunden werden die Bewegungen, die dem Ätherleib eingeboren sind. Es muss der Mensch angeleitet werden, dasjenige in Gesten, in Bewegungen des physischen Leibes zum Ausdruck zu bringen, was dem Ätherleib natürlich ist.»[50]

Praktische Durchführung der Lautübertragung

Bis hierhin wurden die Grundprinzipien der *Eurythmie Massage* eher theoretisch dargestellt. In diesem Teil werden viele Fragen angesprochen, die im Alltag auftauchen, und der Verlauf einer Therapieeinheit wird von der praktischen Seite her beschrieben.

Zu Beginn einer *Eurythmie Massage*-Behandlung muss eine sorgfältige Wahrnehmungsgrundlage geschaffen werden. Diese wird im Kapitel «Äthertopografie» ab Seite 155 genauer beschrieben. Wird dann auf Grundlage dieser Wahrnehmungen für die Behandlung zum Beispiel der Laut B gewählt, sind die drei folgenden Schritte zu beachten:

Mit dem Gelb des B richten sich die Hände des Therapeuten auf die zu behandelnde Stelle am Körper. Durch eine zarte, «lichthafte» Berührung wird dem Körper sanft und achtsam vermittelt, dass ihn etwas von außen behandeln wird. Durch diese Gelb-Bewegung kann der Behandelnde wahrnehmen und einschätzen, wie empfindlich die Person auf Berührungen reagiert.

Diese zarte, herantastende Erstberührung bestimmt, wo sich die zwei nächsten Schritte des B manifestieren sol-

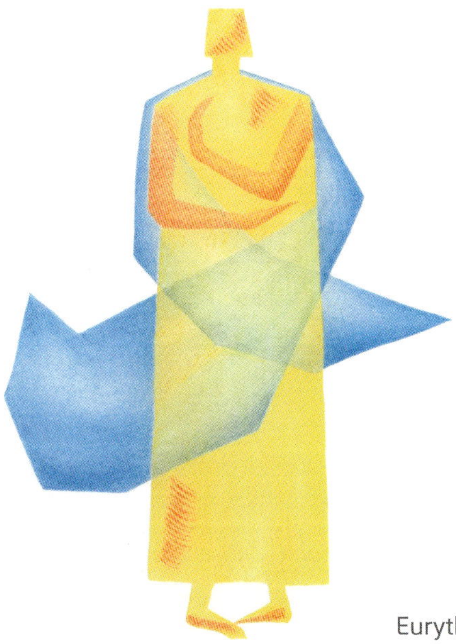

Eurythmiefigur B

len. Das heißt, in diesem ersten «Gelb-Prozess» wird entschieden, wie intensiv die zwei nächsten Prozesse folgen können. Die behandelte Person kann in diesem ersten Berührungsprozess an der entsprechenden Körperstelle eine gesteigerte Wachheit entwickeln. Je bewusster und interessierter der Behandler diese Berührung ausführt, desto einfacher und unverkrampfter kann die behandelte Person die Berührung annehmen.

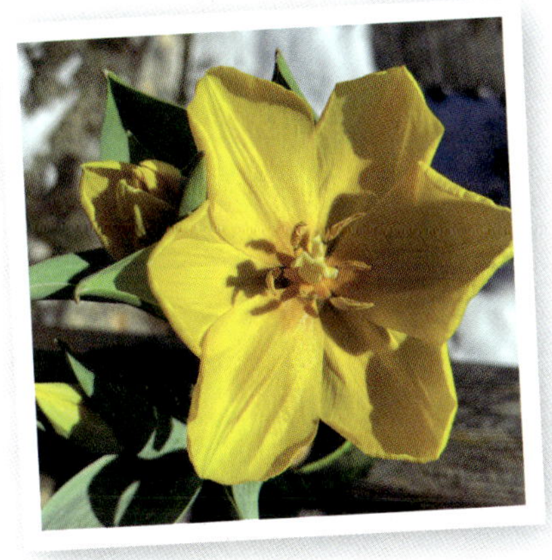

Nach diesem Gelb-Prozess folgt im B das Blau. An der gewählten Körperstelle verbinden sich beide Hände umhüllend und Schutz gebend mittels der ganzen Handinnenflächen mit dem Körper. Der Behandler lauscht durch die Hände in das Innere dieser Körperstelle. Durch diesen Blau-Prozess kann noch deutlicher (als beim Gelb) werden, was diese Stelle benötigt. Der Körper des Behandelten teilt mit, was er braucht. Diese Wahrnehmung ist Grundlage für die Entscheidung, wie die weitere Behandlung gestaltet wird. Für den Behandelten ist diese Blau-Phase ein Erleben des Angenommen-Seins. In den meisten Fällen können der Behandelte und der Therapeut durch diesen Schritt eine Entspannung, sogar schon erste Belebungsqualitäten spüren.

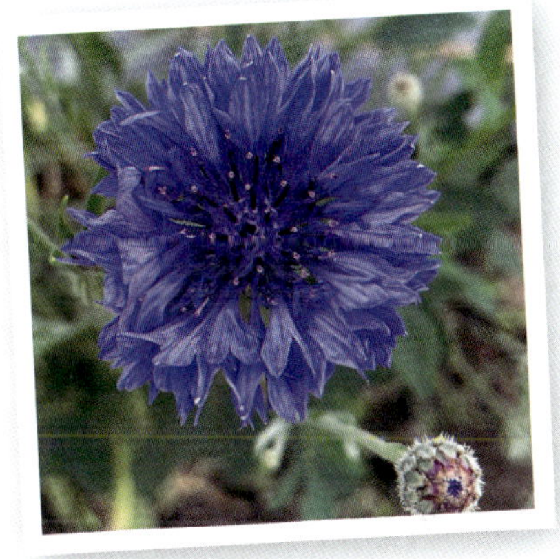

In der dritten Phase, beim Rot, lässt der Behandler einen intensiveren Bewegungsstrom durch seine Hände fließen. Er kann auch durch einen etwas stärkeren Druck die Körperstelle intensiver durchwärmen und beleben. Der Patient erlebt durch das Rot eine Stärkung an der behandelten Stelle, eine Durchwärmung oder ein wohliges Ermutigt-Werden, sich selbst mit dieser Körperstelle stärker zu verbinden. Je nach Bedürfnis und Krankheit wird eine der drei Phasen betont.

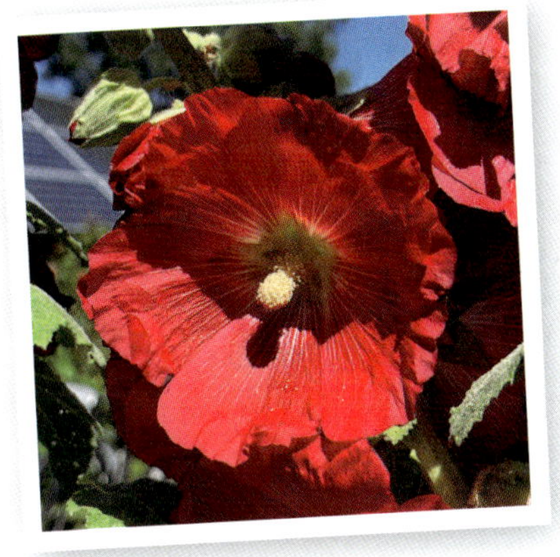

Die Erfahrung zeigt, dass die Leiber der allermeisten Patienten wie «ausgehungert» und daher einer B-Behandlungen sehr bedürftig sind. Man könnte sogar sagen, dass viele von ihnen dieses Weckende, Hülle-

Bildende und liebevoll Erwärmende wie «ausgetrocknete Schwämme» in sich aufsaugen.

«Wirkungsraum» erzeugen

Am Beispiel des B habe ich die konkreten Schritte bei der Lautübertragung dargestellt. Für alle Laute gilt gleichermaßen, dass nicht irgendetwas an Wirkung unbeachtet «rüberspringt», sondern dass der Therapeut selbst so mit den Lautqualitäten durchdrungen ist, dass diese Qualität, die hervorgebracht wird, zur Verbindung mit dem Patienten wird. Ich erzeuge als Therapeutin zusammen mit dem Laut einen «Wirkungsraum», und der Patient kann an diesem Raum teilhaben, wenn er unvoreingenommen ist.

Der Laut ist der konkrete Begegnungsort. Er ist das Wirkende für den Therapeuten und den Patienten. Wo Therapeut und Patient in der rechten Art zusammen sind, kann das Lautwesen wirken.

Die einzelnen Laute als «Massagegriffe»

Im Folgenden werden die einzelnen eurythmischen Laute als «Massagegriffe» beschrieben. Dabei ist es mir sehr wichtig, dass es keine Massagegriffe im üblichen Sinne sind, sondern dass durch die Art und Weise der Behandlung mit oder ohne Berührung Bewegungsqualitäten erzeugt werden. Das Anspruchsvolle dieser Massagemethode besteht darin, nicht aus Gewohnheit oder durch erlernte Griffe eine Wirkung erzielen zu wollen, sondern durch das momentane Hervorbringen der Lautqualitäten. Es ist ein Weg der «Jetztholung».

Grundqualität der Laute als Ausgangspunkt für eine differenzierte Anwendung

Bei jedem Laut gibt es Dutzende von Variationen, die hier nicht alle aufgezählt werden können. Daher soll nur mittels repräsentativer Prinzipien die Grundqualität der jeweiligen Laute dargestellt werden. Jeder, der die *Eurythmie Massage*-Ausbildung macht, wird geschult und aufgefordert, seine eigenen Variationen angemessen und individuell an seinen Patienten zu entwickeln. Dabei hat die Körperpartie, die behandelt wird, einen direkten Einfluss darauf, wie der Laut «appliziert» wird. Weiterhin ist es ein großer Unterschied, ob man zum Beispiel ein Babyfüßlein behandelt oder den Fuß eines alten Menschen, ob die Vitalität eines Patienten stark oder schwach ist. Und es ist ein unbedingt zu beachtender Faktor, ob eine verletzte, kranke Partie behandelt wird oder eine unversehrte.

Unterschiedliche Wirkung von Konsonanten und Vokalen

In der Anwendung bei der *Eurythmie Massage* wirken die Konsonanten stoff- und leibbezogener als die Vokale. Sie modellieren und stärken die Ätherkräfte am Physischen. Durch die Anwendung der Vokale können vor allem seelische Bewegungsprozesse im Leib geweckt werden. Seelenräume werden angeregt und geöffnet. Dies fördert eine seelische Leibakzeptanz und vor allem die Erfahrung, dass die Seele direkt mit dem physischen Leib korrespondiert. Menschen, die ihren physischen Leib nicht erlebend annehmen können, werden durch eine Vokal-Behandlung befähigt, einen neuen Bezug zu ihrem «Instrument» aufzubauen.

LAUTE DER EVOLUTIONSREIHE

Die von Rudolf Steiner gegebene Evolutionsreihe als Lautfolge ist ein Urbild von Bewegungsprinzipien, die in allen Entwicklungsvorgängen zu finden sind. In meinem Buch *Verwandlungskräfte der Eurythmie* wird die Evolutionsreihe als Entwicklungsprinzip in allem, was lebt, differenziert dargestellt. Das innere Entwicklungspotenzial jedes einzelnen Lautes in der Evolutionsreihe vermittelt *in der Wahrnehmung* während der *Eurythmie Massage* ein Bild der Entwicklungsprozesse im Leib des Behandelten. Des Weiteren können Prozesse durch die Behandlung mit der Evolutionsreihe aktiv angeregt und in Bewegung gebracht werden.

Entwicklungsprozesse wahrnehmen und anregen

Jeder einzelne Laut steht als eigenständiger Massagegriff zur Verfügung und ist eine Welt für sich. Jedes Körperteil oder Organ erfordert die differenzierte Handhabung eines oder mehrerer Laute. Damit ist eine fast unendliche Variationsvielfalt der einzelnen Massagegriffe gegeben. Im Folgenden werden die «Grundgriffe» dargestellt, die durch eigene Übung weiterentwickelt werden können.

Unendliche Variationsvielfalt

Des Weiteren ist es auch möglich, die ganze Evolutionsreihe als Lautabfolge bei der *Eurythmie Massage* einzusetzen. Man kann dadurch der behandelten Person die Erfahrung vermitteln, wie vielfältig das Lebendige wahrgenommen und in seiner Wirksamkeit angewendet werden kann. Die ganze Reihe verwende ich in der Regel nur bei Menschen, welche gut in sich ruhen und eine solche Vielfalt aushalten. Sobald eine Krankheit, eine Verletzung oder eine starke Notlage vorliegt, ist die Person mit der ganzen Reihe überfordert. Deshalb verwende ich die ganze Evolutionsreihe eher bei Übungen, die ich

Anwendung der Evolutionsreihe als Lautabfolge

Im Rahmen einer Jugendtagung 2021 wurde meine Einführung in die Laute der Evolutionsreihe in vier Teilen auf Video aufgenommen.

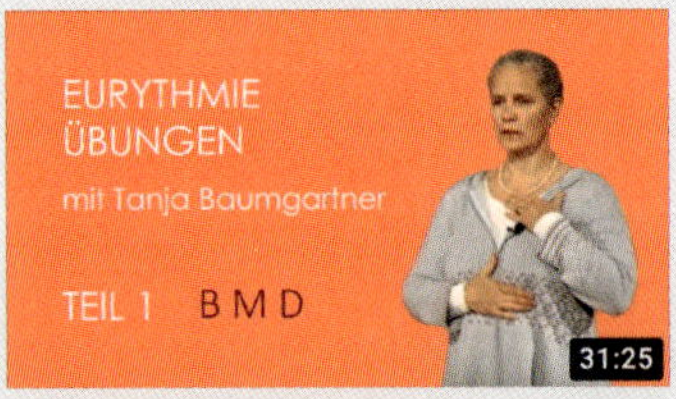

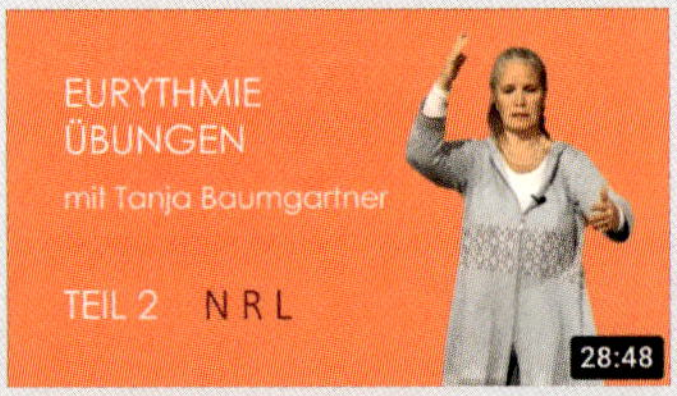

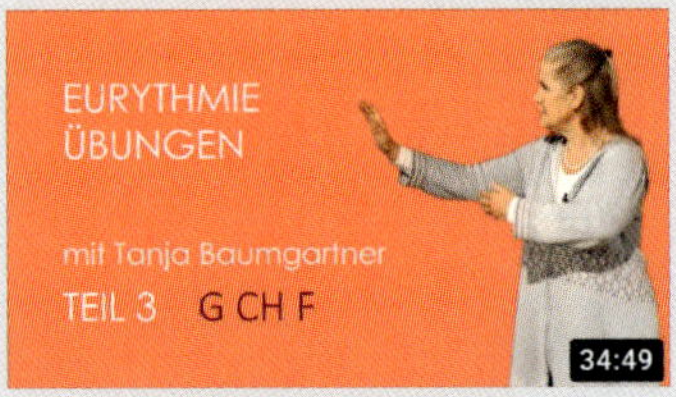

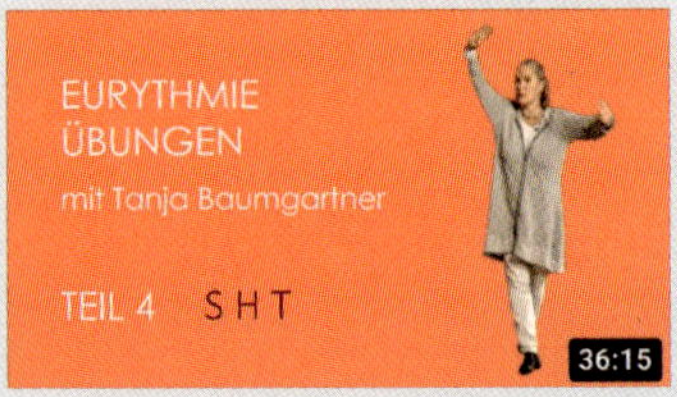

DIE EVOLUTIONSREIHE IN VIDEOS
https://unternehmen-eurythmie.ch/evolutionsreihe-in-videos

DIE LAUTMASSAGE IN VIDEOS
https://unternehmen-eurythmie.ch/massage-videos-laute

den Patienten zum selbstständigen Bewegen mitgebe. Darin kann sich im Prinzip jeder selbst erkennen und dadurch selbst ergreifen und führen lernen.

B, M und D als Grundlage

Aus meiner langjährigen Massage-Erfahrung kann ich sagen, dass die Anwendung der Laute B, M und D eine sichere Grundlage für jede Massage bildet. Ich nenne die drei auch das «Survival-Set».

B

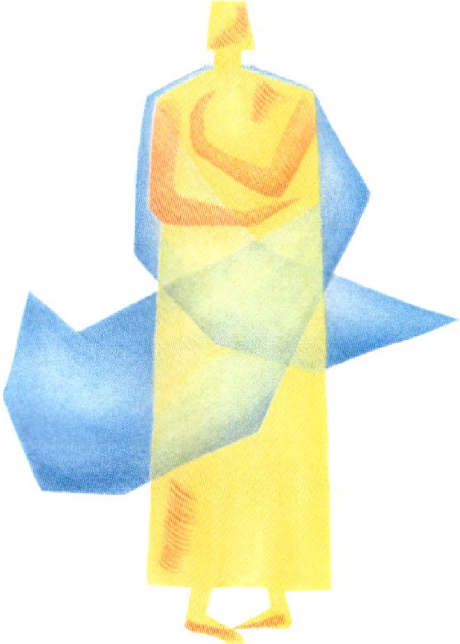

Beim B wird die gewählte Körperstelle mit beiden Händen sorgfältig beschützend umfasst. Durch dieses Umfassen wird das Bewusstsein an die entsprechende Stelle gelenkt. Durch das längere, ruhige Halten und Verweilen in der Hüllebildung wird die Stelle beruhigt. Je länger man berührend an dieser Stelle verweilt, desto intensiver entsteht eine Wärme, die lösend und stärkend in die Tiefe wirkt.

Somit bildet das B die Urgeste, den Ur-Griff in der Berührung. Sie ist bei jeder Behandlung der erste und letzte Griff. Dieser verleiht Zuwendung, Vertrauen und Geborgenheit. In der Selbst-Massage gibt man sich mit dem B einen sicheren Schutzraum, und in der Fremdbehandlung schenkt man dem Gegenüber den Schutzraum, den jeder benötigt, um sich selbst ergreifen zu können.

DREI PHASEN

- Bewusstsein auf eine Stelle lenken
- umhüllen / beruhigen
- durchwärmen

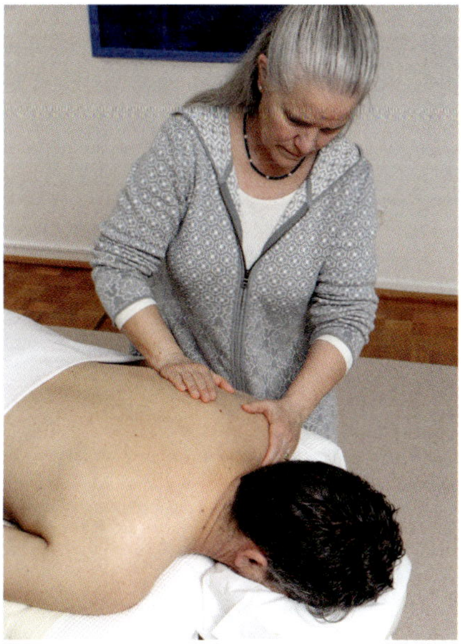

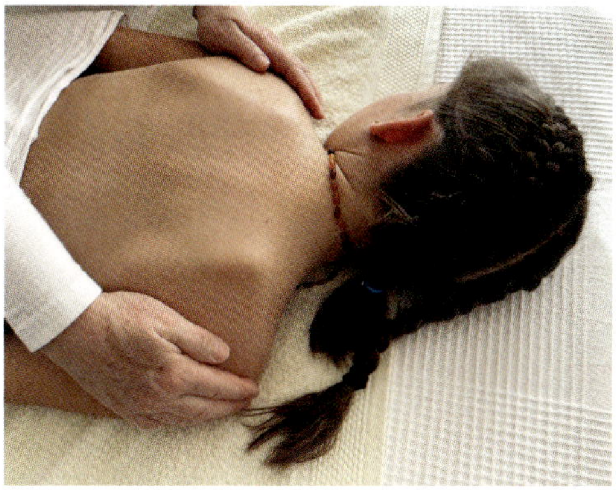

M

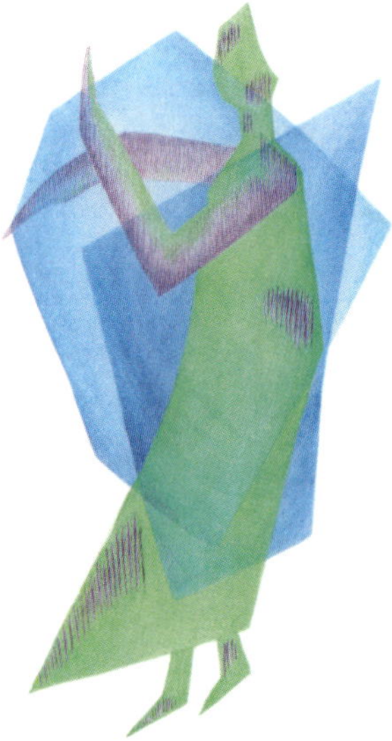

Dieser Massagegriff ist die Kraft, die den Stoff langsam, aber sicher in Bewegung bringt. Er kann mit einem einzelnen Finger, mit der ganzen Hand, mit einem oder beiden Armen gleichzeitig angewendet werden. Dabei streicht man von einem Ausgangspunkt zu einem Zielpunkt, der sich oft erst während der Bewegung zeigt. Die Bewegung kann ganz zart über die Haut, aber auch tiefer ins Gewebe, sogar bis auf den Knochen (außer bei der Wirbelsäule) von einer Stelle zur anderen übertragen werden.

Indem die Hand aufgesetzt wird, wird eine ruhige und dabei belebende Bewegungsqualität in den Leib abgegeben. Diese belebende Wirkung schmiegt sich schützend den entsprechenden Körperstellen an und vermittelt dadurch deren Beziehungen zu anderen Körperstellen – zum Beispiel von der Schulter zum Ellenbogen – und führt ins Innere des Körpers weiter, sodass sie in der Tiefe des Gewebes löst und entspannt. Sind die Verhärtungen, Verkrampfungen, Stauungen und Blockaden nicht zu sehr fortgeschritten, kann man sie alle mit dem M-Griff wieder lösen und ins Fließen bringen.

DREI PHASEN

- in Fluss bringen
- nach innen wirken
- lösen

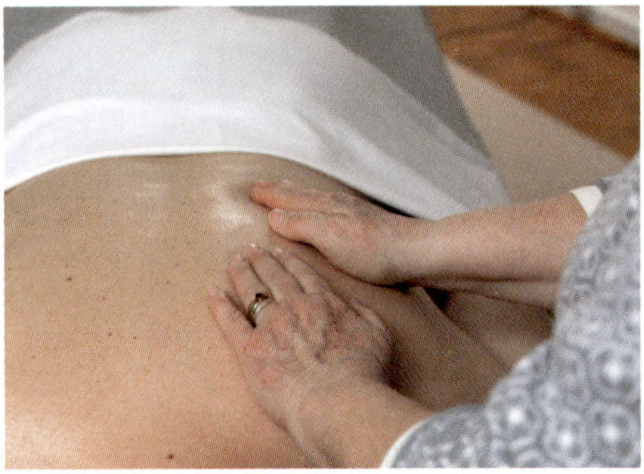

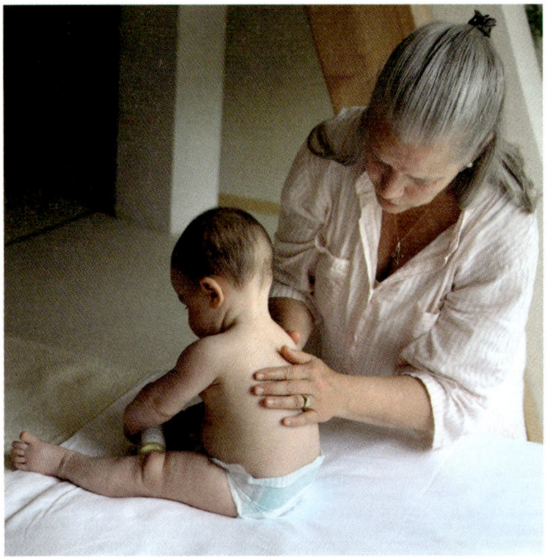

D

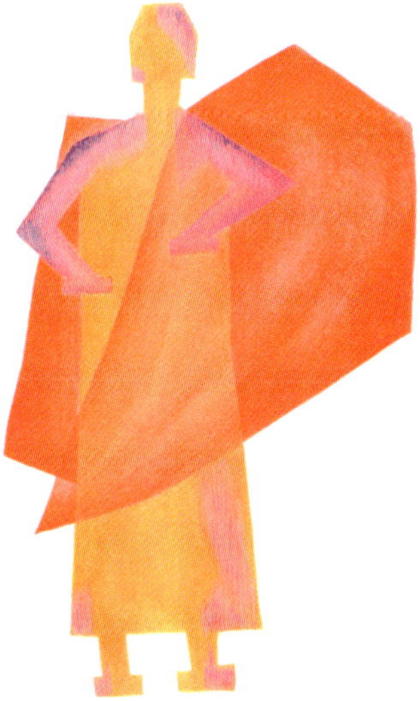

Mit dem D-Griff kann man ein «Problem» in der Tiefe des Leibes erkennen und ergreifen. Man setzt einen einzelnen Finger, meist den Daumen, punktuell ein. Es kann auch der Handballen, die ganze Hand und in extremen Fällen auch der Ellenbogen eingesetzt werden. Es ist ein punktueller Druck in die Tiefe, der am Ort bleibt.

Das D fordert eine klare Bewegungsrichtung und ein entschiedenes Vorgehen, bei dem man nicht zögern darf. Dieses wird verstärkt, indem man Kraft und innere Wärme stimulierend in den Druck einfließen lässt. Dann kommt der wichtigste Moment, bei dem man auch beim intensivsten Druck in die Tiefe hinein ein Lösen in derselben Richtung hervorbringt. Nicht den Druck wegnehmen, sondern nach innen abgeben und dort auflösen.

Dieses Lösen geht punktuell tiefer als beim M. Verkrampfungen haben meist die Eigenart, sich zu verselbstständigen und von den umliegenden Partien zu isolieren. Wenn es gelingt, wird diese Körperstelle konkret geweckt und durch die Lösung wieder in die Gesamtheit integriert.

DREI PHASEN

- punktueller Druck
- weckende Wärme
- Lösen in die Tiefe

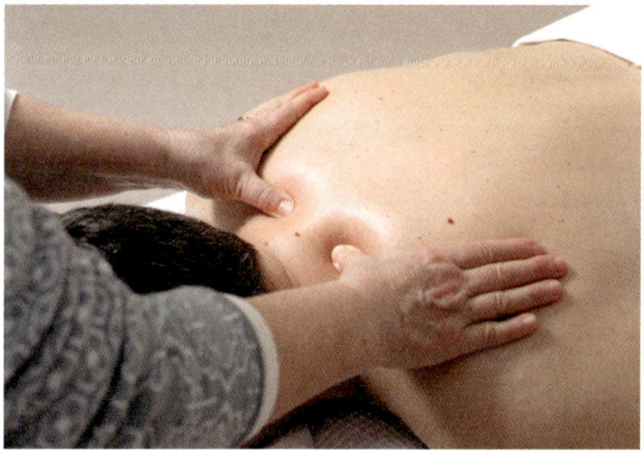

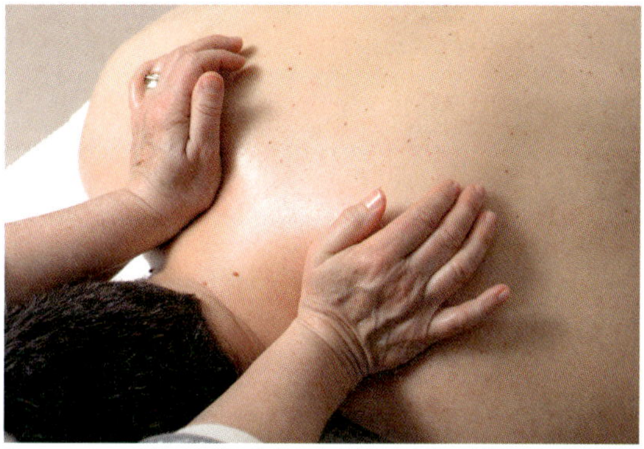

N

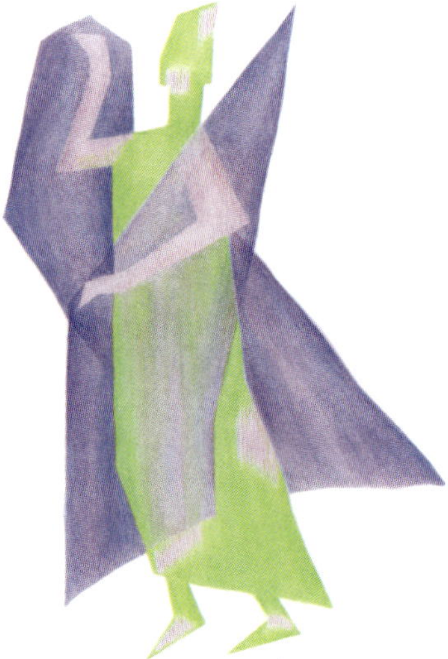

Beim N legt man die Fingerspitzen mit Interesse an eine Stelle, die «geöffnet», entlastet oder belebt werden will. Diese Stelle kann auch von den Fingern in ihrer ganzen Länge oder von der ganzen Hand so ergriffen werden, als würde man leicht Eintauchen, um die Finger dann wiederum mit einem leichten Ruck vom Körper wegzuziehen. Dies sieht aus, wie wenn die Finger leicht von der Körperoberfläche weghüpfen. Dabei sollte jedoch kein Gegendruck auf die Haut ausgeübt werden.

Diese Bewegung kann schneller oder auch langsamer durchgeführt werden. Der erste Schritt ist, wie mit Schneckenfühlern eine Körperstelle interessiert zu ertasten. Dies wird übergeführt in ein Lösen in die Tiefe. Man lässt los und entlastet nach außen. Im dritten Schritt wird die Verspannung oder Ablagerung nach außen, weg vom Körper, wie weggesaugt, um sie in den Umkreis abzugeben. Es ist ein entlastender, befreiender Griff.

DREI PHASEN

- zartes, interessiertes Eintauchen
- Loslassen nach innen und Sog nach außen
- Lösen in den Umkreis

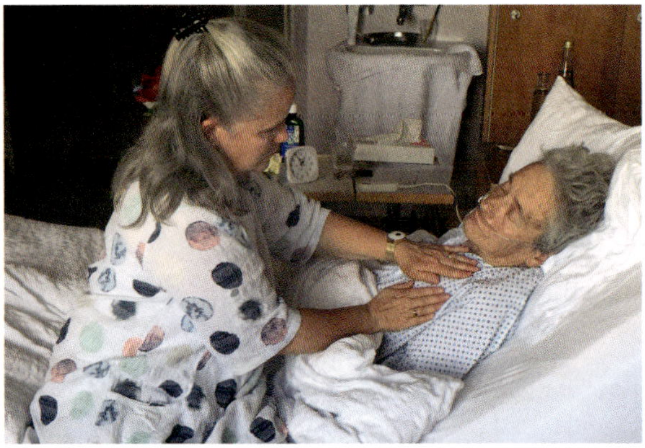

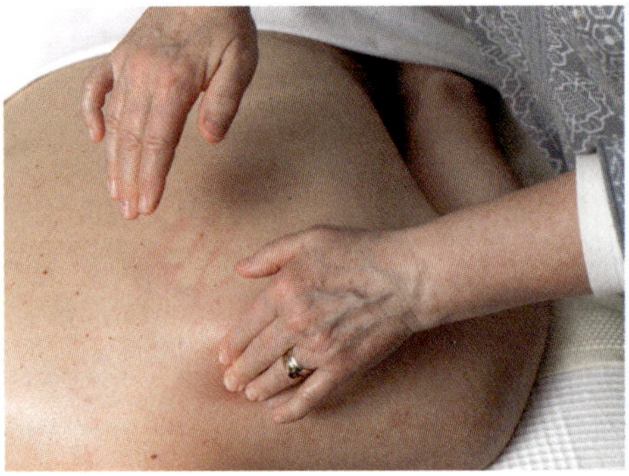

R

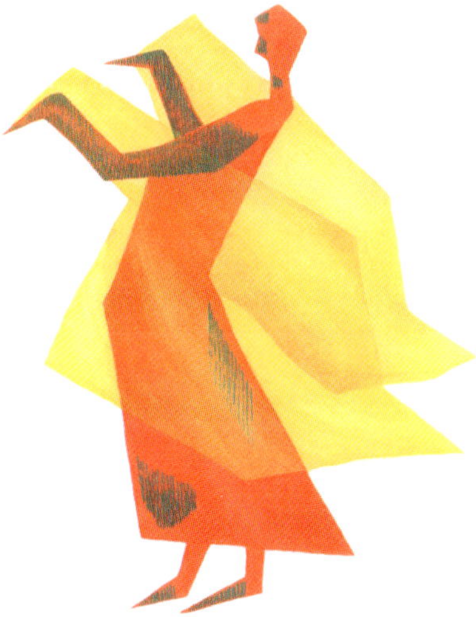

Dies ist ein fortlaufend kreisender Griff, der mit einer Hand oder beiden Händen, aber immer in eine Richtung durchgeführt wird. Eine Hand oder auch nur die Fingerspitzen beschreiben einen kreisenden Wirbel, wie wenn man einen Luftwirbel im Herbstlaub beobachtet, dem alle Blätter folgen. Dieser Griff kann zwei- bis dreimal um eine Stelle kreisen, um dann direkt vom Leib in den Umkreis oder – wie eine Windhose über die Erdoberfläche – über die Oberfläche des Leibes weitergewirbelt zu werden.

Mit dem R kann man verklebte Stellen belüften und befreien, durch kreatives Chaos eine Neuordnung herbeiführen. Es erfordert in der Ausführung von Anfang an eine starke innere Drehdynamik, die mehr an der Oberfläche wirkt oder auch tiefer ins Gewebe hineingelegt werden kann. Diese wirbelnde, lockernde und erwärmende Bewegung geht über in einen geringeren Druck, eine schwächere Berührung. Dadurch kommt Leichte in das Kreisen, und alles beruhigt sich. – Es ist die Ruhe nach dem Sturm. Dieser Ruhemoment kann ohne Berührung stattfinden oder nach dem Lösen in eine ruhige Abschlussberührung übergehen.

DREI PHASEN

- erwärmendes Kreisen
- belüftendes Wirbeln und Entlasten
- ruhiger Nachklang

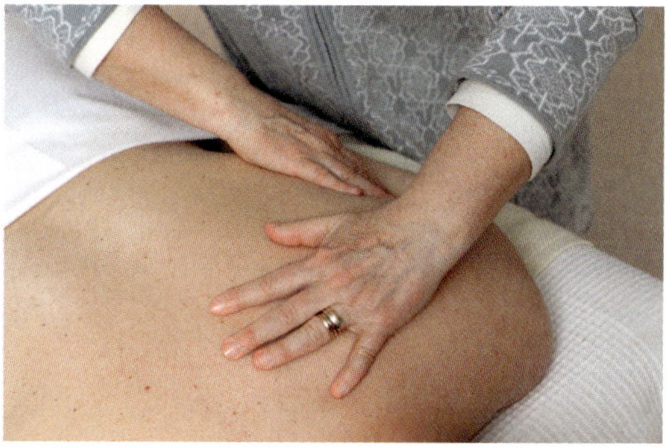

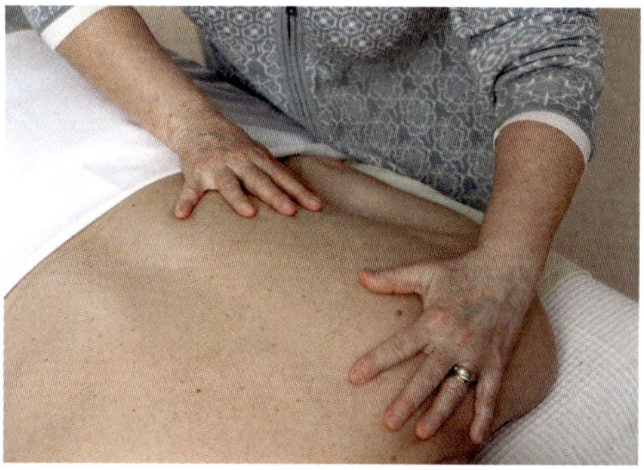

L

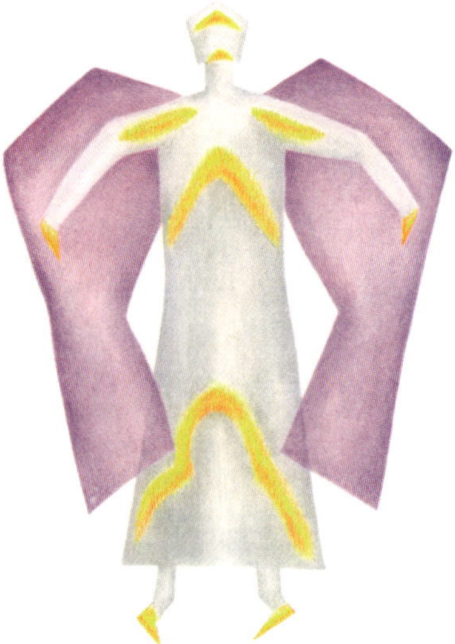

Beim L-Griff handelt es sich um eine kreisende Bewegung, die mit der Bewegung des Wassers zu vergleichen ist. Die Finger oder die ganzen Handflächen sind in einem fortwährenden, langsamen Kreisen und Fließen über die Hautoberfläche oder – mit ein wenig mehr Druck – durch die Gewebeschichten. Entweder kreisen beide Hände langsam und ruhig in dieselbe Richtung, oder sie werden spiegelbildlich bewegt.

Dieser Griff wirkt belebend und bringt alle Prozesse in Bewegung. Durch einen deutlichen Impuls, immer in Kreisrichtung, wird das Gewebe in Bewegung gebracht. Dies entspannt in der Fließrichtung, durchrieselt alle Zellen und löst, wie in einen Nebel übergehend, die Kreisbewegung auf bis hin zu einem neuen Ausgangspunkt. Es ist eine warme, fließende Bewegung.

DREI PHASEN

- warmer, stoffergreifender Impuls
- durchrieseln
- entspanntes, beruhigendes Loslassen

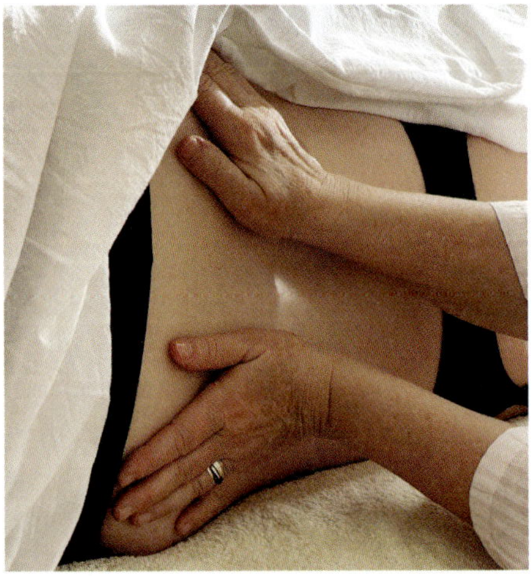

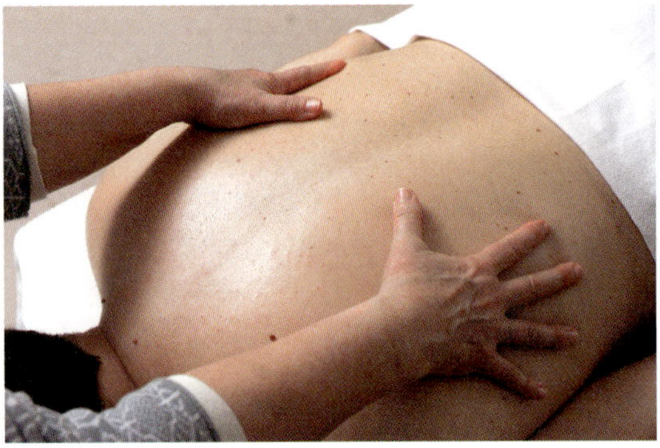

G

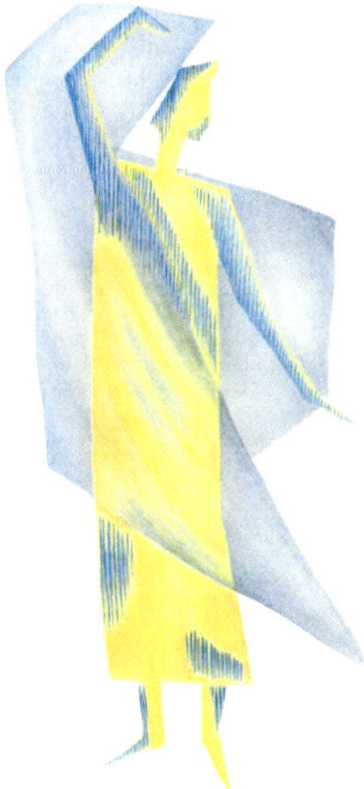

Beim G werden beide Hände gleichzeitig so an die gewünschte Stelle gehalten, dass die Daumenseiten jeweils den Leib berühren und die Handinnenflächen nach außen schauen. Die Handkanten auf der Daumenseite beider Hände werden langsam auseinanderbewegt, sodass ein Raum zwischen ihnen entsteht. Dieser Raum wird durch die auseinanderlaufenden Hände freigelegt, neu gebildet. Es liegt eine Spannung in diesem frei werdenden Raum.

Das G wird an solchen Stellen angewendet, an denen man den Eindruck hat, dass zu viel Substanz an einem Ort ist, zum Beispiel bei Wasser im Knie. Nicht nur physisch, sondern auch im Seelischen kann durch diese Bewegung Raum geschaffen werden; es entsteht ein Schutzraum. Das Bewusstsein von diesem inneren Raum wird verstärkt, um so Angriffe von außen abzuwehren.

Die Hände bewegen sich in einem bewussten Raum-Schaffen durch jene Substanz hindurch, die bremst oder den Zugang zu diesem Raum verhindert, damit dessen neu geschaffene, selbst bestimmte Größe erhalten bleibt. In diesen bewusst geöffneten Raum hinein wird eine Belebung oder Durchseelung ermöglicht. G ist der Schutzlaut von innen.

DREI PHASEN

- lichthaftes Öffnen
- Raum entstehen lassen
- Schutzraum halten

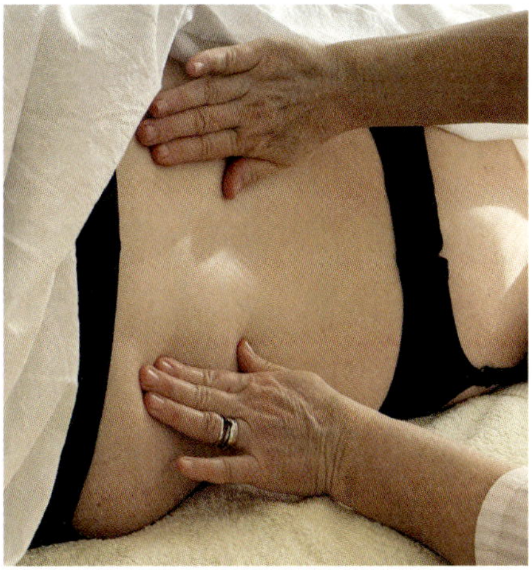

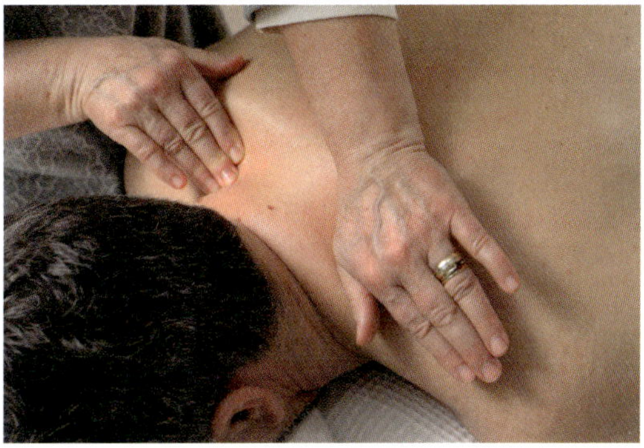

CH

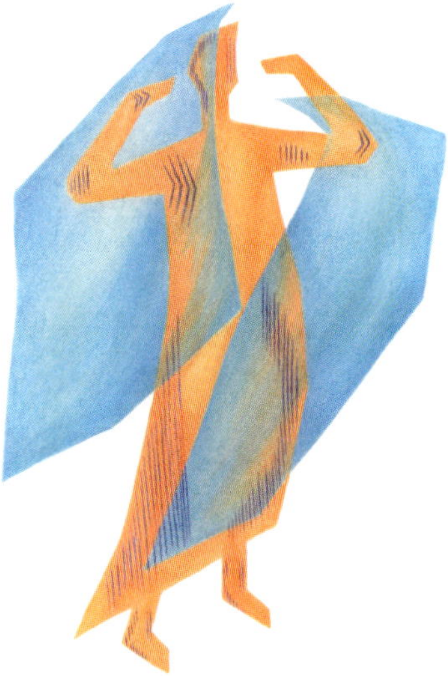

Vom eigenen Innenraum ausgehend holen wir mit dem CH Erfrischung und Belebung aus dem Umkreis herein. Dies geschieht, indem man sich als Therapeut in die zu behandelnde Stelle hineinversetzt und die beiden leicht gestreckten Hände mit etwas gespreizten Fingern fächelnd aus dem Umkreis heranbewegt, leise über die Haut streicht, die Spannung aus den Händen langsam herausnimmt und diese auf der Hautoberfläche zur Ruhe kommen lässt – als würden sie mit der Körperstelle verschmelzen.

Aus einer wachen, gestreckten Handbewegung gehen wir über in eine entspannte, gelöste Berührung. Ideal ist das CH bei Sonnenbrand oder bei Atemwegserkrankungen. Bei diesem Massagegriff gibt es auch die umgekehrte Richtung, wobei das Fächeln nicht von außen nach innen geht, sondern von innen nach außen. Die erste Bewegung ist erfrischend und belebend nach innen, und die zweite erfrischend-belebend und entlastend von innen nach außen.

DREI PHASEN

- gezielt Lebenskräfte ergreifen
- erfrischende Belebung
- Lebenskräfte im Leib ankommen lassen oder vom Leib wegbegleiten

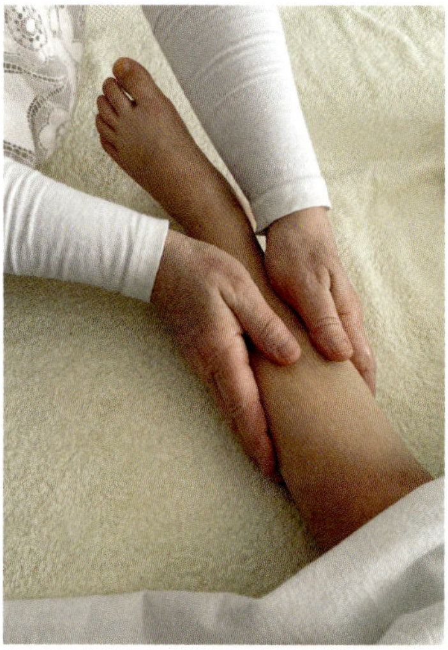

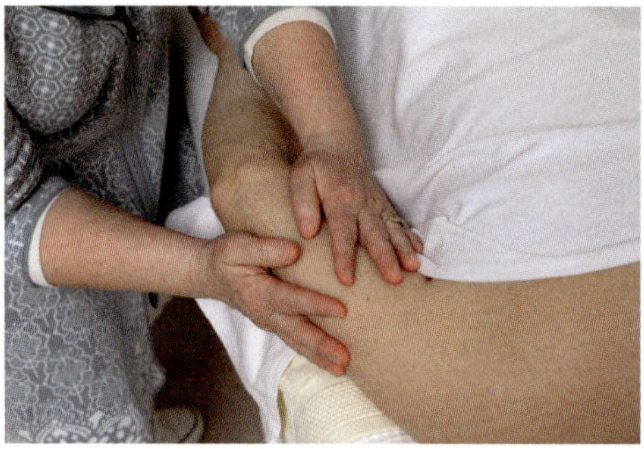

F

Das F lernt man als Massagegriff am besten kennen, wenn man mit beiden Händen zielgerichtet erst einmal horizontal mit einer sehr leichten, durchlichtenden (weißen) Berührung über die Hautoberfläche streicht. Man kann es mit dem Werfen eines Papierfliegers vergleichen. Von den Fingerspitzen bis in die Handfläche hinein spürt man eine klare, zielgerichtete Führung, die zart die Hautoberfläche belebt und durchlichtet. Dann setzt der «Flieger» deutlicher auf, das heißt die Bewegung geht tiefer und hat mehr Druck, sie erwärmt den Körper und wird mit einem noch stärkeren Druck im Körperinneren verdichtet. Dort erzeugt sie eine Kräftigung. Aus einer lichthaften, zarten Umkreisbewegung gehen wir in eine verdichtende, wärmende, weckende, aktivierende Qualität über.

Diese Bewegung verleiht Klarheit und Sicherheit. Seelisch verleiht sie den Mut, eigene Impulse sicherer und selbstständiger zu ergreifen. Das F ist einer der anspruchsvollsten Massagegriffe und wird nur wie ein «Gewürz» in der Massage verwendet.

DREI PHASEN

- geführte, lichthafte Berührung
- die Berührung landet, Reibung und Wärme erzeugend
- Eindringen in den Leib, stärkt mit Wärme in der Tiefe

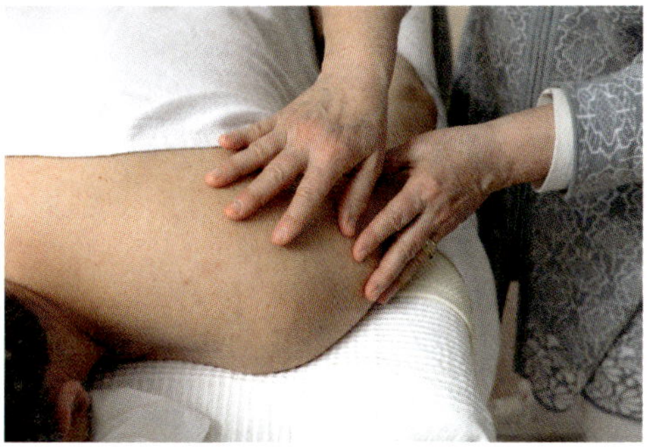

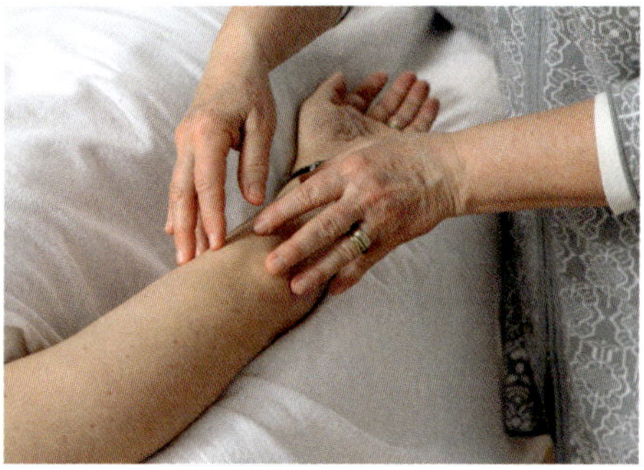

S

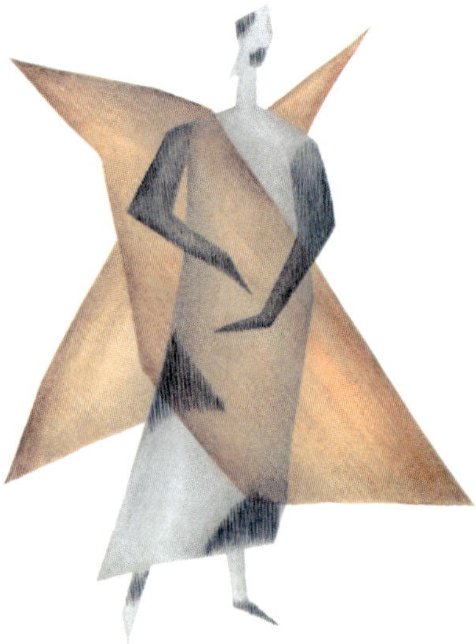

Das S wird mit einer Hand oder beiden Händen in Rechts-links-Wellenlinien, Lemniskaten oder Spiralen auf der Haut bewegt. Es löst einen Bewegungsstrom aus bis in die tiefsten Gewebe- und Knochenschichten hinein. Es geht wesentlich tiefer als das M.

Das S kann dabei von zart in der Berührung bis sehr kräftig durchgeführt werden. Es löst Blockaden in den Tiefen und verbindet verschiedene Partien miteinander. Es ist ein weckendes Dynamisieren. Ich nenne es das «ätherische Chirurgenmesser», da es messerscharf «den Kern der Sache» trifft. Für den Therapeuten ist hier die größte Vorsicht geboten; er muss mit dem Bewusstsein ganz dabei sein, damit das S nicht unkontrolliert in die Tiefe dringt.

DREI PHASEN

- Beweglichkeit im Stoff
- wach alle Qualitäten miteinbeziehen
- mit Bewusstheit in der Tiefe loslassen

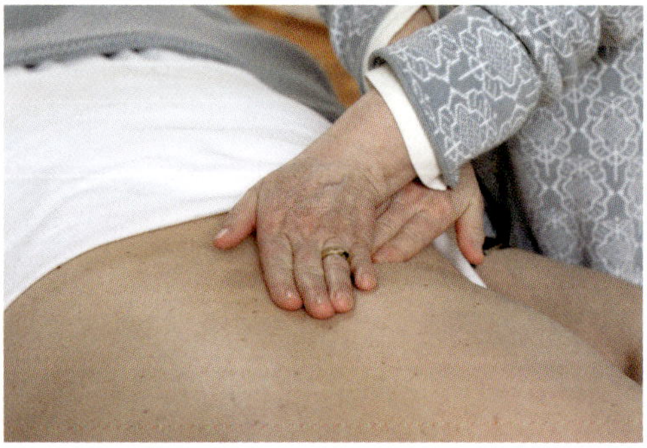

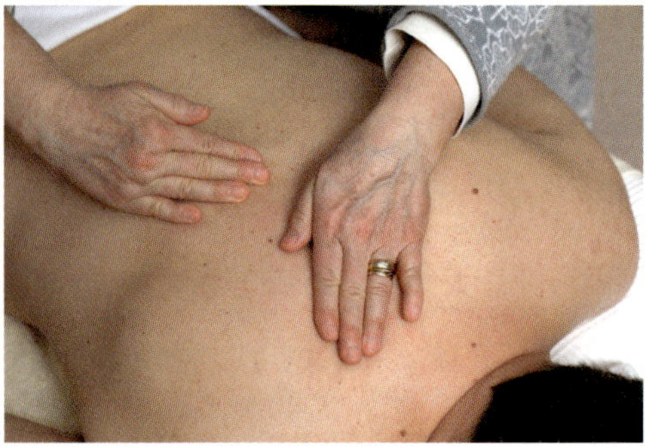

H

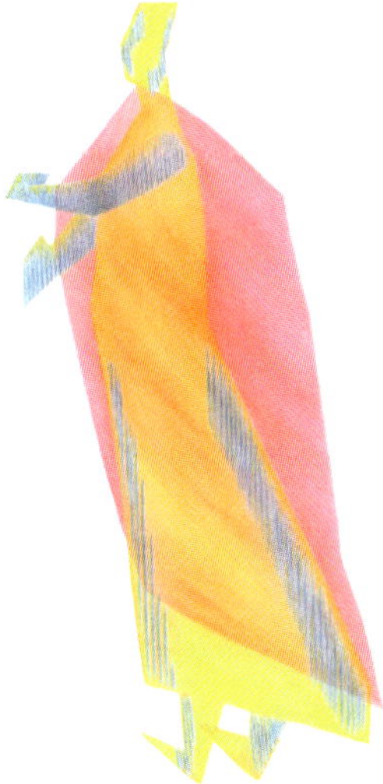

Das H hat zwei verschiedene Griffe. Beim ersten bewegen sich beide Hände impulsartig aus dem Umkreis zusammenführend an eine Körperstelle heran und erwärmen diese, indem sie einen Moment an ihr verweilen. Es ist wie Luft, die durch die Berührung nach innen wärmt und dadurch substanzbildend wirkt. Die Hände bleiben nur einen kurzen Moment bei der Wärmeabgabe, um dann wieder neue Wärmesubstanz aus dem Umkreis in Richtung der betreffenden Stelle zu verdichten. Diese Bewegung des H wirkt belebend-wärmend aus dem Umkreis bis in die Substanz.

DREI PHASEN

- Leichte aus der Peripherie
- Erwärmung
- Substanzbildung

Die zweite Bewegung geht in die entgegengesetzte Richtung. Die Hände greifen lichthaft, aber konkret ins Gewebe und lösen mit einem leichten Ruck oder Zupfen Energie vom Leib in den Umkreis hinaus. Es fühlt sich an wie «Unkraut herausreißen». In einer zarteren Form werden nur die Fingerspitzen gebündelt auf der Hautoberfläche aufgesetzt, um sie dann mit einem leichten Platzen wie bei einer Samenkapsel nach außen in den Umkreis zu lösen. Ob zart oder intensiv, beide Varianten haben die Wirkung, innere physische oder seelische Verdichtungen zu lockern oder gar zu lösen.

DREI PHASEN

- zartes, aber gezielt-konkretes Ergreifen
- ruckartiges Lösen
- in den Umkreis abgeben

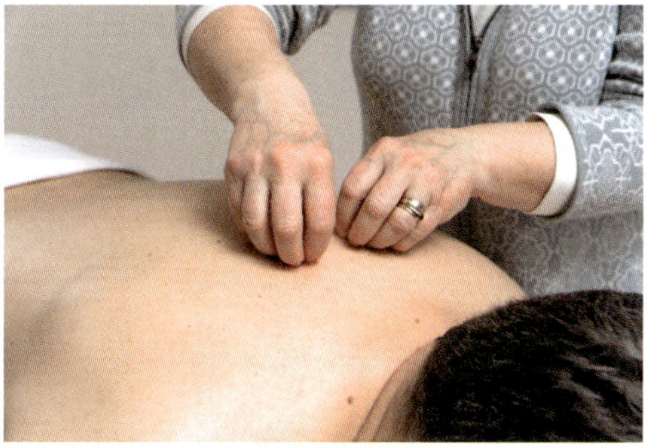

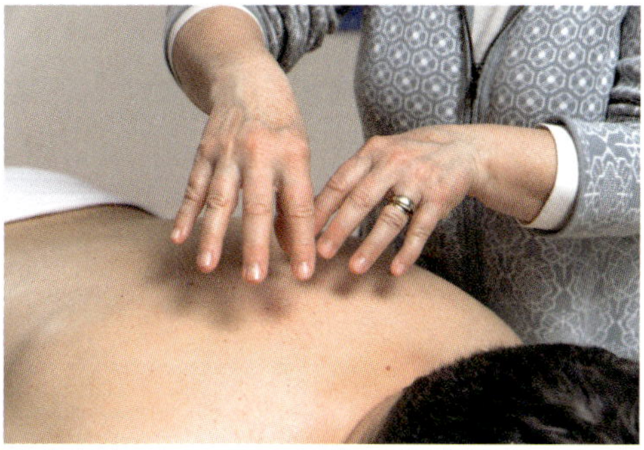

T

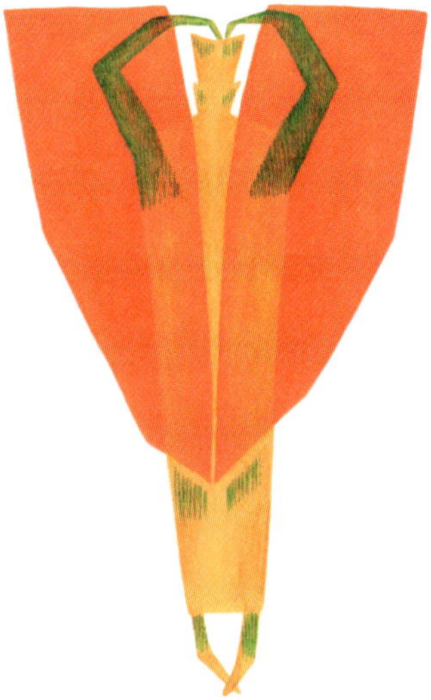

Das T ist die Steigerung vom D. Es wird meist mit einer Hand oder einzelnen Fingern durchgeführt. Man sammelt im Umkreis in einer Bogenbewegung Kraft, fokussiert und verdichtet diese durch die Fingerspitzen an einer Körperstelle, landet mit einem bewusst gesetzten Impuls mit den Fingerkuppen auf der gewünschten Stelle und lässt diesen leichten, weckenden, klopfenden Impuls nach innen wie «verwurzeln».

Diese Lautqualität kann den Abschluss einer Behandlungssequenz bilden, die durch die klare, punktuelle Berührung gewissermaßen zusammengefasst wird. Es ist ein Aufruf an das Ich: «Verbinde dich damit!» Er muss klar und fein dosiert umgesetzt werden. Ansonsten löst er Schrecken und Bedrängnis aus. Er sollte der Kraft der betroffenen Individualität angemessen sein.

DREI PHASEN

- kraftvolle Klarheit aus dem Umkreis
- die Substanz mit Wärme gezielt ergreifen
- Wärme beruhigt sich in der Substanz

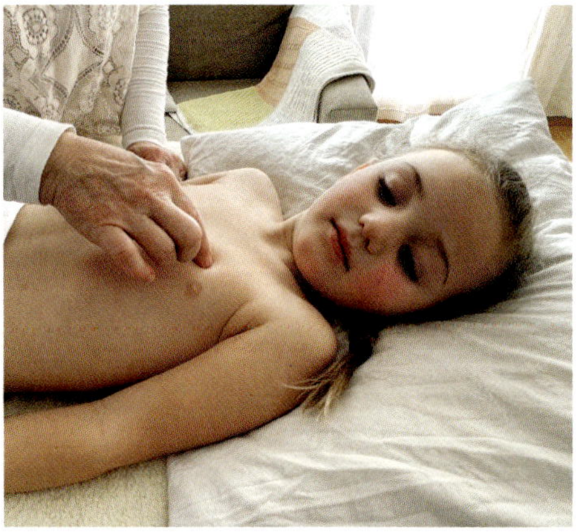

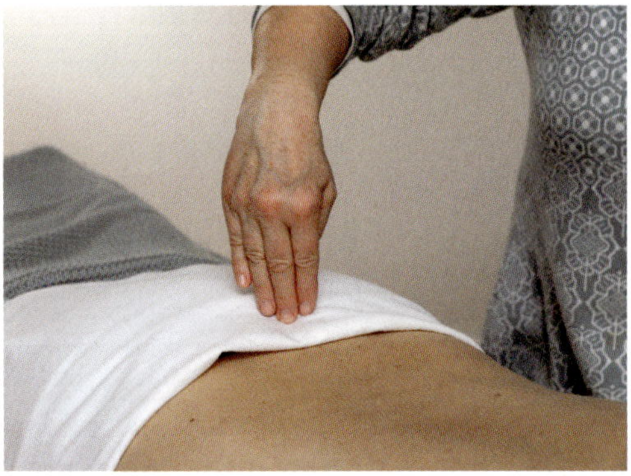

WEITERE KONSONANTEN

Rudolf Steiner hat noch drei weitere Eurythmiefiguren für Konsonanten entwickelt, die nicht in der Evolutionsreihe vorkommen: W, K und P. Für das C gibt es keine Figur, also auch keine Farbangaben, sondern nur Beschreibungen der Bewegungsqualitäten.

W

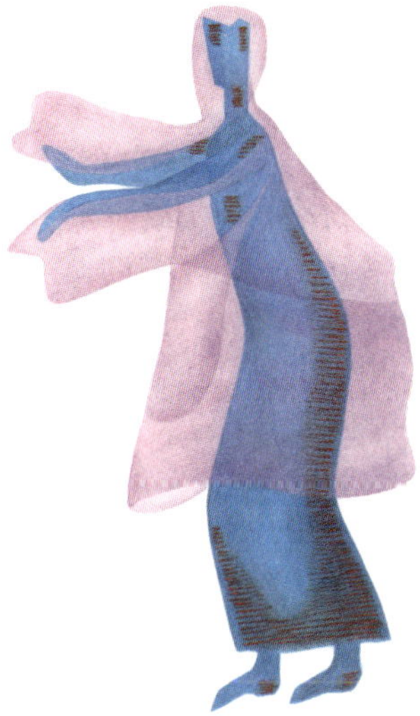

Beim W bewegen sich eine oder beide Hände von einem Punkt am Leib zum anderen, während sie eine wellenartige Bewegung im Oben-Unten ausführen. Man beginnt mit den Fingerspitzen mit einem leisen Druck ins Gewebe, den die Handinnenfläche weiterführt. Der Druck löst sich wellenartig nach oben und dringt von Neuem ein wie eine weitere Welle, die sich von oben nach unten durch das Gewebe bewegt.

Durch den rhythmischen Wechsel von Druck in die Tiefe und Sog nach oben hat dieser Massagegriff eine besonders stark belebende und den Willen anregende Wirkung. Er kann ganz zart auf der Oberfläche oder stoffergreifend bis in die tiefste Tiefe des Gewebes ausgeübt werden. Er ist der am stärksten ätherisierende Laut, das heißt, alle Lebensvorgänge werden angeregt, selbstständig in Fluss zu kommen.

DREI PHASEN

- mit ruhiger Souveränität in die Wellenbewegung kommen
- alle Schichten rhythmisierend einbeziehen
- wärmend impulsieren

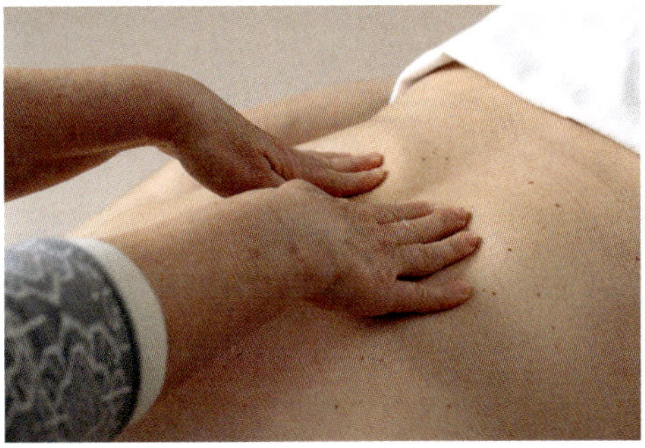

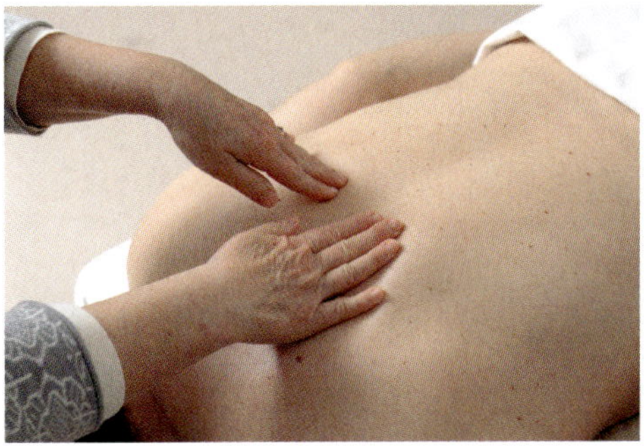

K

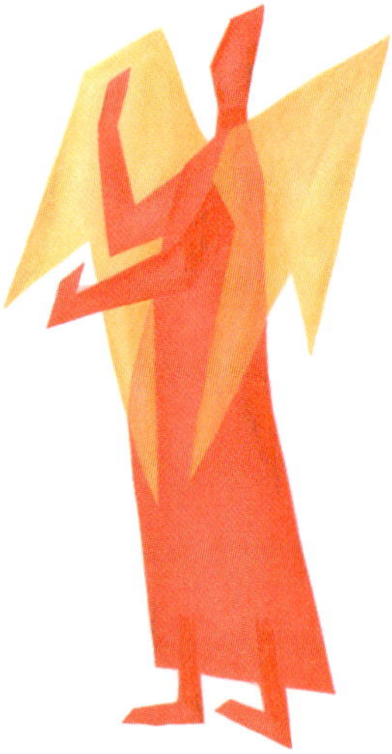

Das K wird nur in Extremfällen verwendet. Es wirkt auch dann schon sehr intensiv, wenn es mit nur einer Hand angewendet wird.

Die Hand wird gestreckt und mit der Kante nach unten gehalten. Ist eine Körperstelle so verhärtet wie ein «Schildkrötenpanzer», dann setzt man erst einmal vorsichtig einen «Schlag» auf die Hautoberfläche mit dem Ziel, dass der Schlag nach innen eine erhitzende Erschütterung nach sich zieht, um die Verhärtung zu entspannen.

Ich hatte einzelne Patienten, die in der Nacken- und Rückenpartie so verhärtet waren, dass ich nur mit diesem Griff ein Lockern und «Aufbrechen» erreichen konnte. Die Intensität dieses Griffes muss ganz genau auf den jeweiligen Patienten abgestimmt werden. Das K schafft «gnadenloser» den Innenraum, den das G sanft entstehen lässt. Besonders geeignet ist die Anwendung bei komplett verhärteten Oberschenkeln und Waden.

DREI PHASEN

- weckender Aufprall
- das Innere der Verhärtung ohne Zögern «ansprechen»
- unwiderruflich auf den Punkt kommen

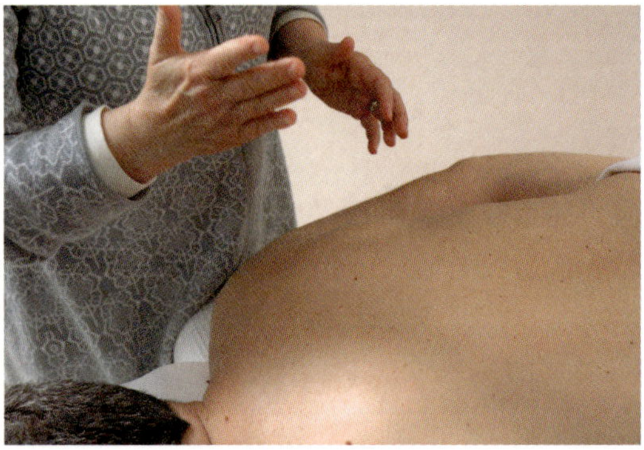

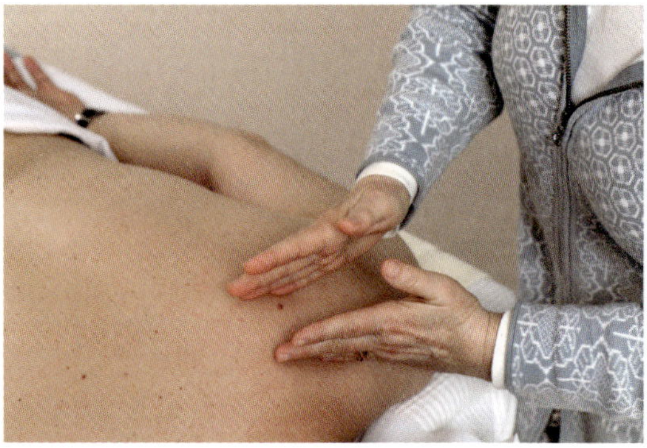

P

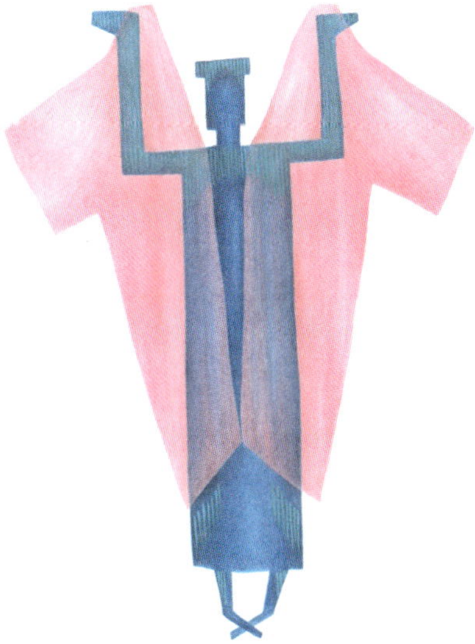

Beim P umgreift man mit beiden Händen eine Körperstelle mit dem Gefühl, zwischen Händen und Haut befinde sich eine schützende, durchlässige Masse. Es ist eine äußerst zarte Umhüllung. Es ist die Umstülpung und Steigerung von B, aber nicht in der Verdichtung, sondern in einen größeren, durchlichteten Schutzraum.

Man kann diese Bewegung sehr gut auch ohne Berührung vermitteln. Sie eignet sich auch wunderbar für den Abschluss einer Massage. Bildhaft könnte man sagen, sie ist wie der Schleier einer Baby-Wiege, in der das Kind zur Ruhe kommt. In meiner Massagetätigkeit ist dies die «jüngste» Erfahrung. Das P bildet etwas wie einen «Sternenmantel», eine himmlische Hülle um die betroffene Stelle oder den ganzen Patienten.

DREI PHASEN

- mit Abstand die Körperstelle umhüllen
- um diese eine lebendig-gelöste Atmosphäre erzeugen
- diese an der betreffenden Stelle nach innen strahlen lassen und dort verbleiben

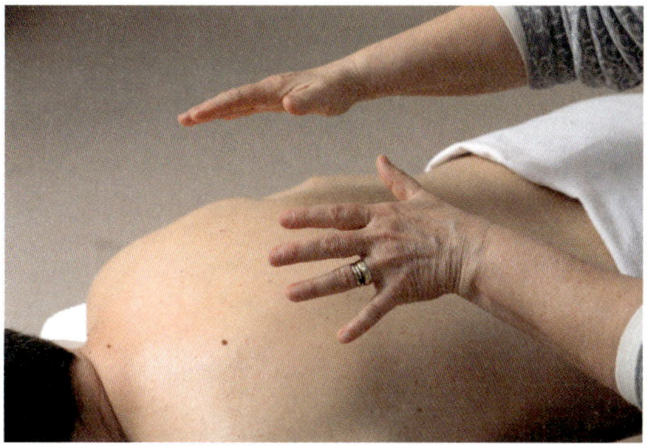

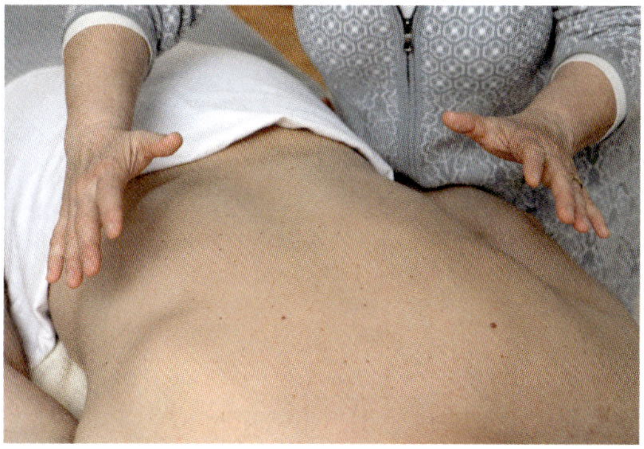

C

Zum C gibt es keine Eurythmiefigur. Das C als Massagegriff eignet sich sehr gut, um Leichte an eine Stelle zu bringen.

Die Fingerspitzen berühren gelöst eine Körperstelle und tauchen mit einem leisen Druck in die Substanz ein, lösen den Druck und führen die Bewegung in die Leichte – vom Körper weg in den Umkreis.

Ich nutze diesen Griff oft bei Schwierigkeiten an der Wirbelsäule, insbesondere bei Bandscheibenvorfällen, um den Raum zwischen den Wirbelknochen zu entlasten und zu entspannen. Es ist eine ganz zarte, im Umfeld des Wirbels eintauchende Bewegung, die die Verdichtung von der Wirbelsäule weg in den Umkreis löst. In weiteren Schritten wird diese Bewegung Wirbel für Wirbel nach oben fortgesetzt. Kombiniert mit dem I gibt das C der Wirbelsäule eine Leichte und eine verstärkte Aufrichtekraft.

Aus dieser Erfahrung und den Farben Dunkelviolett, Lila[51] und Hellgelb könnte man die Eurythmiefigur für das C entwickeln.

DREI PHASEN

- gelöstes In-den-Stoff-Eintauchen
- Entspannung in der Hand
- lösen, befreien in den Umkreis

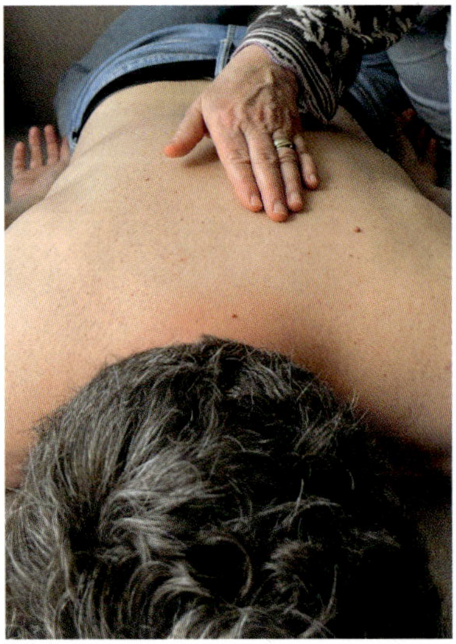

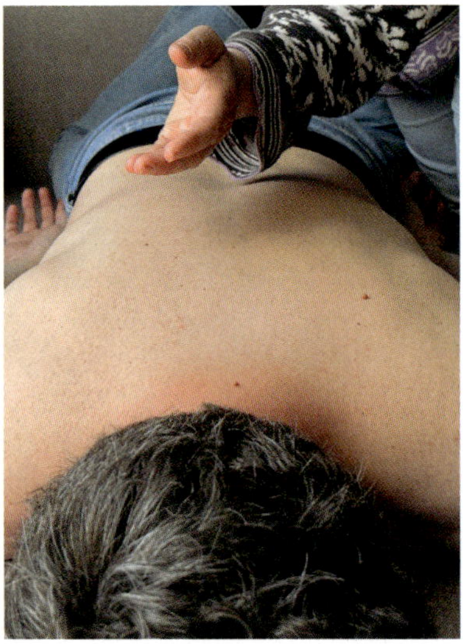

DIE KONSONANTEN IN BEZIEHUNG ZU DEN ÄTHERARTEN

Bei der Anwendung der Konsonanten bei der *Eurythmie Massage* können vier Qualitäten unterschieden werden. Rudolf Steiner teilte die Konsonanten in vier Gruppen ein: Stoßlaute, Wellenlaut, Zitterlaut und Blaselaute.[52] Diese Gruppen stehen in einer engen Beziehung zu den Elementen[53] und den Ätherarten und können hinsichtlich ihrer Ätherqualitäten unterschieden werden.

KONSONANT	LAUTGRUPPE	ZUGEORDNETES ELEMENT	ZUGEORDNETE ÄTHERART[54]
D T B P G K M N	Stoßlaute	Erde	Lebensäther
L	Wellenlaut	Wasser	Chemischer oder Klangäther
R	Zitterlaut	Luft	Lichtäther
H CH S F W C	Blaselaute	Feuer	Wärmeäther

Zuordnung der Konsonanten zu den Elementen und Ätherarten

Die von Rudolf Steiner beschriebenen Ätherarten spielen bei der *Eurythmie Massage* eine wichtige Rolle:

Der *Lebensäther* wird in der Anwendung am gesunden Leib als grundlegende, starke Strukturkraft wahrgenommen. Bei der Therapie wirken die Stoßlaute insbesondere auf diese strukturbildenden Kräfte. Wenn ein Mensch diese Kräfte zur Genüge hat, braucht man nicht «nachzubessern».

Der *Chemische Äther* oder *Klangäther* wird bei der Behandlung besonders stark in der Beschaffenheit des Gewebes wahrgenommen. Bei einem gesunden Klangäther ist die Fließfähigkeit und Durchlässigkeit der Muskeln und insgesamt des Gewebes gewährleistet. Für die Anregung und Stärkung eines schwachen Klangäthers wird das L in der Behandlung intensiv eingesetzt, speziell bei allen Arten von Verspannungen, Stauungen und Unregelmäßigkeiten im Gewebe.

Der *Lichtäther* zeigt sich am deutlichsten an der Hautoberfläche, in erster Linie an einer gesunden Haut, und generell daran, wie der Mensch im Austausch der Ätherkräfte zwischen innen in sich und außen in der Natur lebt.

Dieser Austausch zwischen inneren und äußeren Ätherkräften kann mit dem R erreicht werden.

Der *Wärmeäther* spiegelt sich in erster Linie im Wärmehaushalt des Organismus. Dort können sich sehr viele Unregelmäßigkeiten zeigen. Durch die Blaselaute kann man die Eigenwärme im Organismus anregen und harmonisieren.

Somit nehmen die Ätherarten verschiedene Krafträume im Organismus ein, die sich gegenseitig durchdringen und von den Konsonanten unterstützt werden können.

VOKALE

> *«Auf die gleiche Weise, wie der Ätherleib den physischen Leib aufbaut, gestalten die Gefühle den Astralleib.»*[55]

Mit der Anwendung der eurythmischen Vokale bei der *Eurythmie Massage* begibt man sich auf eine andere Ebene. Die Vokale werden in der Regel sehr zart, langsam und fließend in der Berührung bewegt. Die Massagegriffe der Vokale kommen nie zum Stillstand. Dadurch wird der Zeitfaktor im Behandlungsprozess betont. Durch die Vokale wird das Lebendige stimuliert und das Seelische geweckt, das durch die Zartheit der Berührung im Bewegungsfluss mitschwingt. Deshalb wirken die Vokalgriffe vom Lebendigen, Ätherischen ausgehend bis ins Seelische hinein. Sie sollten behutsam und gut dosiert angewendet werden.

Man kann die Vokale als einzelne Massagegriffe oder als Abfolge aller fünf Qualitäten behandeln. Ich nenne die Vokalreihe A E I O U auch die «seelische Evolutionsreihe». Es ist keine zufällige Abfolge. Eine Qualität baut auf der vorherigen auf und bringt die nächste hervor:

Die Fähigkeiten von Weltoffenheit und Weltinteresse (A) über Selbstreflektion, Konzentration, Erkenntnis und Abgrenzung (E), ein gestärktes Selbstbewusstsein und Eigeninitiative (I), bewusste Beziehungsfähigkeit mit der Welt und im Sozialen (O) bis hin zur willensstarken Handlungskompetenz im Prozess (U) werden so zum bewussten Erlebnis.

A

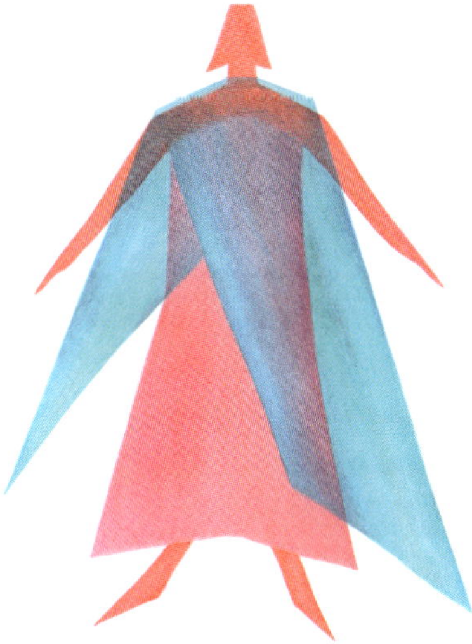

Beide Hände berühren zart an einem Punkt die Hautoberfläche und streichen dann allmählich auseinanderlaufend darüber. Ihre Bewegung beschreibt einen sich immer weiter öffnenden Winkel. Ein ruhiges Fließen weitet sich in den Umkreis, und dadurch wird ein Raum geschaffen, der sich vergrößert. Beim Behandeln ist es wichtig, dass im Auseinanderlaufen der Hände nicht ein Ausfließen und Auflösen angeregt wird, sondern die Weitung des Raumes zwischen den Händen gefüllt und ergriffen wird. Der Ausgangspunkt der Bewegung wird in ein Verhältnis zum Raum gesetzt, der uns umgibt. Innenraum und Umraum, Punkt und Umkreis ergänzen sich.

DREI PHASEN

- von einem deutlichen Ausgangspunkt aufwachend in ein Fließen kommen
- Raum öffnen und wahrnehmen
- die Sicherheit im geschaffenen Raum aus dem Umkreis ergreifen

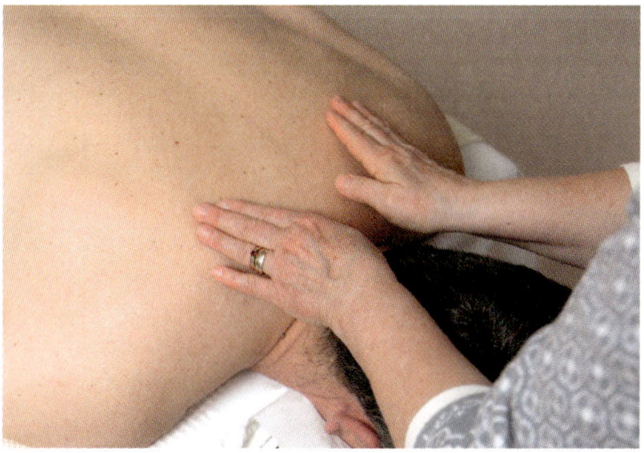

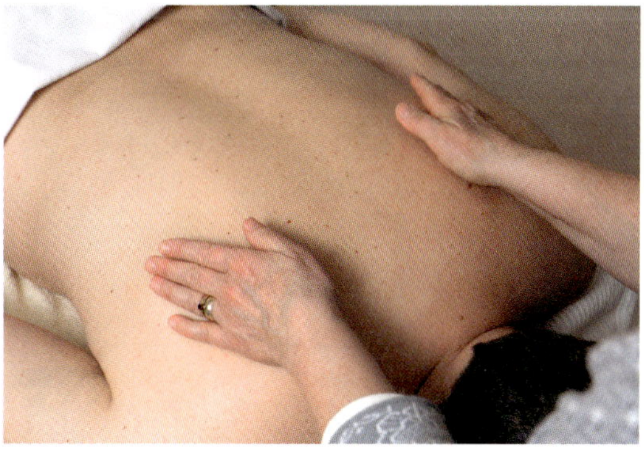

E

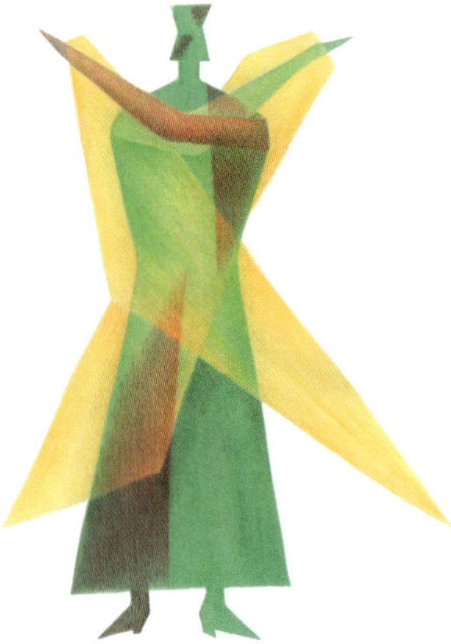

Beim E werden mit den Fingern oder den Händen mit einer zarten Berührung zwei Linien gezogen, die sich auf der Hautoberfläche kreuzen. Wichtig dabei ist, dass es an der Kreuzung keine Stagnation gibt, sondern das Erlebnis zweier sich durchdringender Bewegungen übertragen wird.

Zwei verschiedene Punkte des Leibes werden durch Bewegung in eine Beziehung gesetzt. Sie sollen sich durchdringen und dadurch gegenseitig wecken, um entweder die behandelte Körperstelle oder das seelische Mitempfinden bewusst werden zu lassen. Gegensätze werden aufeinander bezogen. Dadurch stärken sie sich gegenseitig. Die Seele wird durchdrungen und geweckt von etwas Neuem und dadurch zum Bewusstsein ihrer selbst angeregt.

Jeder Erkenntnisvorgang ist eine innere E-Bewegung. Es werden Begriffe miteinander verknüpft und dadurch eine neue Erkenntnis gewonnen.

DREI PHASEN

- zwei lineare Bewegungen ruhig aufeinander zu lenken
- diese durchdringen sich interessiert und steigern sich gegenseitig
- die in der Durchdringung entstandene Qualität wirkt ermutigend und stärkend auf den Leib

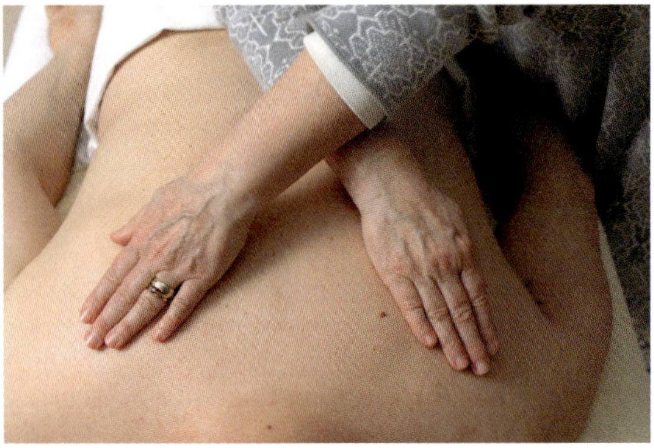

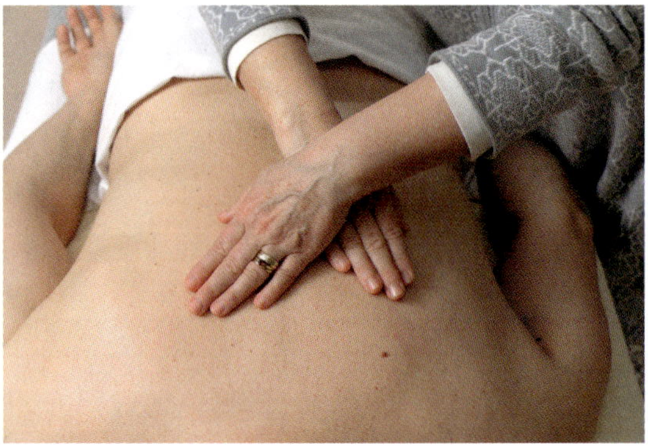

I

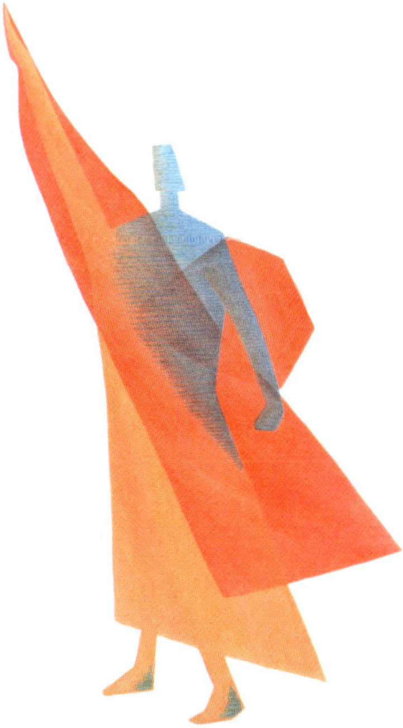

Dieser Massagegriff wird mit einer Hand durchgeführt. Es wird eine Linie von einem zum anderen Punkt gestrichen. Man kann sie sehr gut über die Gliedmaßen von oben nach unten beziehungsweise auch über die einzelnen Finger des Patienten von innen nach außen streifen. Es ist eine lichthafte, geradlinige Bewegung, meist durch die Fingerspitzen übertragen, die auf den Gliedmaßen auch mit einem leichten Druck versehen werden kann.

Durch die klare, Richtung gebende Bewegung entsteht eine Formkraft, die ermutigend wirkt und das Selbstbewusstsein weckt. Es hat sich als sehr wirksam erwiesen, wenn eine deutliche Richtung und Klarheit bei der Ausführung vom Patienten wahrgenommen und erlebt wird. Am häufigsten führe ich die Bewegung vom Kopf über die Wirbelsäule bis in den Lendenbereich aus.

DREI PHASEN

- zarte, lichthafte Belebung in der linearen Berührung
- in der Zartheit der Berührung wärmend ganz dabei sein
- eine objektive Formkraft wirken lassen

Diese drei Qualitäten kann man in einer einzigen Bewegung übertragen oder jede Qualität in einer neuen.

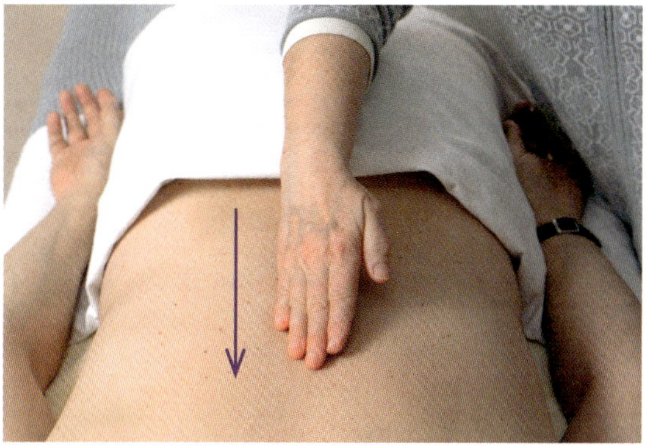

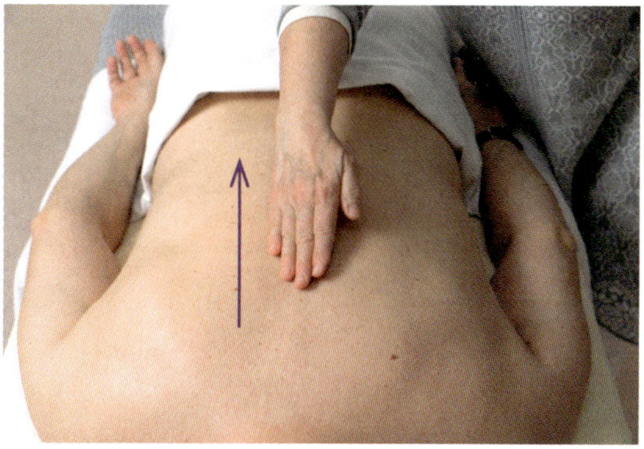

O

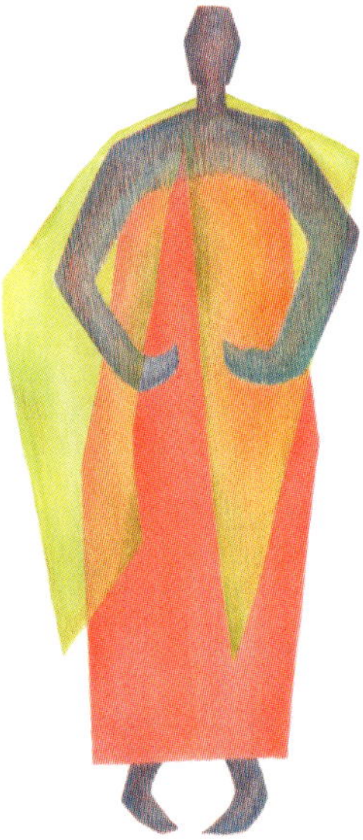

Beide Hände umschmiegen eine Körperstelle wie ein liebevolles Umschließen. Sie beschreiben entweder je einen Halbkreis oder bewegen sich, wenn es möglich ist, um die Beine, ums Knie oder um die Füße herum.

Ein sich abgeschlossener Raum wird bewegend umfangen, auf diese Weise durchwärmt und durch das stete Bewegen belebt. Es ist ein liebevolles Erwärmen einer Stelle, die mit Bewusstsein durchstrahlt wird und sich abgrenzt gegenüber allem Äußeren. Es ist keine schützende Hülle wie beim B, sondern eine von Wärme durchflossene Innenraum-Belebung.

DREI PHASEN

- die Wärme der Hände einwirken lassen
- diese gezielt auf ein Zentrum richten
- abgrenzen gegenüber dem umgebenden Raum

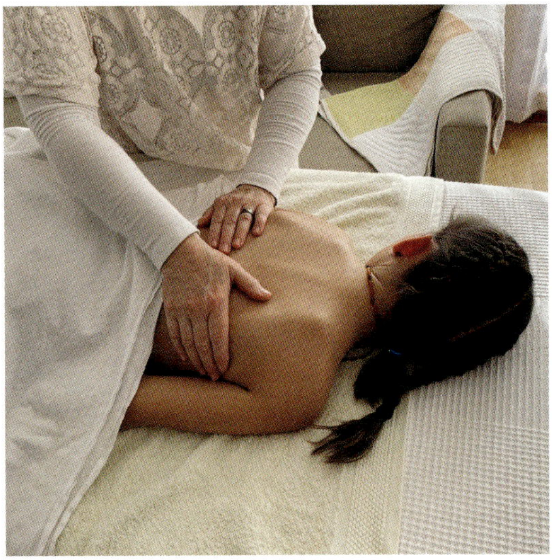

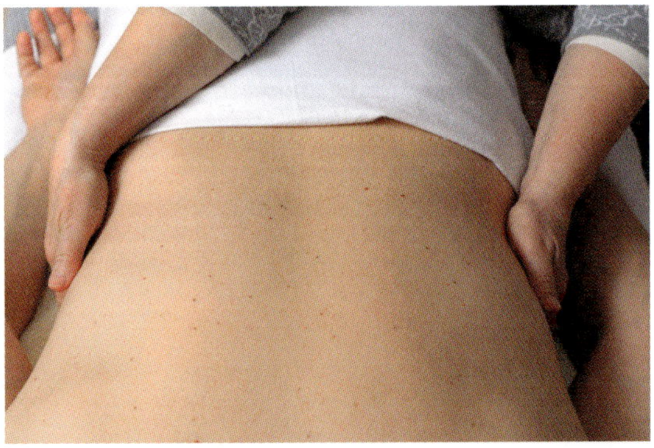

U

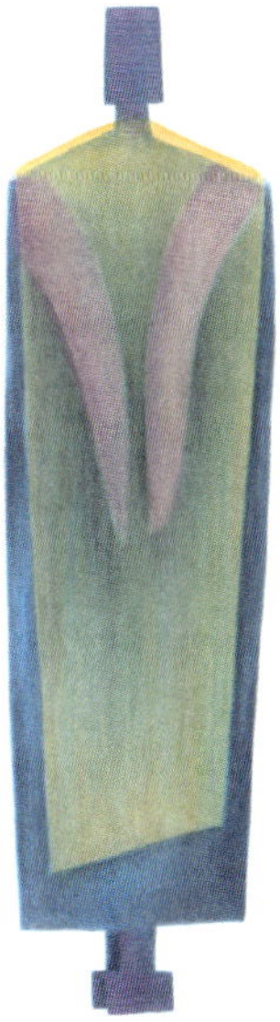

Beide Hände bewegen sich parallel von einem Ausgangspunkt zu einem Zielpunkt. Diese Bewegung gibt Halt, Klarheit und grenzt ab. Man kann sie vom Kopf über den Rücken und die Beine bis zu den Füßen herab durchführen.

Das U weckt ein Bewusstsein für die eigenen Körpergrenzen. Es stärkt den Willen, seinen Körper zu ergreifen und sich besser zu inkarnieren. Die Bewegung wird mit einer inneren Ruhe und mit Zuversicht, dass eine Verlebendigung erfolgt, in den Körper abgegeben. Bei Unsicherheit, Flatterigkeit und Aufregung bündelt sie, bewirkt eine Fokussierung nach innen und verleiht Standfestigkeit.

DREI PHASEN

- ruhige Grenzgebung in der parallelen Bewegung
- Wachheit nach innen strahlen lassen
- Bewegung lösen und abgeben in der Streichung, damit der Patient sich selbst ergreifen und aus sich heraus handeln kann

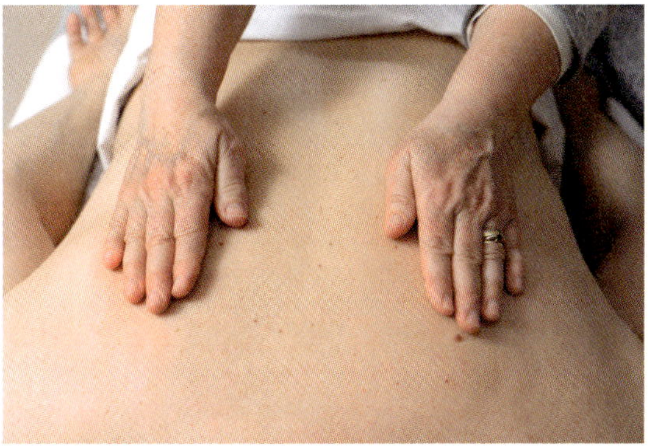

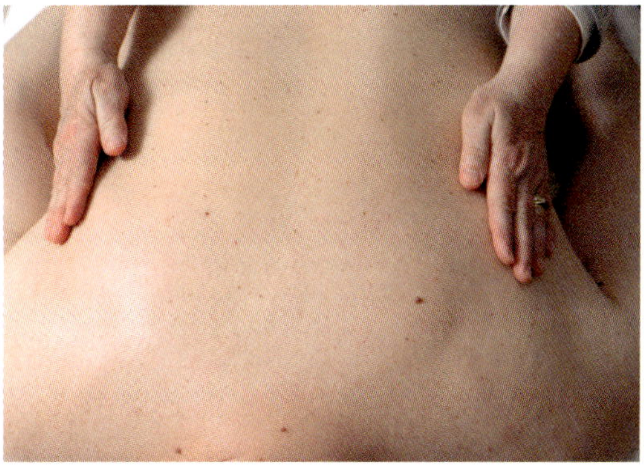

LAUTKOMBINATIONEN UND LAUTFOLGEN

Laute ergänzen sich in der Abfolge

Bei den Behandlungen der *Eurythmie Massage* können die Laute einzeln eingesetzt werden, um ihre spezifische Wirkung zu nutzen, so zum Beispiel das N bei Beschwerden der Atemwege. In der Praxis zeigt sich jedoch häufig, dass sich die Laute gut miteinander kombinieren lassen bzw. ein Laut bei der Behandlung nach der Ergänzung durch einen weiteren Laut «fragt».

Bei Muskelverhärtungen zum Beispiel kann durch das D ein punktuelles Wecken und Stimulieren erzielt werden, um dann direkt mit dem M in ein Streichen und Fließen überzugehen. Oder es kann das vom M veranlagte warme Strömen durch das S in die Tiefe des Leibes geführt werden. So bieten Kombinationen von Lauten die Möglichkeit einer Steigerung oder Harmonisierung der Wirksamkeit. Sinnvolle Kombinationen sind zum Beispiel: D–M, A–M, I–T, L–B, F–B. Oder man entwickelt je nach Bedarf neue Kombinationen.

Das eurythmische «Hallelujah»

Weitere Beispiele für Lautfolgen in der *Eurythmie Massage* sind das eurythmische «Hallelujah»[56] und Übungen aus der Heileurythmie, wie zum Beispiel das E-M-A, das Rudolf Steiner für Erschöpfungszustände angegeben hat.[57] Das «Hallelujah» eignet sich besonders gut bei seelischen Belastungen bis hin zu Depressionen. Die Bewegung wird dabei auf dem Rücken begonnen und kann sich in der Berührung über die ganze Gestalt ausdehnen. Die Wirkung des «Hallelujah» kann als Reinigungsprozess beschrieben werden.

WEITERE ELEMENTE: TIERKREIS-STELLUNGEN ALS «MASSAGE-RÄUME»

Die *Eurythmie Massage* ist eine junge Therapieform. Da sie aus den Elementen der Eurythmie entstanden ist, darf man vermuten, dass sie in Zukunft noch weiterentwickelt wird. Ein aktuelles Thema, an dem ich mit einer Gruppe von angehenden *Eurythmie Massage*-Trainern arbeite, ist die Wirkung der Tierkreis-Gesten. Wie lassen sie sich als *innere Haltung* in der *Eurythmie Massage* so weiterentwickeln, dass man sie praktisch in eine Behandlung integrieren kann?

Bewusstseinsraum erzeugen

Jedes Tierkreiszeichen ermöglicht durch die eurythmische Tierkreis-Geste einen Bewusstseinsraum. Ich zeige dies hier exemplarisch am Löwen und der Jungfrau.[58]

Die Tierkreisgeste des *Löwen* wird ausgeführt, indem vom Herzen ausgehend beide gestreckte Arme seitlich nach oben mit gespreizten Händen in den Raum ausgreifen. Darin drückt sich – vom Herzen ausgehend – die höchste Aufmerksamkeit in der Wahrnehmung der Welt aus. Rudolf Steiner schreibt dem Löwen die Weltanschauung des Sensualismus zu. Ein Sensualist nutzt im Idealfall alle zwölf Sinne, um sich wahrnehmend in der Welt zu orientieren.

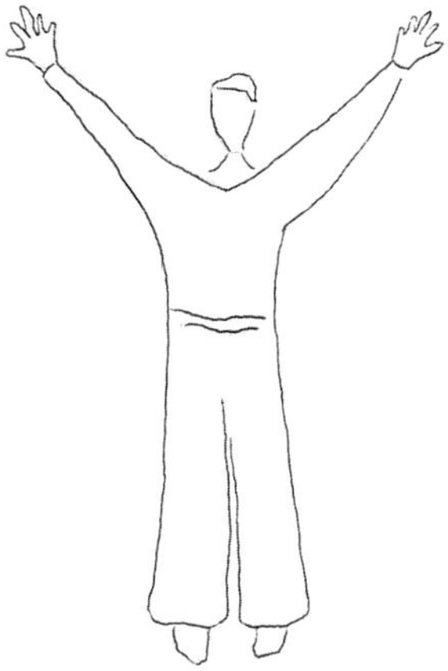

Löwe

Man empfindet sich wie in einer Kugel stehend, aus dem Herzen wach und offen für alle unterschiedlichen Eindrücke. Verwirklicht man mit dieser Tierkreisgeste und vor allem mit der Anwendung des Sensualismus diese Haltung der Welt gegenüber, öffnet sich ein innerer Bewusstseinsraum. Begegnet man einem Patienten mit einer solchen Haltung, lässt man alle Eindrücke bis an sein Herz heranwirken. Dadurch öffnet man dem Gegenüber einen «Löwe-Bewusstseins-Raum», in dem er sich zeigen kann.

Geht man in die innere Haltung und Gestaltungsaktivität im Zeichen der *Jungfrau,* wird der Begegnungsraum ein ganz anderer. Die eurythmische Tierkreisgeste der Jungfrau besteht darin, die linke Hand seitlich an den Unterbauch zu legen, wobei die Hand schräg von oben nach unten weist. Der rechte Arm hängt gelöst nach unten. Diese Geste weist – im Gegensatz zu der des Löwen – von außen nach innen, vom Allgemeinen ausgehend auf einen Punkt im Inneren des eigenen Leibes, in den Verdauungsraum, der dem Bewusstsein verborgen ist.

Die dazugehörige Weltanschauung ist laut Rudolf Steiner der Phänomenalismus mit seiner Liebe und Gründlichkeit fürs Detail. Sie strebt danach, den Schatz der einzelnen Phänomene zu entdecken und zu erfassen. Geht man mit dieser Haltung in die Begegnung mit dem Patienten, fühlt er sich in seiner Situation ernst genommen. Ausgehend von seinen individuellen Phänomenen wird versucht, die für ihn passende Therapie zu entwickeln.

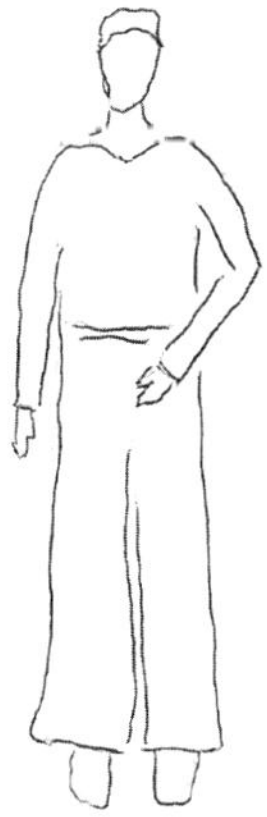

Jungfrau

Ein weiterer Schritt wäre, die Tierkreiswirkungen nicht nur als innere Haltung des Therapeuten einzubeziehen, sondern sie als Massagegriffe anzuwenden.

Diese Elemente des Tierkreises als ganzheitliches Vorgehen für die Diagnose und Behandlung mit einzubeziehen ist ein unbeschreiblich großes Feld für zukünftige Entwicklungen.

Laute als Wahrnehmungshilfe und Gestaltungswerkzeuge bei der Massage

Zweifache Anwendungsweise der Laute

Die eurythmischen Laute können prinzipiell in einer zweifachen Weise bei der Massage angewendet werden: als Wahrnehmungs- und als Gestaltungswerkzeuge. Diese Möglichkeit der zweifachen Handhabung gilt für jeden Laut als Massagegriff. Machen wir uns dies deutlich am Beispiel des B.[59]

DER LAUT ALS «WAHRNEHMUNGSBRILLE» – BLÜTENPRINZIP

Wenn wir die Hände mit der Geste des B um das Knie legen, können wir mit diesem umhüllenden Griff auf drei unterschiedliche Arten wahrnehmen.

Durch das Ausrichten der Hände mit der damit verbundenen Wahrnehmung fokussiert man eine spezifische Stelle, beispielsweise die Kniescheibe. Im Suchen nach der bedürftigen Stelle können die Hände etwas gedreht oder an eine andere Stelle verschoben werden, bis sie gefunden ist. Dies entspricht der Wachheit des Gelb, dem bewussten Erkennen-Wollen.

Dann verbleibt man etwas länger in der Umhüllung (blau) und versucht, eine Beziehung zur Kniescheibe und durch die Kniescheibe hindurch ins Innere des Knies aufzubauen. Im Inneren des Knies zeigen sich dann verschiedene Phänomene wie hart oder trocken, vibrieren, strömen, Wasseransammlung etc.

Und im dritten Schritt (rot) können dann vor allem Wärmeunterschiede festgestellt werden. Ist das Knie heiß, entzündlich? Hat es eine gleichmäßige Wärme wie das übrige Bein, eine Kühle oder sogar Kälte? Alle drei Wahrnehmungsqualitäten sind durch das B möglich und viele weitere durch die anderen Laute.

DER LAUT ALS «GESTALTUNGSWERKZEUG» – KNOSPENPRINZIP

Arbeitet man mit dem entsprechenden Laut nicht wahrnehmend, sondern mit seiner formenden Wirksamkeit, sehen die drei Schritte folgendermaßen aus:

Im ersten Schritt, dem Gelb, wird aufgrund der vorangegangenen Wahrnehmung entschieden, an welcher Stelle mit dem B klein- oder großflächig gearbeitet werden soll. Bereits in diesem Moment wirkt das Gestaltende des Gelb im B weckend. Im zweiten Schritt, dem Blau, wird der Stelle am Knie mehr Form, mehr Hülle oder mehr Halt gegeben. Das kann je nach Befund von vorne, von der Seite der Kniescheibe, von hinten aus der Kniekehle oder auch aus verschiedenen Richtungen gleichzeitig geschehen. Im dritten Schritt, dem Rot, wird die entsprechende Stelle belebt, indem das wärmende Element gefördert wird. Die Wärme, das Pulsieren, die Durchblutung werden durch diesen Schritt intensiviert.

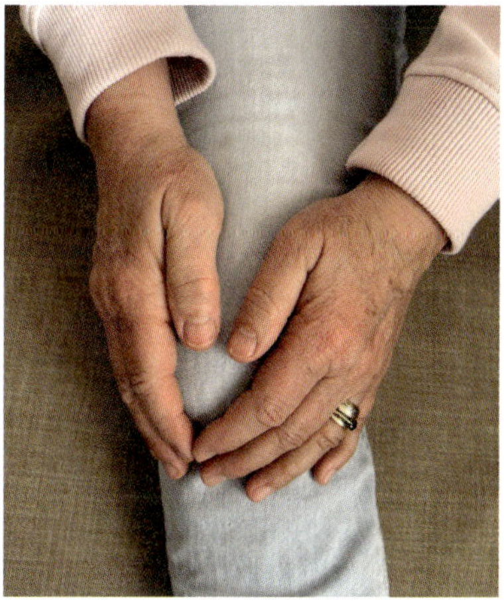

Selbstbehandlung des Knies mit B

Ablauf einer Eurythmie Massage-Behandlung

Im folgenden Kapitel wird das Vorgehen in einer *Eurythmie Massage* Therapieeinheit vorgestellt, die bei mir in der Regel eine Stunde dauert. Dabei unterscheidet sich eine Erstbehandlung im Ablauf von einer Folgebehandlung. Hier wird der Ablauf einer Erstbehandlung beschrieben.

Es gibt einige Ärzte, die ihren Patienten aufgrund bisheriger Behandlungserfolge *Eurythmie Massage* verschreiben. Viele kommen jedoch auch auf Empfehlung anderer Patienten.

OPTIMALE VORBEREITUNG UND VERHALTEN DES THERAPEUTEN

Der Raum

Bei der Vorbereitung einer Therapiestunde beginne ich mit den Räumlichkeiten. Idealerweise wählt man einen Raum, den man abschließen kann, damit man während der Behandlung ungestört bleibt. Dieser sollte eine angenehme Temperatur haben, vor allem dann, wenn die Patienten mit Öl direkt auf der Haut behandelt werden. Ich achte besonders im Winter darauf, dass die Temperatur zwischen 23 und 24 Grad beträgt.

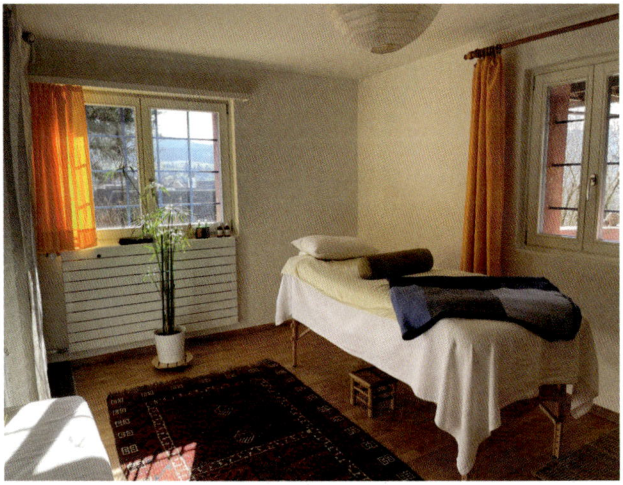

Behandlungsraum

Aus meiner Sicht sollte der Raum in seiner Ausstattung nicht zu überfüllt, aber auch nicht zu kahl sein. Etwas Stilvolles und Gemütliches unterstützt die Atmosphäre, in der sich der Patient wohl und geborgen fühlt. Nach jeder Behandlung wird gelüftet. Und manchmal, je nach Situation oder Patient, kann man vorsichtig ein Raumspray benutzen. Ich wähle gerne einen leichten Zitrusduft, damit Frische und Wachheit in der Atmosphäre liegen. Es gibt aber auch Patienten, die Kopfschmerzen bekommen, wenn sie einen Duft wahrnehmen.

Der Therapeut

Wenn wir schon beim Geruch sind: Auf gar keinen Fall als Therapeut vor der Behandlung Knoblauch essen! Damit verjagt man jeden Patienten. Also gut auf den eigenen Körpergeruch achten!

Bei der Kleidung ist es wichtig, dass sie bequem ist und dass man sich darin gut bewegen kann. Man sollte auch daran denken, sich nicht zu warm für den Massageraum zu kleiden. Ist man den ganzen Tag in der Praxis, empfiehlt es sich, weiche, gut sitzende Schuhe zu tragen. Es gibt sehr gute Sport- oder Gesundheitsschuhe, die sich hierfür eignen.

Wärme

Zusätzlich zur Wärme der Raumluft ist die Wärme der Hände des Therapeuten wichtig. Schafft man es nicht, bei der Massage die eigenen Hände innerhalb von zwei Minuten zu erwärmen, empfiehlt es sich, sie vor der Behandlung unter warmes Wasser zu halten.

Des Weiteren kann man die Massageliege mit einer Heizmatte vorwärmen, die dann während der Behandlung ausgeschaltet wird, sofern es der Patient nicht anders wünscht. Zusätzlich bereite ich im Winter jeweils drei Wärmflaschen vor, die aber nicht mit kochendem Wasser gefüllt werden dürfen. Meine Patienten schätzen es, wenn ich zwischendurch besonders bedürftige Körperstellen mit einem Mulltuch bedecke, das ich auf einem kleinen Elektro-Heizkörper vorgewärmt habe, um sie mit dieser trockenen Wärme zu beleben.

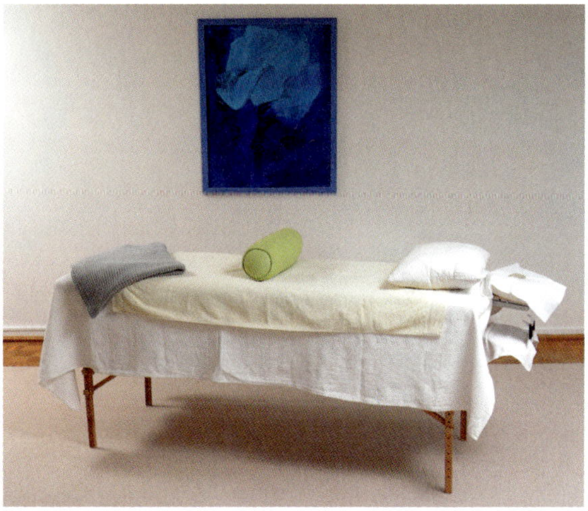

Massageliege mit Utensilien

Während der Massage lassen sich immer wieder Tücher nachwärmen. In einzelnen Fällen werden sogar warme, feuchte Tücher aufgelegt.

Selbstführung des Therapeuten

Das Zeitmanagement ist eine Kunst für sich. Pünktliches Beginnen und rechtzeitiges Beenden geben dem Patienten das Gefühl, dass der Therapeut die Sache «im Griff» hat und dass sie ihm vertrauen können.

Viele Patienten kommen mit einem großen Redebedarf. Oft geben sie mir zu erkennen, dass sie nur mit mir als Therapeutin über persönliche Anliegen sprechen könnten. Mir ist bewusst, wie wichtig es ist, den Menschen zuzuhören, um ihnen passende Anregungen, Tipps und Ratschläge geben zu können. Es ist eine große Herausforderung, das richtige Gefühl dafür zu entwickeln, wie viel Zeit das Gespräch, die Behandlung oder die Instruktionen für das eigene Üben jeweils einnehmen soll. Die drei «Goldschlüssel» dabei sind innere Ruhe, Sicherheit im Führen des Behandlungsprozesses und Empathie dem Patienten gegenüber.

«Der Kunde ist König»

> *«Der Mensch wird seine Arbeit nicht nur durch das Werkzeug der Hand vollführen, sondern das Herz wird ein Werkzeug der Seele sein, in einer Weise, wie der Mensch es heute noch gar nicht ahnt.»*[60]

Grundsätzlich ist bei mir jeder Patient «König». Keiner kommt ohne Grund. Er kann noch so anstrengend, anspruchsvoll oder einfordernd sein. Ich bemühe mich bei jedem, nach einem aufmerksamen Hinhören sanft und liebevoll zu spiegeln, worin ich die Not sehe, und biete meist verschiedene Wege an, auf denen man sie verwandeln oder im besten Fall beseitigen kann. Gemeinsam und immer auf Augenhöhe versuchen wir, einen gangbaren Weg zu entwickeln. Dabei mache ich ihm bewusst, dass jeder (!) Mensch einzigartig ist. Jeder ist ein Unikat. Und seinen innersten Kern, der damit angesprochen ist, bezeichne ich als «Edelstein».

Jede Maßnahme bei der Behandlung und jede Übung soll ihn in seiner inneren Entwicklung und Selbstfindung unterstützen. Falls mir dies nicht gelingt, ist er aufgefordert, sich bemerkbar zu machen. Es ist für mich das höchste Ziel, dass der innerste Kern eines Patienten in der Therapiestunde angesprochen wird, und es ist ein aufbauender und erfüllender Moment, wenn dies gelingt. Dies beruht auf gegenseitiger Wertschätzung und öffnet damit Entwicklungsmöglichkeiten für beide, für den Therapeuten und den Patienten in ungeahnter Größe.

Begrüßung

Bei der Begrüßung und dem Empfangen des Patienten im Therapieraum werden möglichst viele Eindrücke wie Händedruck, Gangart, Stimme, Blick, Bewegungsmuster und sonstige Eigenarten wertfrei wahrgenommen. Es ist von Anfang an wichtig, die Besonderheit jedes einzelnen Menschen möglichst differenziert auf verschiedenen Ebenen zu beobachten.

Gespräch

Zunächst findet immer ein kurzes Gespräch statt, in dem der Patient seine Krankheitssituation und die Bedürfnislage schildert. Dort fließt auch, wenn vorhanden, die Diagnose des behandelnden Arztes mit ein. Dann werden die Methode der *Eurythmie Massage* und der Verlauf der Behandlung kurz erklärt.

Als Erstes erkundige ich mich, ob der Patient schon Erfahrung mit Eurythmie hat oder ob es ein ganz neues Gebiet für ihn ist. Je nach Erfahrung und persönlichen Voraussetzungen wird das Behandlungsmittel – die Laute der Eurythmie – mehr oder weniger gründlich dargestellt. Es sind Bewegungen, die wie Heilmittel wirken.

Anhand eines Lautes, meist dem B, wird das Vorgehen exemplarisch demon-

GRUNDAUSSTATTUNG IM THERAPIERAUM

- zwei Stühle
- Massageliege mit Kopfkissen, Fußrolle, dünne Decke und Wolldecke
- Öle
- Wasserkocher und Wärmflaschen
- Armstulpen (für Patienten, wenn es kalt ist)
- Flanelllaken
- Frotteetücher
- Wärmedecke für die Liege
- Elektroheizung
- Schemel zum Hochsteigen auf die Liege
- Hocker (zum Sitzen beim Massieren)
- Uhr
- gemütliche Einrichtung (Bilder, Pflanzen etc.)
- Rollos oder Vorhänge an den Fenstern

striert: Zuerst die Aufmerksamkeit darauf richten, wo behandelt werden soll (gelb), zweitens mit den Händen einen Schutzraum für den Patienten aufbauen (blau), und drittens sich als Therapeut voll und ganz mit dem Patienten und seinem Problem verbinden (rot). Die allermeisten Patienten sind solch einer Darstellung gegenüber sehr offen und unvoreingenommen.

Nachdem ich die Anwendung und die Wirkung der Laute beschrieben habe, biete ich dem Patienten verschiedene Möglichkeiten an, wie er behandelt werden kann: liegend, sitzend oder im Stehen. Die meisten ziehen es vor, sich hinzulegen.

Es ist wichtig, dass der Patient seine Erfahrung jederzeit in die Behandlung einbringen kann, dass er das eigene Befinden, sein Unwohlsein oder auch Wohlgefühl artikuliert und nichts einfach über sich ergehen lassen muss.

Jeder Patient kann selbst wählen, ob er mit oder ohne Kleidung behandelt werden möchte. In beiden Fällen wird zuerst eine Decke über den ganzen Leib gelegt, die dann partiell an den behandelten Stellen weggenommen werden kann. Im Sommer wollen die meisten Patienten nicht zugedeckt werden.

Auch die Entscheidung, ob die Behandlung mit oder ohne Öl stattfinden soll, ist dem Patienten überlassen. Ich benutze unterschiedliche Öle, die die Massagewirkung unterstützen. Für den Therapeuten liegt der Vorteil einer Massage direkt auf der Haut darin, dass die Kleidung oder die Wolldecke die Wahrnehmung des Leibes nicht abdämpfen. Man kann aber auch den bekleideten oder zugedeckten Körper differenziert wahrnehmen, was allerdings eine größere Anstrengung für den Therapeuten bedeutet.

Während der Therapiestunde kann sich der Patient jederzeit fragend einbringen, ob bei der Besprechung, während der Behandlung oder bei den Übungen. Er soll die Stunde nicht «über sich ergehen lassen», sondern er soll sich wohlfühlen und bemerken, dass der Therapeut auf seine Bedürfnisse eingeht. Falls er schon mit bestimmten Wünschen in die Behandlung kommt, kann er sie gleich zu Beginn äußern.

Beginn der Behandlung

In den meisten Fällen erfolgt die *Eurythmie Massage* im Liegen. Zunächst legt sich der Patient, wenn es sein gesundheitlicher Zustand erlaubt, mit dem Bauch nach unten auf die Liege, unterstützt von einer Fußrolle. In den meisten Fällen setze ich Wärmflaschen ein, da die Wärme das Gelöstsein und Beleben des Leibes erst möglich macht. Kalte Stellen sind sehr schwer zu behandeln.

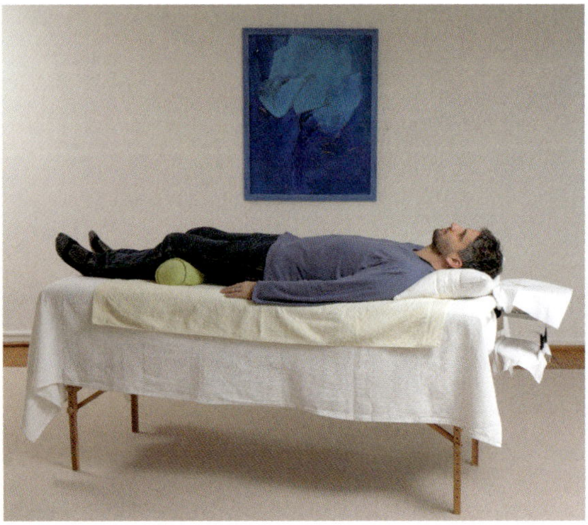

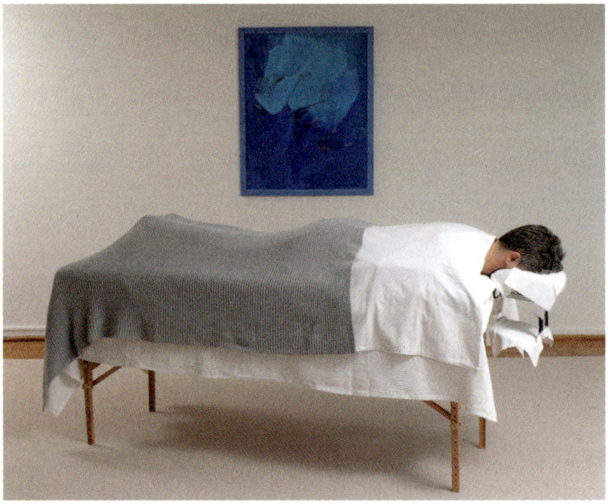

Patient auf dem Rücken und auf dem Bauch liegend

Äthertopografie aufnehmen auf dem Massagestuhl

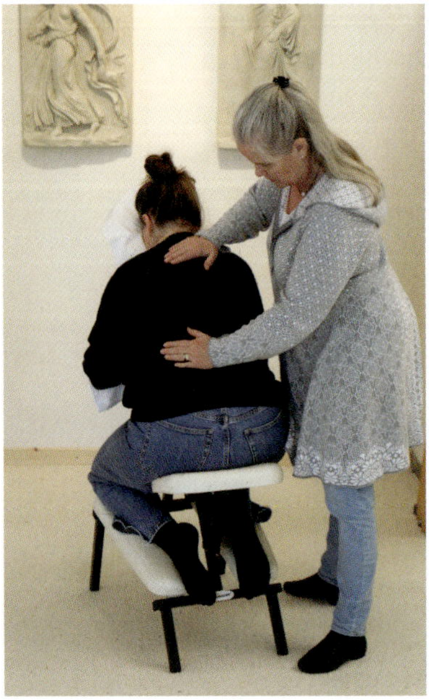

Nachdem eine Schulter, ein Arm, ein Knie etc. behandelt wurden, wird die entsprechende Stelle mit einem vorgewärmten, trockenen Tuch umhüllt. Die Wärme ist das wichtigste Hilfsmittel, damit sich das Ich des Patienten mit den Bedürfnissen des Leibes verbinden kann.

Wichtig ist, dass der Patient bequem und entspannt liegen kann. Im Fall von Nacken-, Wirbelsäulen- und Rückenbeschwerden kann die Behandlung sehr gut auf einem Massagestuhl durchgeführt werden. Auch in diesem Fall können die Patienten ihre Alltagskleidung anbehalten.

Es wird jedes Mal vom Therapeuten abgewogen und nachgefragt, ob mit oder ohne Öl behandelt werden soll, wenn der Patient keinen diesbezüglichen Wunsch äußert. Dies kann auch bei jeder Behandlung neu entschieden werden, da die Patienten nicht immer in derselben Verfassung sind.

In manchen Fällen – meist bei sehr aktiven Patienten – kann auch mit einer Bewegungsübung oder heileurythmischen Übung begonnen werden. Das gibt dem Patienten ein Gefühl von eigener Tätigkeit und Verantwortung, woraus dann eine ganzheitliche Entspannung bei der Massage hervorgehen kann.

Geht der Massage eine Bewegungsübung voraus, können die daraus resultierenden Eindrücke hilfreiche Hinweise für die Diagnose und die Durchführung der Massage geben.

Äthertopografie

> *«Der Ätherleib ist also ein wirklicher, ätherischer Doppelgänger des physischen Leibes.»*[61]

Wenn der Patient liegt, werden die weiteren Schritte erläutert. Bei jeder Behandlung wird als Erstes vom Scheitel über den ganzen Leib bis zu den Füßen mit sanften B- und M-Bewegungen der aktuelle physische und energetische Zustand untersucht. Es gibt «wache» und «schlafende» Stellen an jedem Körper. Diesen Prozess nenne ich «die Äthertopografie aufnehmen».[62]

Das Lebendige findet immer einen konkreten Ausdruck im Physischen. Auf diese Wirkungen der Lebenskräfte wird hier besonders geachtet. Die Beobachtungen aus der Äthertopografie sind entscheidend für die nächsten Schritte bei der Behandlung.

POLARITÄTEN IM PHYSISCHEN

mittels physischer Sinne wahrnehmen

hart – weich

warm – kalt

trocken – feucht

konvex – konkav

Durch das langsame und sanfte Berühren mit dem B und M werden möglichst viele Eindrücke am Leib aufgenommen. Trotz Kleidung und Wolldecke können Wölbungen, Volumen, weiche und harte, gespannte, knochige, dünne und dicke

VIDEO ZUR ÄTHERTOPOGRAFIE
https://unternehmen-eurythmie.ch/massage-videos

Bereiche sehr gut wahrgenommen werden. Die plastische Form des Leibes hängt direkt mit der Belebung, dem energetisch-ätherischen Zustand des Patienten zusammen. Dieses ganzheitliche «Bild» des Patienten wird mit großer Aufmerksamkeit wahrgenommen.

POLARITÄTEN IM LEBENDIG-ÄTHERISCHEN

mit dem eigenen Ätherleib wahrnehmen
belebt – unbelebt
saugend – quellend
fließend – stockend
überformt – formlos
transparent – dicht

Polaritäten im Physischen wie hart - weich, warm - kalt, trocken - feucht und konvex - konkav sind mit etwas Übung leicht wahrzunehmen. Im Ätherisch-Lebendigen, das einiges mehr an Übung erfordert und nur durch das eigene innere Aktivieren dieser Bewegungsqualitäten wahrgenommen werden kann, finden sich Polaritäten wie belebt - unbelebt, saugend - quellend, fließend - stockend, überformt - formlos oder transparent - dicht.

Ein gut geschulter Therapeut kann sogar durch die Wolldecke hindurch Wärmeunterschiede sowie belebtere und weniger belebte Stellen wahrnehmen. Falls der Therapeut unsicher ist, kann auch schon in diesem ersten Schritt die Wolldecke kurz zur Seite gelegt werden, um direkt am physischen Leib einen besseren Eindruck zu gewinnen.

Das dabei gewonnene Gesamtbild des Leibes wird zur Grundlage der Therapiestunde. Auch wenn der Patient mehrmals kommt, ist diese Äthertopografie-Aufnahme die Grundlage jeder einzelnen Therapieeinheit. Der Gesamteindruck kann sich von Mal zu Mal ändern. Es werden nie die Behandlungen einer vorhergehenden Therapieeinheit unverändert wiederholt. Der aktuelle Zustand des Leibes wird bei der Durchführung der Therapie immer miteinbezogen.

Hauptteil der Behandlung

Nun wird entschieden, welche Stelle am Leib mit welchem Laut behandelt werden soll. Es kann vorkommen, dass eine Partie behandelt werden muss, die weit entfernt von der schmerzenden Stelle liegt (siehe das Kapitel «Unterschied zwischen physischen und ätherischen Problemen», S. 183 f.), die aber in der Wahrnehmung des Therapeuten die Ursache der Schmerzen ist. Von da aus wird schrittweise die Beziehung zu der akut schmerzenden Stelle aufgebaut. In den meisten Fällen wird schon damit eine Linderung empfunden.

Erst als letzter Schritt wird die konkret schmerzende Stelle selbst miteinbezogen. Dabei ist besondere Vorsicht geboten, damit man nicht durch ein fehlerhaftes Manipulieren der Stelle das Problem noch vergrößert. Es wird zunächst in der Nähe der betreffenden Stelle behandelt. Dann verlagert sich die Behandlung immer weiter zur schmerzenden Stelle hin, um diese zuletzt durch eine vorsichtige, direkte Behandlung in die Ganzheit zu integrieren.

Dem Patienten ist es immer möglich, sich zu äußern, wenn etwas unangenehm oder zu stark wirkt. Er wird sogar ausdrücklich dazu aufgefordert. Der Verlauf der Behandlung soll dem Patienten gerecht werden und nicht den im Voraus favorisierten Zielvorstellungen des Therapeuten.

Dieser eben beschriebene Vorgang nimmt den Hauptteil der Behandlung ein. In der Regel gibt es beim Patienten mehrere zu harmonisierende Bereiche. In der Behandlung kann man sich nun für einen entscheiden oder mehrere Stellen zusammengefasst behandeln.

Der Therapeut verfolgt schon während der Behandlung, wie der Patient darauf anspricht und ob eine Veränderung bemerkbar wird.

Nach der Hälfte der Massagezeit wird der Patient gebeten, sich auf den Rücken umzudrehen, damit die Vorderseite gleichermaßen in den Gesamtprozess miteinbezogen wird. Wichtig ist immer, dass der gesamte Organismus versorgt wird.

Abschluss der Behandlung

Zum Schluss wird wiederum vom Scheitel bis zur Sohle durch eine sanfte M-Abstreichung eine Art Haut um die ganze Person gelegt. Sie soll eine beruhigende, abschließende Energiehülle für die Zeit nach der Behandlung bilden. Bei den Füßen angekommen, werden diese nacheinander beruhigend mit einem B mehrmals umschlossen, damit der Patient sich harmonisch mit seinem Leib verbindet und ruhig bis in die Füße hinein einen Bezug zu diesem aufrechterhält.

Ich begleite diese abschließende Hülle innerlich immer mit einem Spruch von Rudolf Steiner, den man in der Begleitung eines Menschen auch leicht abändern kann («meiner» zu «deiner», «mich» zu «dich» und «Gefäß» zu «Haut»):

«Die äußere Hülle meiner Aura verdichte sich.
Sie umgebe mich mit einem undurchdringlichen Gefäß
gegenüber allen unreinen, unlauteren Gedanken und Empfindungen.
Sie öffne sich nur der göttlichen Weisheit.»[63]

Jeder Therapeut kann den Abschluss durch eine innere Haltung und/oder durch eine für den Prozess passende Geste abrunden. Das ist sehr persönlich, und jeder Therapeut kann sich individuell entscheiden.

Nachruhe

Danach bleibt der Patient zugedeckt für einige Minuten in der Nachruhe. Dadurch werden dem Leib und der Seele Raum und Zeit gegeben, das Erfahrene nachklingen zu lassen. Der Behandlungsprozess soll stärkend weiterwirken, und man soll nicht gleich wieder vom Alltag mitgerissen werden. Die innere Ruhe soll die Nachhaltigkeit solch einer Behandlung ermöglichen. Finden die Behandlungen zu Hause beim Patienten statt, ist es ideal, wenn er sich hinterher auf sein Bett legt oder sogar direkt in die Nachtruhe übergeht.

Nachbesprechung und Übungen

Im Anschluss an die Nachruhe in der Praxis des Therapeuten kann der Patient eine Rückmeldung über die wichtigsten Befunde dieser Behandlung bekommen. Daraus werden meist ein bis drei Übungen entwickelt oder schon gegebene, auch solche aus der Eurythmietherapie, erklärt, damit sie der Patient möglichst selbstständig anwenden kann. Dies können Massage-Selbstbehandlungen sein, einzelne Lautbewegungen, Lautkombinationen oder Bewegungsübungen aus den *Warming*-Reihen. Diese Übungen werden dann zu Beginn der folgenden Therapieeinheit angesprochen, gezeigt, modifiziert und gemeinsam geübt. So entwickelt sich eine gegebene Übung der aktuellen Situation entsprechend immer weiter fort.

Entscheidung nach der ersten Behandlungseinheit

Nach der ersten Behandlung und den dabei gewonnenen Erfahrungen kann der Patient entscheiden, ob er sich über einen bestimmten Zeitraum auf diese Therapie einlassen möchte. Wenn ihm die Therapie nicht entspricht oder sie nicht das bietet, was er sich wünscht, kann sie nach dieser ersten Behandlung abgeschlossen werden. Die meisten nehmen das Angebot, es sich zu Hause noch einmal zu überlegen, gar nicht an, sondern wollen gleich den nächsten Termin vereinbaren.

Integration anderer Körpertherapien im Wahrnehmungsprozess

Auf dem Gebiet der Körpertherapien gibt es sehr viele Techniken und Überlieferungen. Schon vor Jahrtausenden wurden vor allem in Asien sehr differenzierte Methoden entwickelt wie zum Beispiel Akupressur, Akupunktur, Meridiantherapie oder Jin Shin Jyutsu, um nur einige zu nennen.

Bei der Ausbildung empfehle ich, sich über die Methode der *Eurythmie Massage* hinaus mit verschiedenen Richtungen der Körpertherapie zu beschäftigen. Interessiert sich jemand zum Beispiel dafür, die Reflexzonen der Füße näher kennenzulernen, kann man dies in die *Eurythmie Massage*-Behandlung integrieren. Das Wesentliche dabei ist, dass man ganz aus der Wahrnehmung arbeitet und das Wissen aus anderen Therapierichtungen nicht nur verstandesmäßig einbezieht. Hat man eine eigene Wahrnehmung eines bestimmten Punktes, zum Beispiel am Fuß, wird dieser mittels der Lautqualitäten behandelt.

Auffällige Merkmale – sei es an den Füßen, an den Händen, im Gesicht oder entlang der Meridiane – können dabei helfen, ein ganzheitliches Bild eines Menschen zu gewinnen. Je umfassender und facettenreicher ein Gesamtbild ist, zu dem die Phänomene geordnet werden, desto besser kann man dem Patienten helfen. Die Diagnose für eine *Eurythmie Massage*-Behandlung kann man so mit anderen Körperdiagnosen vertiefen.

Fingerspitzen-M an einem Kinderfuß

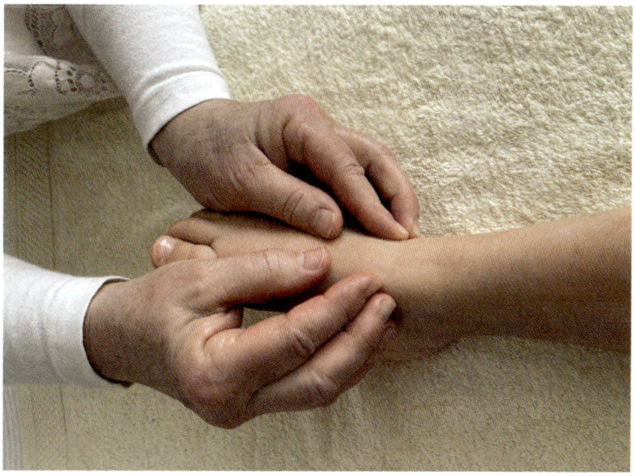

Therapeuten aus den verschiedensten Bereichen haben an meinen Kursen teilgenommen, darunter Physiotherapeuten, Fußreflexzonentherapeuten, Vertreter der Rhythmischen Massage, der Cranio-Sakral-Therapie und des Jin Shin Jyutsu. Keiner musste sein Wissen und seine Fähigkeiten unterdrücken, jeder konnte sie in seinen Wahrnehmungsprozess integrieren. Entscheidend ist, dass der Schritt von der Diagnose zur Behandlung gelingt, die selbstverständlich als *Eurythmie Massage* mit eurythmi-

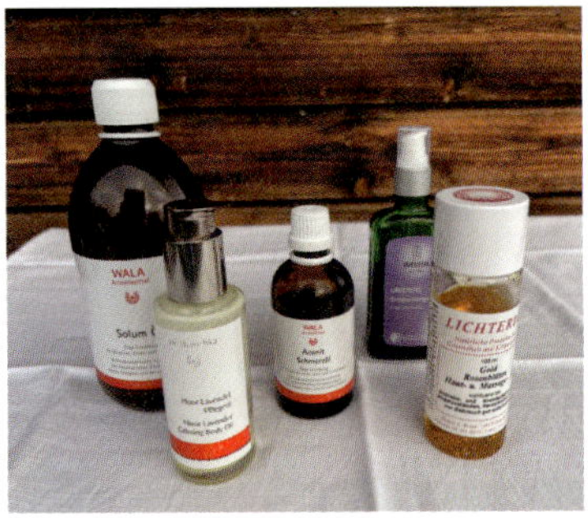

Verschiedene Massageöle

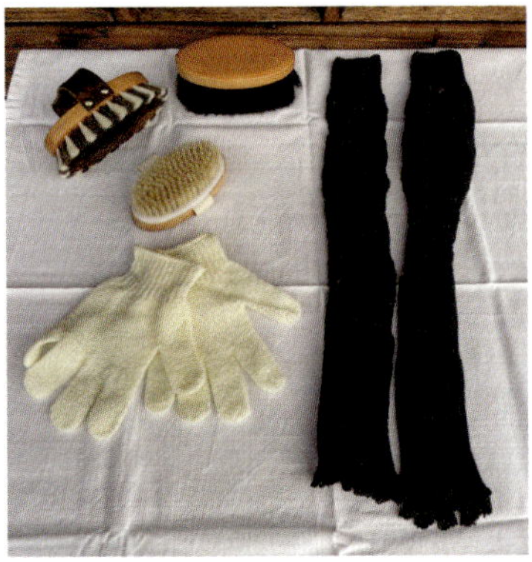

Utensilien für die Trocken-massage und Armstulpen

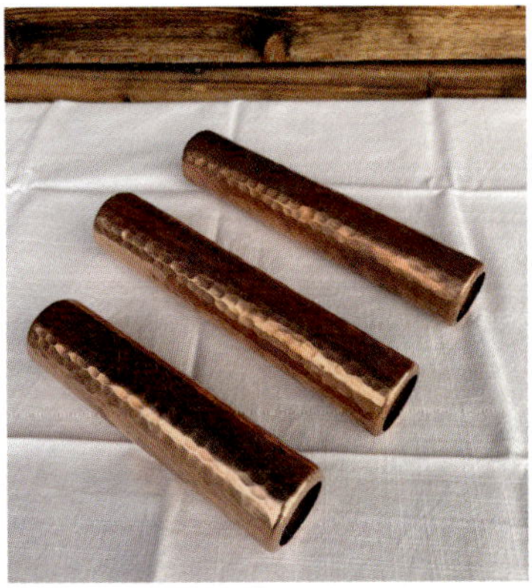

Kupferrollen

schen Mitteln - an erster Stelle mit der Dreifarbigkeit der Laute - durchgeführt wird.

Behandlung spezifischer Körperteile

Gerade für Anfänger kann es sinnvoll sein, sich erst einmal auf einzelne Körperteile zu beschränken, nachdem man eine ganzheitliche Äthertopografie durchgeführt hat. Ohne die nötige Erfahrung kann man sich rasch überfordert fühlen, den Menschen von Kopf bis Fuß zu behandeln. Deshalb empfehle ich in einem solchen Fall, sich auf eine Handmassage - selbstverständlich beider Hände -, Fußmassage oder Rückenmassage zu beschränken. Auch wenn eine Behandlung nur zehn Minuten dauert, kann dies für die massierte Person schon eine Entlastung, Belebung oder gar eine Linderung bedeuten und wird in den meisten Fällen als Wohltat empfunden.

Bei der Ausbildung wird jeder darauf vorbereitet, sich in dieser Hinsicht selbst zu orientieren.

Öle und Utensilien zur Unterstützung der Massage

ÖLE

Ich stelle es jedem Patienten frei, ob er mit oder ohne Öl behandelt wird. Es gibt Menschen, die mögen kein Öl, andere lieben es über alles. Deshalb wird es nicht automatisch eingesetzt. Jedes Öl bietet eine substanzielle Unterstützung; seine Wirkung wird in die Massage integriert. Man achte darauf, dass natürliche Öle ohne synthetische Zusätze verwendet werden. Es gibt empfehlenswerte Öle von Wala, Weleda, Sonett, Lichterde und vielen anderen Herstellern. Ich benutze etwa 15 verschiedene Öle.

MEINE STANDARD-ÖLE

- *Solum Öl* von Wala zur Hüllebildung und Entspannung für den ganzen Körper,
- für das Gesicht *Moor Lavendel Pflegeöl* oder *Schlehenblüten Pflegeöl* von Dr. Hauschka,
- *Arnika Massage-Öl* von Weleda als wärmendes Öl für den ganzen Körper,
- die Mistelform-Massageöle von Sonett, zum Beispiel *Zitrone-Zirbelkiefer* zur Anregung und Stärkung
- ein neutrales Mandelöl für Menschen, die geruchlose Öle bevorzugen,
- ein Rosmarinöl zur Anregung,
- *Aconit Schmerzöl* von Wala
- *Gold-Orangen Massage-Öl* (belebend), *Gold-Weihrauch-Myrrhe Massage-Öl* (harmonisierend) und *Gold-Rose-Lavendel Massage-Öl* (entspannend) von Lichterde

TROCKENMASSAGE

Was nach einer Öl-Massage sehr belebend wirkt und sich besonders im Sommer eignet, wenn man schwitzt, ist ein Nachtrocknen und Kneten mit einem nicht ganz weichen Frotteetuch. Dies hat eine sehr belebende Wirkung und nimmt Ölreste von der Haut, damit diese nicht in die Kleidung geraten.

Die Belebung mit dem Frotteetuch kann aber auch ohne Öl geschehen. Vielen Patienten hilft sie bei der Selbstbehandlung vor allem morgens, wenn sie Mühe haben, wach zu werden. Sie weckt und regt unmittelbar den Blutkreislauf an. Dies kann natürlich auch mit einem Massagehandschuh oder einer Massagebürste durchgeführt werden.

KUPFERROLLE

Bei der Kupferrolle handelt es sich um ein Kupferrohr mit etwa vier Zentimetern Durchmesser und einer Länge von 18 oder 23 Zentimetern.[64] Sie eignet sich in erster Linie für die Fußmassage, indem man die Füße wie über eine Faszienrolle hin und her bewegt. Kupferrollen regen alle Fußreflexzonen an, wärmen die Füße und beleben den ganzen Organismus.

Warum Kupfer? Kupfer ist ein sehr leitfähiges Metall und regt die Durchblutung an. Früher wurden Türklinken in Krankenhäusern aus Kupfer gefertigt, da dieses Metall die Fähigkeit hat, Keime zu neutralisieren. Rollt man mit nackten Füßen über eine Kupferrolle, kann es geschehen, dass das Kupferrohr innerhalb von wenigen Minuten eine schmutzig-braune Farbe bekommt. Es entgiftet den Körper.

Man kann das Rohr auch darüber hinaus als Massage-Objekt benutzen und mit verschiedenen Techniken an Armen, Beinen und vor allem im Nacken anwenden. Bei der *Eurythmie Massage*-Ausbildung ist die Kupferrolle ein integraler Bestandteil.

Ausbildung in Eurythmie Massage

Im Jahr 2010 habe ich damit begonnen, eine *Eurythmie Massage*-Ausbildung anzubieten. Menschen aus den unterschiedlichsten Berufen hatten das Bedürfnis, diese Behandlungsmethode gründlicher kennenzulernen. Dieses Interesse hat dazu geführt, dass sich diese Ausbildungsform von Jahr zu Jahr weiterentwickelt hat. Im Jahr 2023 fand bereits der zehnte Kurs in Eckernförde statt sowie eine Trainerausbildung in Fulda für Menschen, die die *Eurythmie Massage* selbst weitervermitteln möchten.

Die Voraussetzung für diese Ausbildung sind Offenheit und das Interesse an der Bewegung und der Eurythmie gegenüber. Die Ausbildung wird in 14 Wochenendmodulen und zwei Intensivwochen über einen Zeitraum von zwei Jahren durchgeführt. Sie kann je nach Ort und Kursleiter auch individuell gestaltet werden.

Die *Eurythmie Massage* ist eine künstlerische Massage, die vom Stoff zur Idee führt. Die ganze Ausbildung baut darum auf der Wahrnehmung auf. Jede Bewegungsübung, jede Lauteinführung, jedes Farberleben, jeder Massagegriff und das Verhältnis zum Gegenüber werden durch Wahrnehmungsübungen lebendig gemacht. Die *Wahrnehmungsschulung* und die *individuellen Erfahrungen* sind die Hauptwerkzeuge in der Ausbildung.

Die Hauptlernziele sind die drei Säulen der *Eurythmie Massage*-Methode:

1. Instrumentschulung, Beherrschen der *Warming*-Reihen,
2. gründliche Kenntnis der Laute in ihrer Dreifarbigkeit (Konsonanten und Vokale, jedes Unterrichtsmodul ein Laut),
3. die sieben Massage-Stufen, das Verhältnis des Therapeuten zum Patienten.

Weitere Themen:

- Zum Einstieg werden in jedem Modul verschiedene objektorientierte Bewegungsübungen (mit Bällen, Holz- oder Kupferstäben, Fahnen, Tüchern etc.) durchgeführt.
- In einem Modul beschäftigen wir uns intensiv mit Goethes Farbenlehre – im Experiment und dann umgesetzt in der Bewegung.
- Viele Demonstrationsmassagen durch den Kursleiter.
- In jedem Modul gibt es zwei bis drei eigene Massage-Übeinheiten.
- Wir arbeiten an Grundlagentexten, um den Hintergrund der Eurythmie und die Besonderheiten der menschlichen Konstitution zu vertiefen.
- Die eurythmische Evolutionsreihe bildet den roten Faden durch die gesamte Ausbildung; es wird in jedem Modul vertiefend daran gearbeitet.
- Ein weiteres Feld sind die praktische Handhabung zum Beispiel der Öle oder Kupferrollen und der Umgang mit Wärme usw.

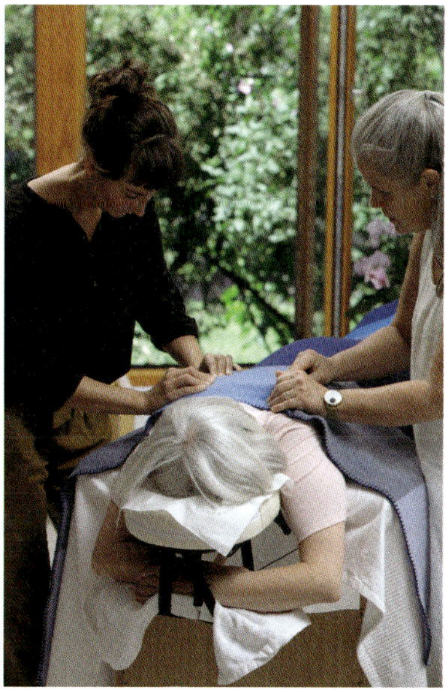

Eurythmie Massage-Ausbildung in Bartenheim

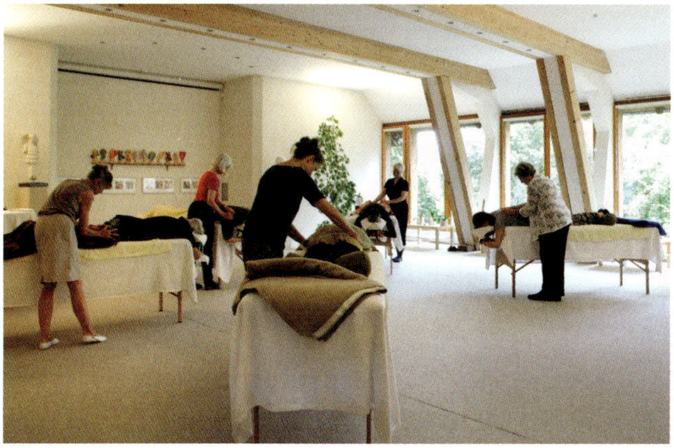

Praktisches Üben während der Ausbildung

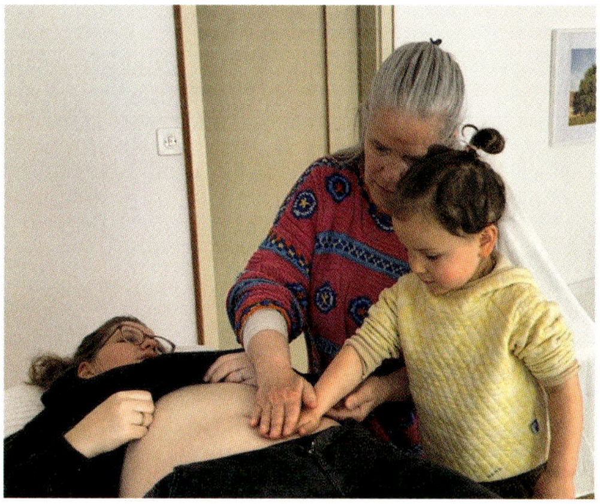

Interessierte Kinder werden einbezogen

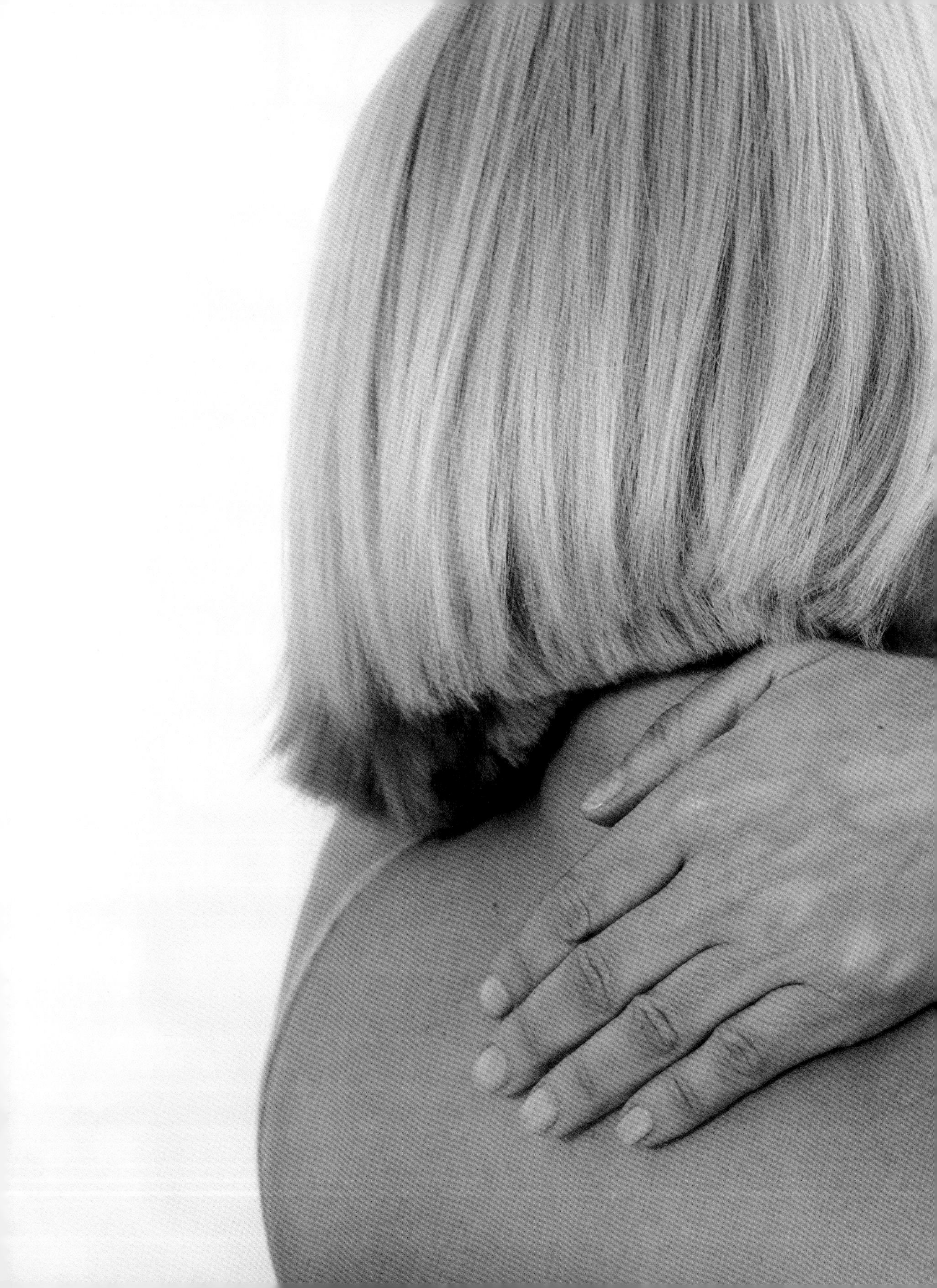

Teil IV.

SELBSTBEHANDLUNG MIT DER EURYTHMIE MASSAGE

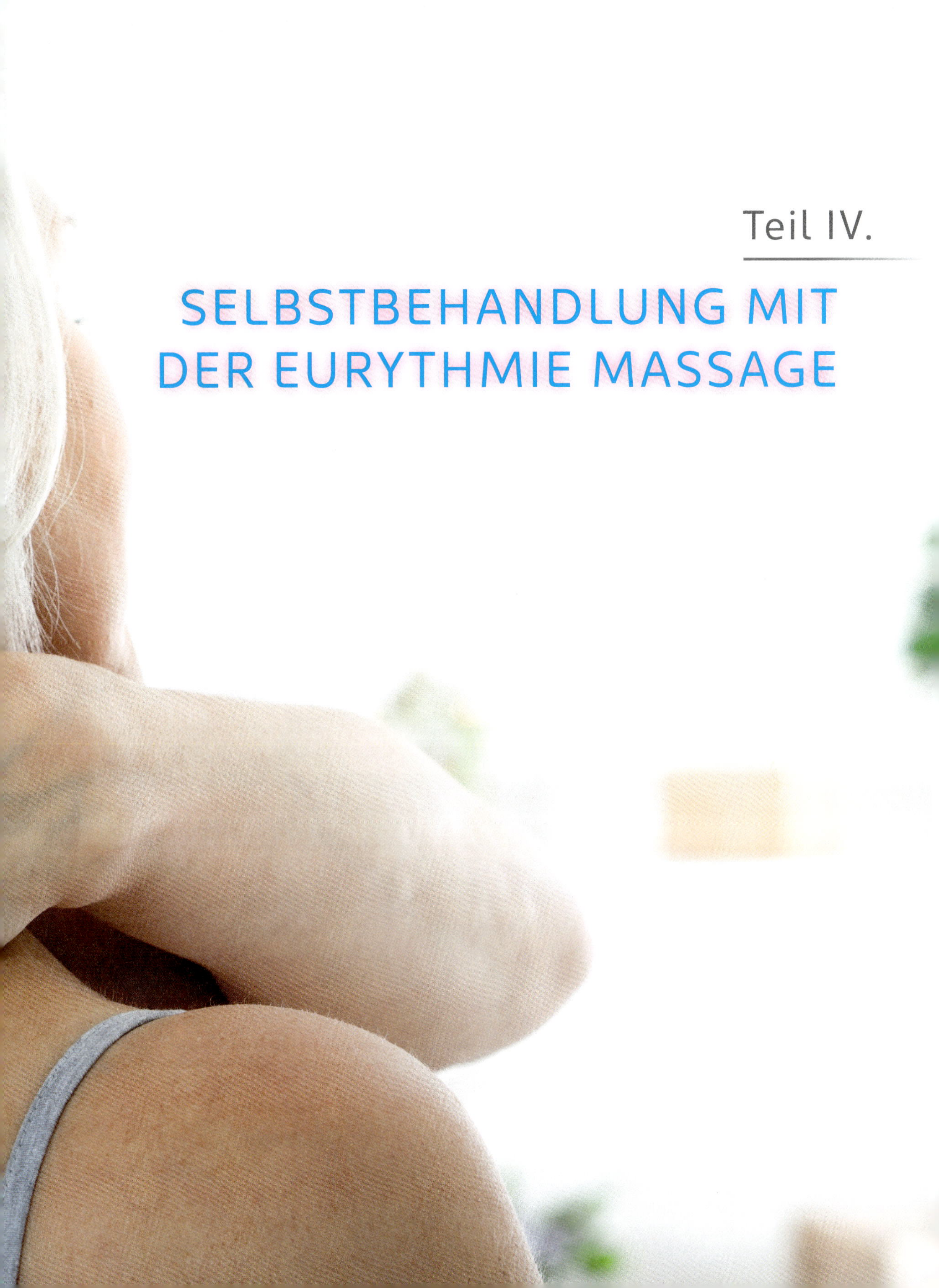

Das Prinzip der Selbstbehandlung

Die therapeutische Selbstbehandlung ist das höchste Ziel in der Eurythmie Massage.

Auch bei der Selbstbehandlung Anregungen aufgreifen

Wie bereits beschrieben (siehe S. 111 f.), ist die achte Stufe als Abschluss der Massagestufen der erste Schritt in die Selbstbehandlung. Dabei bemühen wir uns, aus unseren Wahrnehmungen zu eigenen Erkenntnissen zu kommen und diese verantwortungsvoll bei uns selbst anzuwenden. Das heißt nicht, keine Hilfe mehr von Ärzten und Therapeuten anzunehmen. Deren Impulse sollen ebenso wie die eigenen Bedürfnisse in die Selbstbehandlung einfließen. In meiner Praxis habe ich vielfach beobachten können, dass eine stärkere und schnellere Gesundung eintritt, wenn Menschen Anregungen bekommen und sich dadurch selbstständig führen und therapieren können.

Lebenserfahrung nutzen

Den stärksten Anstoß, dieses Kapitel zu schreiben, gab mir die eigene Erfahrung. Mit Mitte dreißig habe ich als Mutter von drei Kindern eine schwere Krankheit durchgemacht, die mich sieben Wochen ans Bett gebunden hat und die einen tödlichen Ausgang hätte nehmen können. Es war für mich insofern eine Prüfung, dass ich mich nun selbst in der Situation meiner Patienten befand. Es ging im wahrsten Sinne des Wortes ums Überleben, und damit war die Notwendigkeit gegeben, jeden Schritt ernst und konsequent zu gehen.

Die Maßnahmen, die in diesem Kapitel dargestellt sind, hatte ich meist instinktiv ergriffen, und sie führten erstaunlicherweise zu meiner vollständigen Genesung. Erst Jahre später habe ich ihre Wirkungsweise durch intensives Reflektieren verstanden. Das war der Anlass, in meinem weiteren Lebensgang aus Dankbarkeit der Eurythmie gegenüber mit ganzer Kraft die heilsame Wirkung eurythmischer Bewegungen einem größeren Menschenkreis zugänglich zu machen. Eines der Resultate ist dieses Buch über die *Eurythmie Massage*.

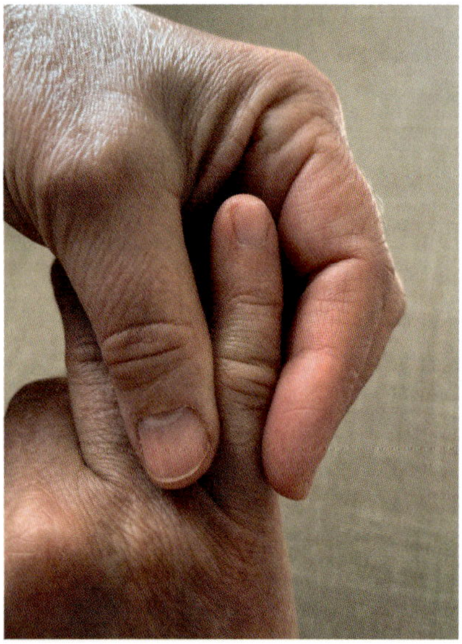

Selbstbehandlung eines verstauchten Fingers

Acht Schritte der Selbstbehandlung

Die folgenden acht Schritte sind aus meiner Sicht ein praktikabler Weg, um sich selbst zu helfen. Selbstverständlich kann jeder entscheiden, wie er diesen Weg gehen und für sich gestalten will. Um die einzelnen Schritte deutlich und lebendig darzustellen, nehme ich ein gesundheitliches Problem aus der praktischen Arbeit, das viele Menschen betrifft: Probleme mit der Blase. Man kann die acht Schritte auch auf andere Krankheiten übertragen, die dann differenziert betrachtet werden müssen.

Behandlung von Blasenschwäche als Beispiel

1. BEMERKEN, DASS DA «ETWAS» IST – SCHWACHSTELLE ODER KRANKHEITSSYMPTOM?

Wer kennt es nicht: Es zwickt im Rücken, die Haut juckt oder man ist ständig müde. Die meisten von uns haben ihre kleineren oder größeren Beschwerden. Nun kann man grundsätzlich unterscheiden, ob man die Schwachstellen seiner Konstitution prophylaktisch behandeln und bearbeiten will oder ob man sich bei konkreten Beschwerden oder auch schon bei kleinen Anzeichen selbst behandeln will. Es bedarf hier der *bewussten Entscheidung, etwas für sich selbst zu tun,* anstatt das Problem zu verdrängen beziehungsweise zu ignorieren oder immer sofort zum Arzt zu gehen.

2. BEWUSSTES HINLAUSCHEN – DIE WAHRNEHMUNG SCHÄRFEN

Bewusstes Hinlauschen bedeutet, seine Aufmerksamkeit in den Bereich der betroffenen Stelle zu lenken und eine intensiv wahrnehmende Haltung einzunehmen. Dieses gezielte Wahrnehmen kann schon morgens beim Aufstehen beginnen.

Viele Menschen leiden sehr darunter, einmal oder mehrere Male in der Nacht aufstehen zu müssen, um die Blase zu entleeren. In einem solchen Fall sollte man dieses Organ auch tagsüber weiter beobachten und das Trinkverhalten vor dem Schlafengehen eventuell anpassen. Drückt, brennt oder drängt mich die nervöse Blase? Hier geht es um das *fokussierte und genaue Wahrneh-*

men eines bestimmten Organs und seiner Funktion oder einer Körperstelle. Je mehr Eindrücke man sammelt, desto besser.

3. DIE WAHRNEHMUNG BENENNEN

Je nach Konstitution, Typus oder Alter kann es unterschiedlich lange dauern, bis man die wahrgenommenen *Symptome begrifflich ordnen und benennen* kann. Bei der Blase lässt sich zum Beispiel ein gesteigerter Harndrang bemerken, wenn die Aufregung wächst im Sinne von: «Jetzt muss ich dann los!» oder: «Jetzt muss ich auf die Bühne für meinen Vortrag!»

In vielen Fällen, die ich beobachtet habe, hatte die Blase eine Veranlagung zur «Hysterie». Das heißt, dass sich ein dringendes seelisches Bedürfnis an die Oberfläche drängt: «Jetzt muss ich unbedingt noch auf die Toilette!», wobei es dann aber nur tröpfelt. Das Organ löst ein «unfreies», unaufschiebbares Handeln bei mir aus. Wir können aber auch dahin kommen, dass nicht der Leib unser Verhalten bestimmt, sondern wir unseren Leib führen.

Oft stellt sich das Bedürfnis zum Wasserlassen nicht ein, wenn man auf einer langen Fahrt im Auto sitzt und genau weiß, dass man im Moment nicht auf die Toilette gehen kann. Steigt man aber an einer Raststätte aus, tritt das eigenartige Phänomen auf, dass man das Wasser kaum noch «halten» kann, weil man seelisch schon «loslässt».

Die individuellen Phänomene benennen zu können wie zum Beispiel mit den Begriffen «loslassen», «halten», «sich selbst bestimmen» und «ausgeliefert sein» ist die Aufgabe dieses dritten Schrittes. Zu den geschilderten Beobachtungen an der Blase gehört also vor allem, dass eine Selbstführung möglich ist, was schon der Ansatzpunkt für die Selbstbehandlung ist. Bei Reizungen und Entzündungen geht es vor allem um eine Beruhigung und innere Stärkung des Organs.

So weisen aus Sicht der *Eurythmie Massage* verschiedene Symptome auf unterschiedliche Bewegungsqualitäten hin. Ein starker Harndrang hat die Qualität eines übermäßigen Etwas-loswerden-Wollens. Der Schmerz der Entzündung ist ein stechendes Phänomen, das einen Ausgleich im Loslassen beim Wasserlösen sucht.

An diesem Punkt besteht die Herausforderung darin, Bewegungen (Lebensprozesse oder Ätherbewegungen) einzuordnen und zu benennen.

4. LAUTE «ANBIETEN»

Mit «Laute anbieten» ist bei diesem Bespiel gemeint, nach dem passenden Laut zu suchen, um dem übermäßigen Drang des Loslassens Einhalt zu gebieten, das heißt den Prozess des Wasserlösens zu bremsen und ihm mehr Form zu geben. Es stellt sich die Frage: *Welcher Laut könnte mir guttun?* Man bietet der Blase zum Beispiel ein B an zum Halt geben, ein D, um den Prozess konkret zu stoppen, ein O, um zentrierter bei sich zu bleiben, ein F, um die Führung des inneren Prozesses zu stärken, ein L, um das Durchspülen zu unterstützen etc. Man kann auch systematisch durch die ganze Evolutionsreihe gehen oder alle Vokale anbieten, um eine Reaktion des Organs auf das Angebotene zu beobachten.

5. BEWUSSTE WAHL EINES LAUTES ALS MEDIKAMENT

An der Reaktion des Organs auf dieses Behandlungsangebot kann man ablesen, wonach es sich sehnt. Dabei gibt es keine absolute Regel, sondern nur eine individuelle Bedürfnislage. Vertrauen Sie Ihren Wahrnehmungen und Ihrem Gespür für «das Richtige». Was Ihnen am besten hilft, erfahren Sie durch ein waches Hinlauschen. Zu Beginn kann einem das seltsam vorkommen, und man fühlt sich noch sehr unsicher. Wiederholt man aber diesen Vorgang immer wieder, entsteht eine Sicherheit bezüglich dessen, was man im Moment braucht – es entsteht eine *selbstsichere Entscheidungsfähigkeit.*

6. GEZIELTE BEHANDLUNG MIT DEM GEWÄHLTEN LAUT

Der Laut, für den man sich entschieden hat, wird nun angewendet – etwa das B, da dies für den Einstieg am einfachsten ist. Man legt – um bei unserem Beispiel zu bleiben – beide Hände ruhig, wärmend und Halt gebend auf die Gegend der Blase. Dabei versucht man, die *Intention* der Hüllebildung (gelb) zu beobachten – oder das sanfte *Umhüllen*, die abgrenzende, haltende Wirkung (des Blau) und weiter die *Wärme* der eigenen Hände (rot) in ihrer Wirksamkeit nach innen, um dann zu entscheiden, was einem davon am meisten hilft. Sind es alle drei Aspekte, wiederholt man alle drei. Ist es eine spezifische Qualität, die einem besonders wohltut, wiederholt man diese mehrere Male.

Wir wiederholen mit Selbstvertrauen und dem Gefühl dafür, was wir selbst nötig haben, den Vorgang so oft, bis wir «satt» davon sind. Dieses *Sich-Nähren und Stärken* kann man mehrere Male am Tag wiederholen. In meiner erwähnten gesundheitlichen Akutsituation habe ich diesen Prozess täglich mehrere Male mindestens dreißig Minuten am Stück durchgeführt. Aber auch drei bis fünf Minuten können schon sehr nützlich und unterstützend sein. Dabei sollten Sie unbedingt auf sich selbst hören, Ihre eigene Behandlungsdosis erspüren und festlegen. Sollte sich zeigen, dass der gewählte Laut doch nicht der Richtige ist, geht man zurück zu Schritt vier und bietet andere Laute an.

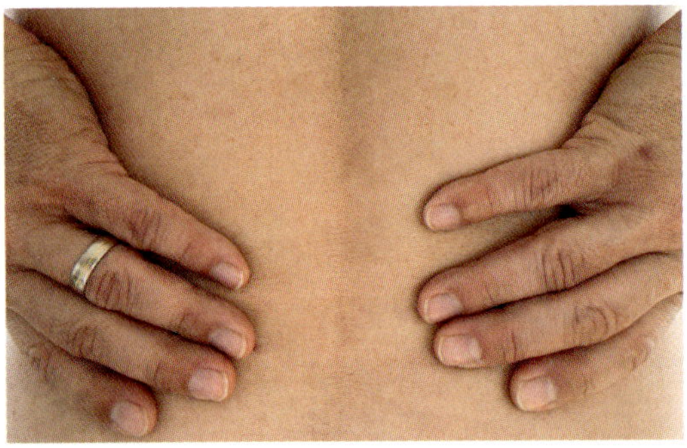

Selbstbehandlung am unteren Rücken

7. WIRKEN LASSEN

Nach der Behandlungseinheit sollten wir nicht gleich aufstehen und «losrennen», sondern erst einmal die Wirkung des Lautes beobachten und zulassen und nicht intellektuell beurteilen oder ihr sogar ablehnend begegnen. Wir haben alle eine Instanz in uns, die sich innerlich aufbäumt, wenn über nicht sichtbare Wirksamkeiten gesprochen wird: «Das kann doch nicht sein, dass eine wärmende Hand das Problem löst! Da muss ich schon eine Tablette nehmen.» Seelische oder ätherische Zuwendung ist selbstverständlich keine stoffliche Substanz, aber eine die Lebenskräfte unterstützende Wirksamkeit. Wir müssen die Kraft des Lautes *wirken* (aktiv aufnehmen) *lassen* (loslassend aufnehmen).

8. NACHWIRKUNG BEOBACHTEN UND ERFAHRUNG EINPRÄGEN

Nach dem Wirkenlassen der Behandlung lassen wir einen Moment komplett los. Man kann dabei sogar einschlafen. Nach dem Loslassen oder beim Aufwachen sollten wir kurz hinlauschen, hinspüren: *Wie geht es mir jetzt?* Es muss keine sofortige Veränderung eingetreten sein, dies können wir nicht erwarten. Sondern es geht darum, sich kurz darauf zu besinnen, wie wir uns im Moment fühlen. Dieses Reflektieren wird sich nach mehreren Wiederholungen verändern, und es kann daraus die Kraft entstehen, den Selbstbehandlungsprozess solange durchzuführen, bis sich der Gesamtzustand so weit verändert hat, dass es uns wieder besser geht. Entweder können wir in einem verbesserten Zustand die Behandlung selbstständig fortsetzen, oder im besten Fall haben wir das Problem überwunden.

Wir haben tatsächlich die Möglichkeit, mitgestaltend an unserem Organismus tätig zu sein. Bei Goethe habe ich in einem seiner letzten Briefe fünf Tage vor seinem Tod folgende Aussage gefunden:

«Die Tiere werden durch ihre Organe belehrt, sagten die Alten; ich setze hinzu: die Menschen gleichfalls, sie haben jedoch den Vorzug, ihre Organe dagegen wieder zu belehren.»[65]

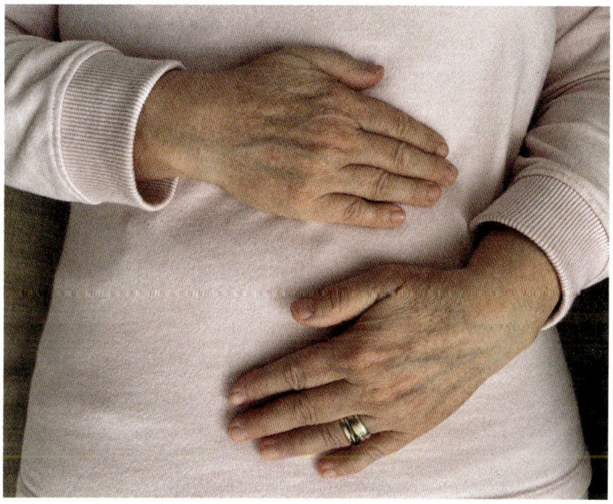

Selbstbehandlung am Bauch

Trotz dieser Möglichkeit sollten wir gut darauf achten, dass wir nicht in eine Selbstüberschätzung hineingeraten, sondern die Balance von Selbstbehandlung und Geholfen-Werden durch andere Therapeuten oder Ärzte in einem gesunden Gleichgewicht halten. Selbst gestalten und empfangen sollten sich die Waage halten. Durch diesen Prozess wird einmal mehr deutlich, dass es uns Menschen prinzipiell offen steht, ob wir uns mit der Ich-Tätigkeit aktiv eingreifend bis in den physischen Leib hinein selbst helfen oder ob wir die Verantwortung für unsere Gesundheit abgeben wollen.

Als Erinnerungsstütze für diesen Prozesses kann das Wort «WABE» dienen. Dabei stehen die einzelnen Buchstaben für:

W – *Wahrnehmen* der gesundheitlichen Situation
A – *Anbieten* der Laute
B – *Behandeln* der betroffenen Stelle
E – *Eigenerfahrung* bewusst machen

«Was mit nichts in Berührung kommt, kann von sich selber nichts wissen, wenigstens nicht innerhalb unserer Welt […].»[66]

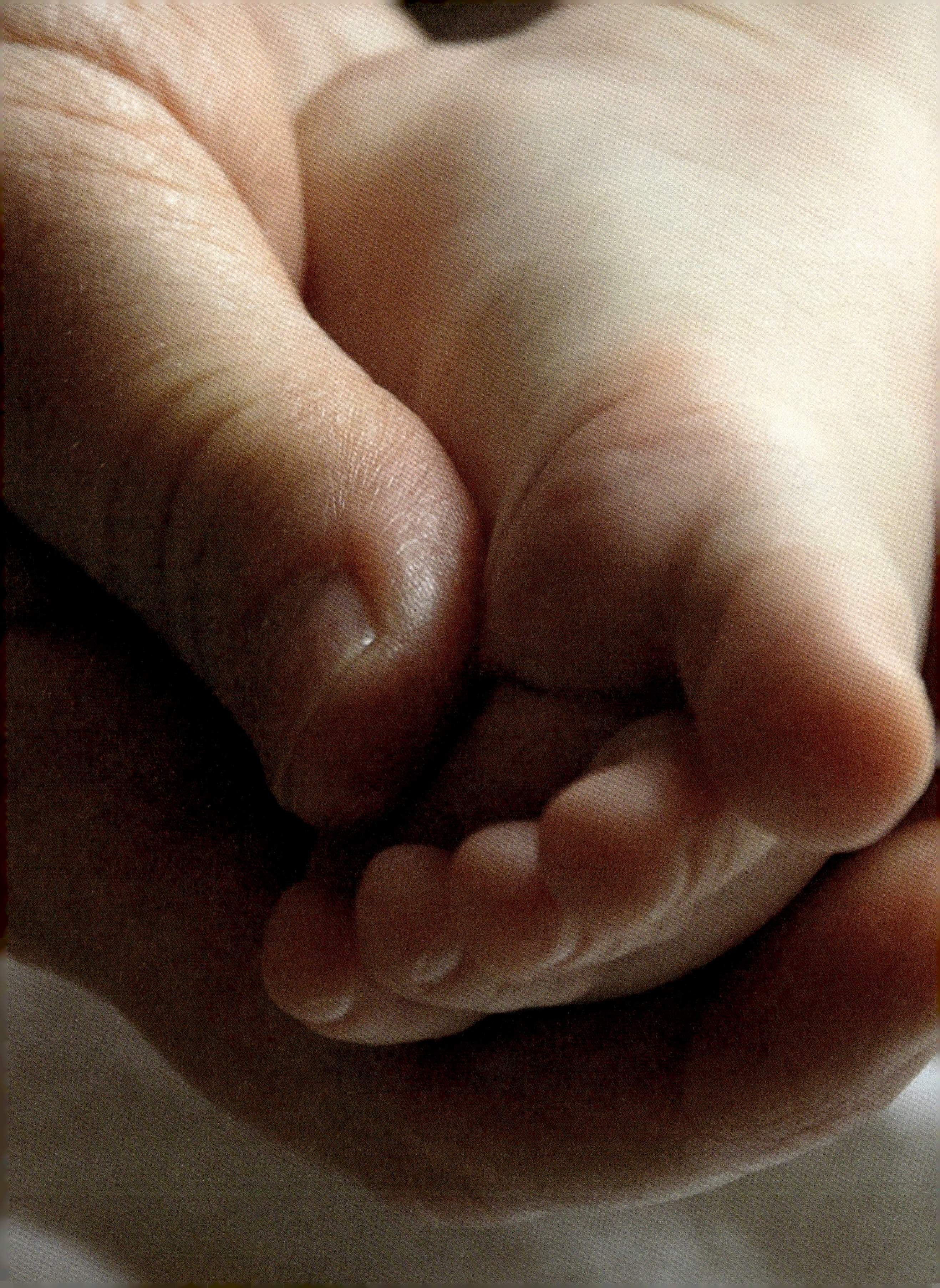

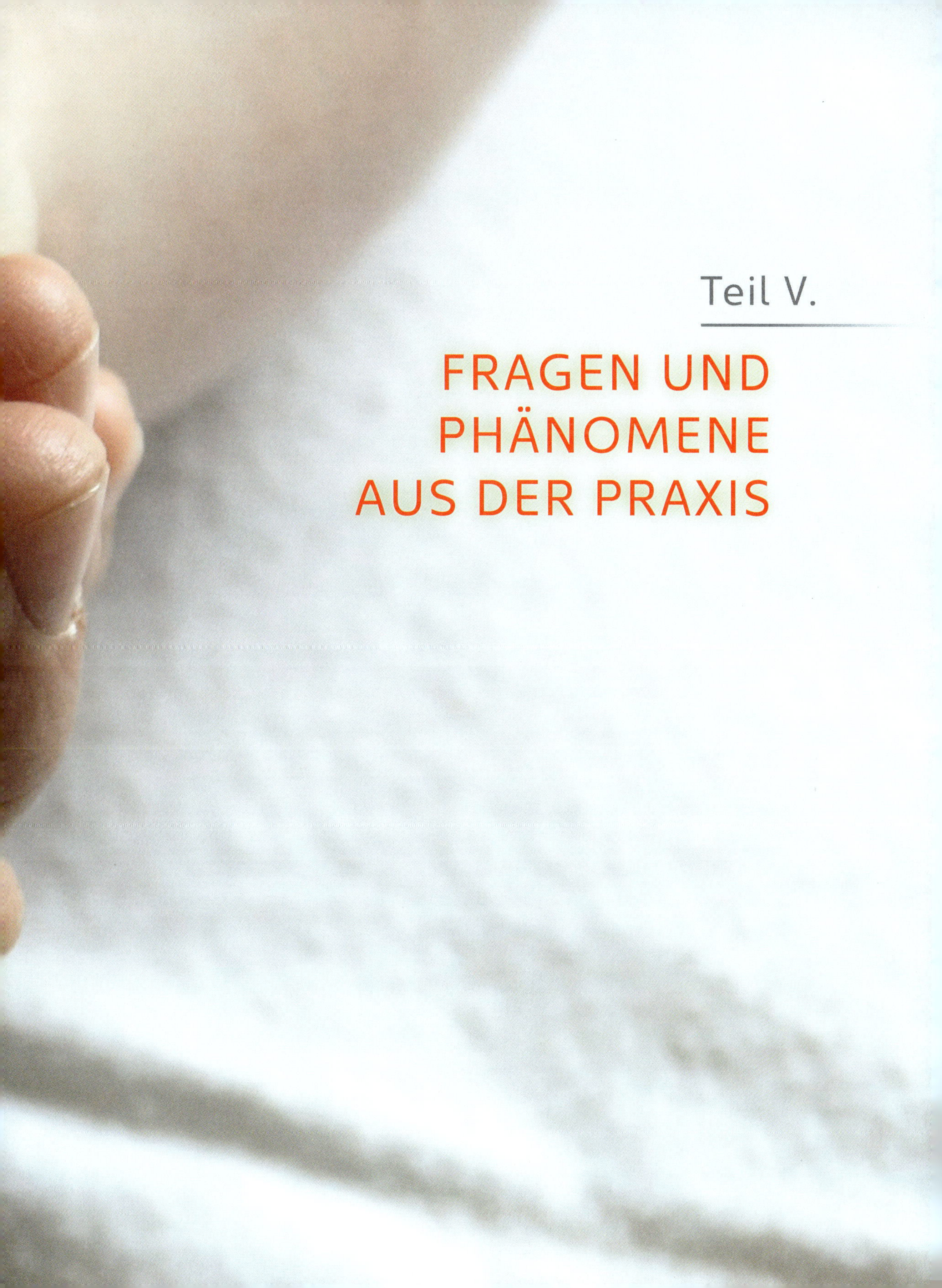

Teil V.

FRAGEN UND PHÄNOMENE AUS DER PRAXIS

Praktisches Beispiel einer ersten Behandlung

Jeder Patient ist eine neue Herausforderung. Werde ich ihm in der Wahrnehmung und Behandlung in seinem Suchen nach Hilfe gerecht? Biete ich ihm Übungen an, die zu ihm passen und die er selbst anzuwenden vermag? Hier versuche ich, diese Fragen am Beispiel eines älteren Herrn aus meiner Wahrnehmungsperspektive darzustellen.

Beim ersten Telefongespräch mit Herrn A. höre ich eine zögerliche, etwas schwache, gebrechliche Stimme, die aber klar zum Ausdruck bringt, dass er sich auf Empfehlung seines Arztes bei mir in Behandlung begeben möchte.

Eindrücke beim Erstkontakt

Ohne Komplikationen wird ein Termin vereinbart. Dieses kurze Prozedere ist schon in vielen Fällen eine Einstimmung auf die persönliche Begegnung. Die Art, wie es zu einem Termin kommt, kann man schon mit in die Diagnose einbeziehen. Andere Patienten sind sehr kompliziert, wollen den Termin fünfmal verschieben, können nur dann und dann … Manche kommen zu früh, andere zu spät usw.

Persönliche Begegnung

Beim ersten Termin von Herrn A. begegne ich ihm an der Garderobe. In der ersten Wahrnehmung entstand sofort die Stimmung, mich diesem über 80 Jahre alten Herrn ganz vorsichtig, hinlauschend hinzuwenden mit einem inneren Loslassen und Raumgeben. Nachdem ich ihm einen Stuhl angeboten und er sich schüchtern, aber aufgeschlossen hingesetzt hatte, bat ich ihn, mir den Grund seines Kommens kurz darzustellen.

Er wurde wegen seiner Parkinson-Erkrankung vom Neurologen zu mir geschickt. Die ersten Anzeichen eines Tremors hatte er vor über sieben Jahren, und diese werden kontinuierlich stärker. Beim Sitzen wackelt fortwährend der rechte Arm, besonders die Hand, und ein wenig das rechte Bein. Er hat keine Vorstellung von Eurythmie und ist ihr nie begegnet.

Vorbereitendes Gespräch

Nachdem ich ihm zusammenfassend etwas über die Eurythmie und die Wirkung von Bewegungen erzählt sowie den Ablauf einer Therapiestunde geschildert habe, entscheidet er sich für eine Behandlung im Sitzen. Dies ist schon ein wichtiges Zeichen dafür, dass er im Liegen völlig überfordert wäre. Als die Rahmenbedingungen geklärt waren und eine ruhige, vertrauensvolle Stimmung aufgebaut worden war, habe ich seitlich von ihm stehend mit der Behandlung begonnen. Vorher hatte ich mich noch einmal vergewissert, ob es ihm recht sei, dass ich ihn berühre.

Die erste Berührung ist immer etwas Besonderes, da ich gestaltend Kräfte von Lautwesen in eine konkrete Begegnung und Beziehung mit dem Patienten bringe. Sie ist viel intensiver als ein erstes Händeschütteln, da ich bewusst gestaltend einen Prozess beginne. Mit dem Laut B gehe ich wahrnehmend in eine Beziehung mit ihm. Der Laut B eröffnet einen Prozess, bei dem ich nicht als Privatperson «Tanja» handle, sondern als Therapeutin.

Beziehung aufbauen

Bei der ersten Berührung wird mir eindrucksvoll bewusst, wie hüllenlos dieser Mensch ist. Es ist meine erste Handlung, diesen alten Menschen mit einer Hülle zu umgeben – von den Schultern über den Oberarm bis in die Hände, die auf seinen Beinen ruhen, über den oberen Rücken, ganz zart mit Abstand über den Kopf, über die Beine bis zu den Füßen. Er sitzt ganz ruhig und zentriert und scheint zuerst wie innerlich schlafend.

Hülle bilden

Nach etwa fünf Minuten äußerte er sich ganz klar zu dem, was mit ihm geschah. Das innere Vibrieren und Zittern sei komplett zur Ruhe gekommen. Auch äußerlich gab es kein Anzeichen von Schütteln mehr. Ausgelöst durch seine Frage, wie das so schnell möglich sein könne, hatte ich den Eindruck, es sei hilfreich, ihm während der Behandlung in einfachen Bildern die Farben vom B in ihrer Wirksamkeit zu erläutern.

Therapeutische Wirkung

Jeder neue Griff eines B ist eine Entscheidung, eine neue Hülle zu bilden. Diese Entscheidung, diese Neugestaltung hat eine Frische, die dem Gelb im B entspricht.

Die Hüllebildung ist der Schutz, ein Nach-innen-Fokussieren, eine Beruhigung. Dies kann man mit Blau beschreiben. Und das Ankommen, das Ruhen der Bewegung, das nach innen Wärmen, damit es bei ihm bleiben möge, ist das Rot.

Durch die Berührungserfahrung konnte er diesen Schilderungen folgen, und ich sah ihm an, dass er die Behandlung mit der Erklärung verbinden konnte. Zu seinem Erstaunen «verstand» er mit seiner Körpererfahrung, nicht mit dem Kopf, was ich tat und was davon bei ihm ankam. Ausgehend von seiner beglückten Reaktion war meine erste Empfehlung, er möge versuchen, mit der einen Hand die Handoberfläche seiner anderen Hand auf diese Art zu berühren. Er wollte es sofort ausprobieren. Durch das eigene Tun begann jedoch sofort wieder das Zittern.

Erster Schritt zur Selbstbehandlung

Sobald Herr A. selbst tätig wird, übernimmt seine Gewohnheit die Führung im Bewegungsablauf. Ich bat ihn, sich wieder ganz entspannt hinzusetzen, und wiederholte meine Behandlung, die wieder zu einer kompletten

Beruhigung führte. Nach der vierten, fünften Wiederholung dieses Prozesses wurde ihm deutlich, dass er sich in seiner Durchführung entspannter, gelassener verhalten sollte.

Unterschiedliche Laute im Wechsel

Nach der B-Erfahrung fuhr ich mit dem M fort, damit er nicht durch das B an den verschiedenen Stellen im Leib festhält und in seinem festhaltenden Bewusstsein stehen bleibt, sondern dass er die innere Verbindung vom Oberarm zum Ellenbogen, vom Ellenbogen zum Unterarm und vom Unterarm zur Hand wahrnehmen kann. Durch die streichende Bewegung wurde der Tremor erst einmal wieder ausgelöst. Aber durch die Kombination von B und M im Wechsel, dem Bedürfnis seines Leibes angemessen, folgte trotz des Von-außen-bewegt-Werdens wieder eine Entspannung. Das Bedürfnis seines Leibes lese ich an den Reaktionen auf meine Behandlung mit den einzelnen Lauten ab. Diese Behandlung nahm den größten Zeitraum in der Therapiestunde ein.

Hüllebildung als Abschluss

Zum Abschluss umhüllte ich ihn wieder mehrmals mit B, um ihm das Erleben einer Hülle zu vermitteln. Aufgrund dieser ersten Erfahrungen hat er klar und deutlich gesagt, dass er wiederkommen wolle: «Das tut mir gut!» Die Wirkung dieser Form von Berührungen beschrieb er als inneres Lebendig-Werden, als Nahrung und geheimnisvolles Wahrgenommen- und Abgeholt-Werden. Mit ein paar Anregungen, was er zu Hause selbst tun kann, bedankte er sich ganz scheu, und wir verabschiedeten uns bis zum nächsten Mal.

Patienten in verschiedenen Lebensaltern

Unterschiedliche Bedürfnisse bei verschiedenen Altersstufen

Hier möchte ich noch kurz darauf eingehen, dass verschiedene Altersstufen bei der Massage unterschiedliche Bedürfnisse mit sich bringen. Eigentlich ist das selbstverständlich. Hier zeigt sich der Charakter der *Eurythmie Massage* als künstlerische Massage sehr deutlich. Die bisherigen Angaben zu den Lauten, dem Leib, dem Verhältnis zum Patienten dürfen nicht schematisch angewendet werden, sondern müssen immer auf aktuellen Wahrnehmungen aufbauen.

EURYTHMIE UND SCHWANGERSCHAFT

Zwei Individuen werden behandelt

Behandelt man eine *schwangere Frau,* so wird es zum Ende der Schwangerschaft hin immer deutlicher, dass zwei Individuen auf einmal behandelt werden. Der Mutter wird geholfen, die Veränderung des Leibes anzunehmen und damit einhergehende Beschwerden zu lindern. Loslassen und Naturvorgänge am Leib annehmen können sind für viele wichtige Themen.

Die Grundhaltung des Therapeuten bei einer schwangeren Frau ist eine urmütterliche B-O-Stimmung. Die Seelenstimmung von Feierlichkeit und Innigkeit bildet einen Stimmungsrahmen. Selbstverständlich werden aktuelle Bedürfnisse der werdenden Mutter berücksichtigt und gezielt behandelt, aber eben immer im Bewusstsein, dass das ungeborene Kind mit dabei ist: «Der Himmel schaut zu!» Für mich als Therapeutin bedeutet dies ein gesteigertes Bewusstsein, damit ich mich nicht in einem physischen Detail verliere. Man hält den Bewusstseinsraum größer als sonst. Integriert man bei der Massage auch den Bauch von den ersten Schwangerschaftsmonaten bis kurz vor der Geburt, so ist jede Berührung ein Angebot und kein direktes Einwirken-Wollen. Interessanterweise verhalten sich die Ungeborenen während der Massage meist ganz ruhig. Ab und zu kommen leise Bewegungszeichen.

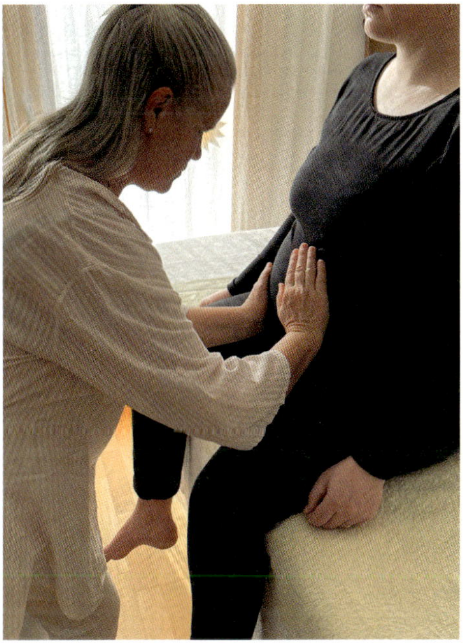

Behandlung einer hochschwangeren Frau

In der Eurythmie wird leider oft aus Tradition die Meinung vertreten, dass man als schwangere Frau keine Eurythmie machen sollte. Dem kann ich aus eigener Erfahrung nicht zustimmen. Offenbar hat Rudolf Steiner der jungen Eurythmistin Ilona Schubert gesagt, sie solle schwanger keine Eurythmie machen, da sie die Ätherkräfte für ihr Baby brauche. Nun war es aber zur damaligen Zeit üblich, dass die Bühneneurythmistinnen am Goetheanum täglich mindestens acht Stunden geübt haben, wie Elena Zuccoli, eine der ersten Eurythmistinnen, mir berichtete.

In diesem Kontext kann man eine solche Aussage verstehen. Und ich würde sagen, dass diese Zurückhaltung für jede Tätigkeit gelten sollte, die man mit großer Anstrengung über längere Zeit ausübt. Aber der Rat, den Steiner individuell einer Person gegeben hat, wird heute auf jede Frau verallgemeinert, die schwanger Eurythmie machen möchte, selbst wenn es nur ein Laienkurs einmal in der Woche ist. So hat sich daraus leider ein Dogma entwickelt. Grundsätzlich handelt es sich ja gerade bei den eurythmischen Lauten um Ätherbildeprozesse, also um dieselben Kräfte, die bei der Entwicklung des ungeborenen Kindes wirksam sind. Während drei eigener Schwangerschaften

Eurythmische Laute sind Ätherbildeprozesse

konnte ich beobachten, wie das Ergreifen der Laute den Ätherraum stärkt, in dem das Kind sich entwickeln kann. Aufgrund dieser Erfahrung gebe ich den Schwangeren individuelle Übungen mit. Besonders das M und das A bieten sich in verschiedenen Variationen an.

BABYS

Das weite Feld der Behandlung von Babys soll hier nur gestreift werden. Ich selbst durfte in einem großen Klinikum mit Frühgeborenen *Eurythmie Massage* durchführen. Schon bei Babys, die in der 26. Woche geboren wurden, konnte ich erstaunliche Beobachtungen machen.

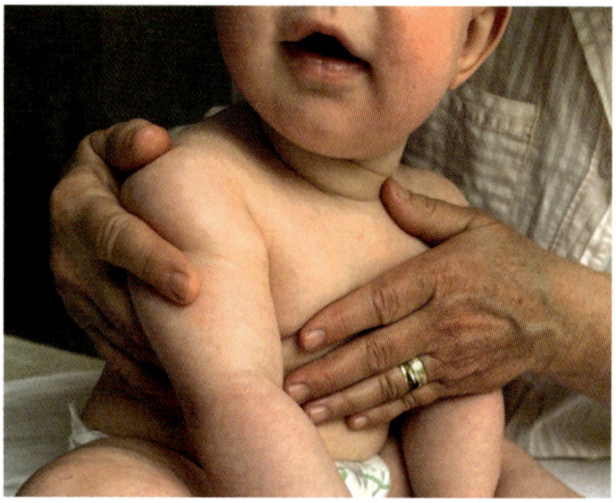

Das erste Baby habe ich nackt auf der Brust der Mutter behandelt. Diese Situation blieb für mich als Urbild aller Babybehandlungen bestehen. Man tritt in den sehr intimen Innenraum der Mutter ein, indem man ein in diesem Fall noch nicht ausgereiftes Kindlein mittels der eurythmischen Bildekräftebewegungen behandelt. Man könnte die Bewegungen und Berührungen wie die eines Schmetterlings beschreiben: lichthafte, zarte, wärmende Berührungen. Der Leib gerade eines Frühchens oder Neugeborenen ist höchst durchlässig, physisch-ätherisch «butterweich».

Bei dem Frühchen haben sich nach fünf Minuten der Behandlung die blauen Füßchen allmählich rosa gefärbt. Die Behandlung mit zartem Fingerspitzen-M hin zu ganz feinen, umhüllenden B-Berührungen haben unmittelbar Wirkung gezeigt.

Sorgfalt und Zartheit bei der Behandlung

Kommen die Babys ausgereift, zum richtigen Zeitpunkt zur Welt und die Situation erfordert eine *Eurythmie Massage*-Behandlung, ist immer noch sehr viel Sorgfalt und Zartheit in der Behandlung nötig. Des Öfteren kommt es vor, dass sie mit den Verdauungsvorgängen noch nicht zurechtkommen, was so weit gehen kann, dass sie nur einmal in der Woche Stuhlgang haben. Mit zartem M, S und dem ganz feinen Fingerspitzen-D können solche Verstopfungen in den meisten Fällen rasch gelöst werden.

Bei Babys arbeite ich hauptsächlich mit B, M, D und L. Zusammengefasst kann man sagen, dass eine Babybehandlung einen selbst geschaffenen, ruhigen, lichthaften, warmen Seelenraum erfordert. Jede Berührung ist ein Angebot. Die Reaktion des Kindleins zeigt einem unmittelbar, ob es das Angebot annehmen möchte.

Bei jeder Behandlung eines Babys tritt man in den Äther-Hüllenraum der Mutter ein. Deswegen integriere ich die Mutter stimmungsmäßig wie auch massagetechnisch und erkläre ihr während der Behandlung, wie sie diese zu Hause fortsetzen kann.

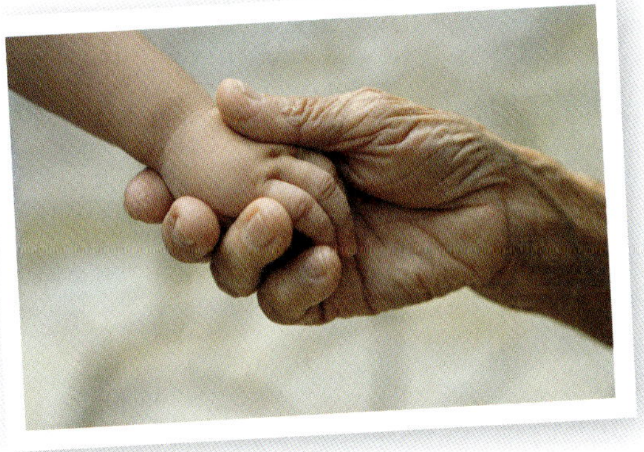

KINDER

Bei Kindern hängt vieles davon ab, wie lange sie sitzen oder liegen bleiben können. Für ein Kind ist es nicht selbstverständlich, über eine längere Zeit eine Massage entgegennehmen zu können. Deshalb habe ich die Methode entwickelt, die Massage mit einer Geschichte zu verbinden. Das Kind darf sich das Motiv der Geschichte selbst ausdenken. Anhand dieses Wunsches umschreibe ich meine Massagegriffe in Form einer Geschichte. Die Schwierigkeit dabei ist, dass man in ein Multitasking gerät: Wahrnehmen der gesundheitlichen Situation, entscheiden, welche Lautmittel eingesetzt werden, das Wohlbefinden des Kindes gestalten und eine adäquate Form der Geschichte erzählerisch hervorbringen. Da kann man schon mal ins Schwitzen kommen.

Massagegriffe in eine Geschichte übersetzen

Je nach Alter des Kindes muss man den Ätherraum der Mutter mit einbeziehen. Ist das Kind sieben Jahre und älter, wird es «einfacher», eine indivi-

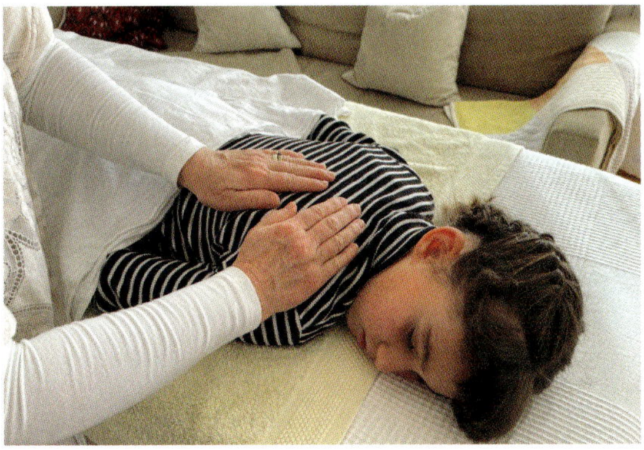

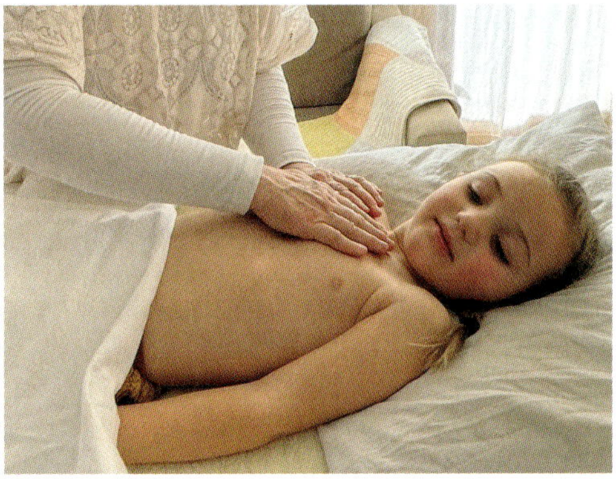

KÜRZLICH WOLLTE EIN ACHTJÄHRIGES MÄDCHEN eine Geschichte über die Phantasiegestalten Lotte und Lina hören. Das Mädchen behandle ich, da sie viel unter Husten und seelischer Enge leidet. Sie fühlt sich nicht wirklich wohl in ihrer Mitte.
Die Geschichte begann damit, dass zwei Mädchen auf einen hohen Berg gestiegen sind: kleine, gehende Fingerspitzen-D's links und rechts der Wirbelsäule hoch. Das geht nicht schnurstracks; dieses langsame Hochklettern enthält Wartepausen, in denen sie verschnaufen, indem sie sich mal hinsetzen, ausrutschen etc. Wenn sie oben angekommen sind, werden sie gewahr, wie groß der Berg ist: große ausgreifende B's um Schulterblatt, Schultern und Schultergelenke. Dann setzen sie sich auf ihre Schlitten und rutschen jeweils mit dem M auf zwei Fingern den Rücken herunter, über eine Schanze am Beckenrand übers Gesäß, dann die Beine herab bis zu den Füßen usw.

duelle Beziehung zu ihm herzustellen. Bei älteren Kindern ist das Geschichtenerzählen nicht mehr angebracht. Dann beschreibe ich die verschiedenen Massagegriffe, zum Beispiel mit verschiedenen Tierarten. Behandle ich den Rücken mit verschiedenen B's, sage ich: «Das ist ein ganz lieber Bär mit einem dicken Pelz, der wärmt und hält.» Beim kleinen Fingerspitzen-D von den Schultern bis zur Lende könnten es kleine Mäuslein sein, die über den Rücken gehen. Oder beim großen D mit etwas Druck mit der ganzen Handfläche ist es dann ein Elefant. Und so weiter. Das Kind kann direkt sagen, welche «Tier-Bewegungen» es am liebsten mag.

Damit bekommt man einen unmittelbaren Zugang zu dem seelisch-ätherischen Miterleben des Kindes und kann daraus – wieder einmal aus der direkten Wahrnehmung – die konkrete Behandlung entwickeln. Den Kindern macht es in der Regel viel Freude, die Situation kreativ mitgestalten zu können. Man muss ihnen nur genügend Raum dafür geben. Kinder sind kreativ und offen für Angebote, die mit ihnen etwas zu tun haben.

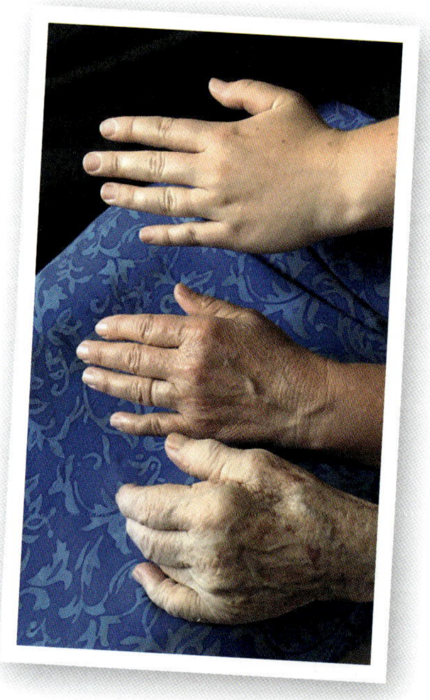

Drei Generationen

ERWACHSENE

Beim erwachsenen Menschen wird die Behandlung insofern einfacher, als man einer Individualität gegenübersitzt, die sich selbst beobachten und führen kann. Der Dialog von Ich zu Ich tritt in den Vordergrund. Jedes Angebot, das der Therapeut macht, hat zum Ziel, dass es der Patient selbstständig ergreifen kann. Das Ziel der Massage-Stufen ist hier in dem Sinne relevant, dass man den Prozess so lenkt, dass er sich im Idealfall zu einer Selbstbehandlung entwickelt. Das schafft aber nicht jeder. Deshalb muss man individuell abspüren, welcher Schritt ansteht.

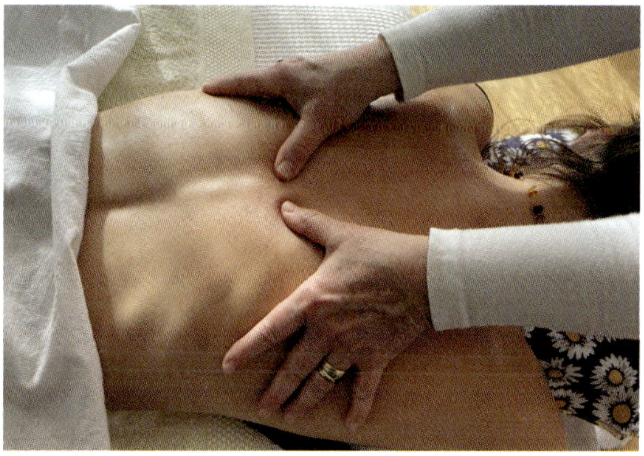

Lösen der Muskulatur bei Rückenschmerzen

Nimmt man die vier Entwicklungsschritte in den Dreiergruppen der Evolutionsreihe hinzu (siehe S. 94 ff.), so wird ausgehend von der Gesprächsführung und dem Wahrnehmen der Konstitution des einzelnen Patienten entschieden, welche Laute oder Lautfolgen zu Hilfe genommen werden. Geht es vor allem um die Grundlage, die Stabilisierung im Physischen, helfen ganz eindeutig B, M und D. Soll eine Belebung, Belüftung, Entlastung im Lebendig-Ätherischen erzielt werden, sind es N, R und L. Ringt die Person physisch, energetisch oder seelisch um eigene abgegrenzte Innenräume oder ein Sich-selbst-Ergreifen, eignen sich G, CH und F. Und wenn die Tendenz in Richtung Selbstführung, Selbstsicherheit, Selbstveränderung geht, bieten sich S, H und T an.

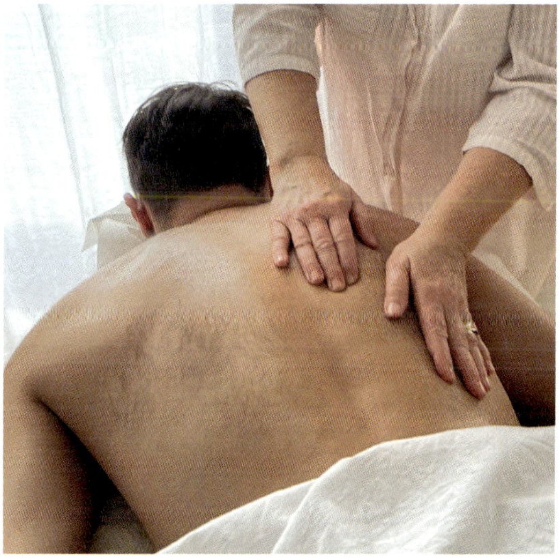

Vom Nacken ins Becken lösen

Das Schematische dieser Darstellung darf in der konkreten Anwendung allerdings niemals so umgesetzt werden. Jeder Mensch ist ein Individuum und braucht deshalb eine individuelle Therapie.

ALTE MENSCHEN

Behutsamer Umgang mit dem gealterten Leib

Alte Menschen erfordern wieder eine größere Sorgfalt und Behutsamkeit bei der Behandlung. Ihnen versuche ich deutlich zu machen, dass sie mit ihrem Leib, der oft pergamentartig, brüchig und schwächer wird, viel vorsichtiger umgehen müssen als in früheren Jahren. Ich lege praktisch jeder älteren Person ans Herz, vor allem wenn sie über 80 Jahre alt ist, mit ihrem Leib wie mit einem Babyleib umzugehen.

Die Füße sind dafür ein sehr gutes Beispiel. Während eines langen Lebens sind die Füße stark belastet. Sie haben die Individualität durch ihr ganzes Leben getragen. Es kommt leider oft vor, dass sie sehr deformiert sind und deshalb Schmerzen beim Gehen bereiten. Oft hilft eine zarte Behandlung des Ätherleibs in den versteiften Füßen, dass diese wieder regsamer werden. Dadurch, dass wir uns als älter werdende Menschen langsam «nach oben» exkarnieren, sind wir nicht mehr so sicher auf dem Boden und stolpern über die kleinsten Hindernisse.

Wird nun die Lebenskraft durch die Massage wieder verstärkt in die Bein- und Armorganisation gebracht, kann man sich im Alter wieder beweglicher und geschickter in seinem Leib orientieren. Da helfen in vielen Fällen die *Warming*-Reihen, insbesondere das *Warming-up* und das *Warming-out*, sehr gut. Zusätzlich bekommen ältere Menschen von mir oft L- und M-Übungen.

Entlastung der Lunge mit N

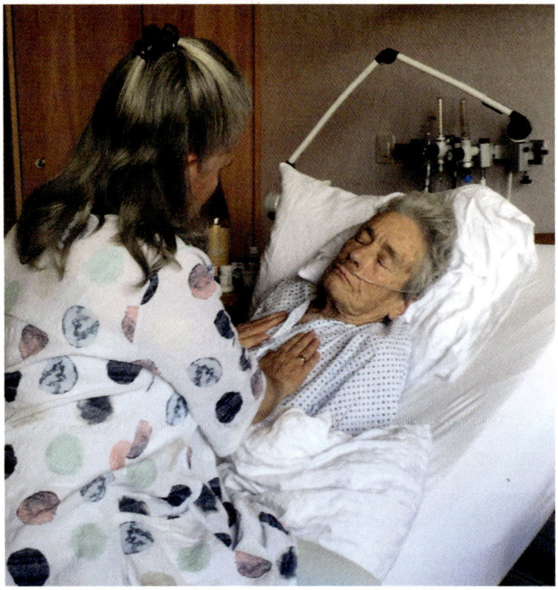

Da der alte Mensch der gereifteste ist, sind die Anregungen noch spezifischer, da im Leben Versäumtes oder übertriebene Gewohnheiten oft sklerotische Erscheinungen hervorgerufen haben. Man kann jedoch generell immer die lebensanregenden Prinzipien empfehlen: M, L, H und W. Es ist großartig und sehr beeindruckend, wenn alte Menschen, auch wenn sie der Eurythmie bis dahin noch nie begegnet sind, mit Liebe und Engagement Übungen durchführen – mit dem Resultat, dass sie beweglicher, zufriedener und jünger in ihrem Auftreten werden.

Zusammenfassend ist es aus meiner Sicht bei allen Altersstufen wichtig, die hier genannten Mittel und Anregungen nicht schematisch anzuwenden, sondern immer auf eigener Wahrnehmung aufzubauen.

Schematische Anwendung vermeiden

Der Unterschied zwischen physischen und ätherischen Problemen

Meinen Patienten erkläre ich oft den Unterschied zwischen der physischen und der ätherischen Ursache eines Problems, etwa am Beispiel von Rückenschmerzen im unteren Lendenbereich.

Physische Ursache und Behandlung an derselben Stelle

Diese Schmerzen können eine physische Ursache haben wie Sturz, Schlag oder zu schweres Heben. Oder sie entstehen durch eine schlechte Haltung. Als Bild für ein physisches Problem nehme ich meist einen Splitter, der tief in die Haut eingedrungen ist und an der betreffenden Stelle Schmerzen auslöst. In einem solchen Fall geht man zum Arzt, der den Splitter operativ entfernt. Das Problem wird da behoben, wo der Splitter sitzt. Das ist der normale Vorgang, mit dem man ein physisches Problem beseitigt.

Stauungen und Blockaden im Energiefluss

Schaut man auf die Problematik im Energiefluss oder auf Stauungen und Blockaden im Ätherischen, sieht es ganz anders aus. Dies verdeutliche ich meinen Patienten an folgendem Bild. Hoch oben in den Bergen ist eine Quelle. Damit kann der Hals- oder Nackenbereich gemeint sein. Nun wird dort eine Staumauer gebaut, um das Wasser aufzufangen. Somit kommt unten im Tal viel weniger Wasser an, es ist nur noch ein Rinnsal. «Unten im Tal» können entweder der untere Rücken, die Hüften, die Knie oder sogar die Füße sein.

Therapeutischer Ansatz im Ätherischen

An der Schwachstelle einer Konstitution, zum Beispiel im unteren Rücken, treten Schmerzen auf. Die Stelle wird zu wenig mit Lebenskraft versorgt. Sie «vertrocknet». Da kann man noch so viele Spritzen und Salben anwenden oder Operationen durchführen, es nützt nichts. Ich habe viele Fälle behandelt und begleitet, bei denen die Schmerzen behoben werden konnten, indem die Stauungen und Blockaden entweder im oberen Rücken oder im Halsbereich aufgelöst wurden. Das heißt, es lohnt sich, bei Schmerzen jeweils hinzuschauen, ob ein physisches oder ein ätherisches Problem vorliegt.

Darüber hinaus wirkt auch noch die Seele in diese zwei Bereiche hinein. Meiner Erfahrung nach tritt es höchst selten auf, dass das Seelische allein der Auslöser für Krankheiten im Physischen ist. Der Vermittler ins Physische ist der

Ätherleib. Die seelischen Aspekte werden - auch bei der *Eurythmie Massage* - im Gespräch separat behandelt.

Stauungen und Blockaden als Grundproblematik

Massagewirkung bei der Äthertopografie

Die Massagebewegungen bei der Äthertopografie (siehe S. 155 ff.) haben bereits eine über das Wahrnehmen durch den Therapeuten hinausgehende Wirkung auf den Patienten. Da sie vor allem mit den Lauten B und M durchgeführt werden, ist die Wirkung eine beruhigende, und der Patient kann entspannen und zu sich kommen.

Bei weiteren Therapieeinheiten tritt diese Entspannung immer schneller ein. Erst wenn eine Entspannung eintritt und der Patient aus den Alltagsgewohnheiten herausfindet, beginnen sich die Bedürfnisse und Probleme des Leibes zu zeigen. Eine grundlegende Unterscheidung mache ich dabei zwischen Stauungen und Blockaden im Bereich des Lebendigen.

Schwache Äthertätigkeit bei Stauungen

Der Begriff *Stauung* bezieht sich auf unzureichend belebte Körperpartien, die durch eine zu schwache Äthertätigkeit entstehen. Man kann dies mit einer Staumauer vergleichen, die das Potenzial des Lebendig-Fließenden zurückhält. Stauungen können durch Gewohnheiten, ungeschickte Bewegungen oder andere äußere Einflüsse hervorgerufen worden sein. Hier werden Massage-Griffe eingesetzt, die den Belebungsfluss (Ätherleib) aktivieren, das heißt die Staumauer aufbrechen, damit die Ätherkräfte überall hinfließen können.

Seelische Erlebnisse können sich als Blockade manifestieren

Als *Blockaden* werden in der *Eurythmie Massage* diejenigen Stellen bezeichnet, die nicht so schnell und einfach in Bewegung gebracht werden können und sich hartnäckig am Leib manifestieren. Aus der Erfahrung heraus zeigt sich dieses Phänomen meist dann, wenn sich das Seelische, der Astralleib zu stark mit dem physischen Leib verbindet. Vor allem Ängste, Schock und traumatische Erfahrungen können dabei eine Rolle spielen. Es können sogar seelische Erlebnisse, die Jahrzehnte zurückliegen, in Form von Blockaden entdeckt werden.

Bei der Behandlung ist eine sorgfältige Vorgehensweise notwendig, um diese Partien, die sich isolieren wollen, wieder in der richtigen Weise im Körper zu integrieren. Rudolf Steiner erweitert dieses Phänomen sogar in karmische Zusammenhänge hinein:

> *«Wie in deinem Erdenleibe deine Muskeln aufgebaut sind, wie dein ganzes Muskelsystem ist, ist es eine Schöpfung dieses deines Schicksals, deines Karmas. […] Da glauben wir, solange wir auf dem physischen Plane stehen, dieser Muskelmensch bestehe eben aus den fleischigen Muskeln; in Wahrheit sind diese Fleischesmuskeln das kristallisierte Karma. […] Die Weltenordnung hat unser Schicksal kristallisiert in unserem Muskelsystem.»*[67]

Jede Tat und jedes Erlebnis hinterlässt einen Abdruck in den Muskeln des Menschen. Durch die *Eurythmie Massage* können diese Abdrücke im Organismus wahrgenommen und mit wachsender Fähigkeit des Therapeuten immer besser eingeordnet werden. Gleichzeitig bereitet man durch die Massage einen zukünftigen bewussten Umgang mit dem Leib vor.

Ursache und Problem an unterschiedlichen Körperstellen

Stauungen und Blockaden können bei jedem Menschen mehr oder weniger stark auftreten. Der Ort am Leib, an dem sie wahrgenommen werden, muss nicht mit den für den Patienten schmerzhaften Stellen übereinstimmen. Dieses Phänomen, dass die Ursache eines Problems und die schmerzende Stelle nicht am gleichen Ort sein müssen, ist auch aus der Forschung zu den Faszien bekannt.[68] Rudolf Steiner beschreibt diesen Zusammenhang so,

> *«dass in der Tat jede Stelle des Körpers einen gewissen Bezug auf andere Stellen des Körpers hat und dass darauf gerade die Massagewirkung beruht, dass man dieses innere Wechselwirken mit dem Organismus in entsprechender Weise durchschaut.»*[69]

Es gilt nun, anhand des Ätherflusses am physischen Leib herauszufinden, ob eine Stauung oder Blockade in einem Zusammenhang mit der schmerzenden Stelle steht. In vielen Fällen hat der Patient kein Bewusstsein oder keine Wahrnehmung von dieser Blockade. Es ist wie ein blinder Fleck an seinem Leib. Meist zeigt sich nach einer oder mehreren Behandlungen eine Besserung der schmerzenden Stelle.

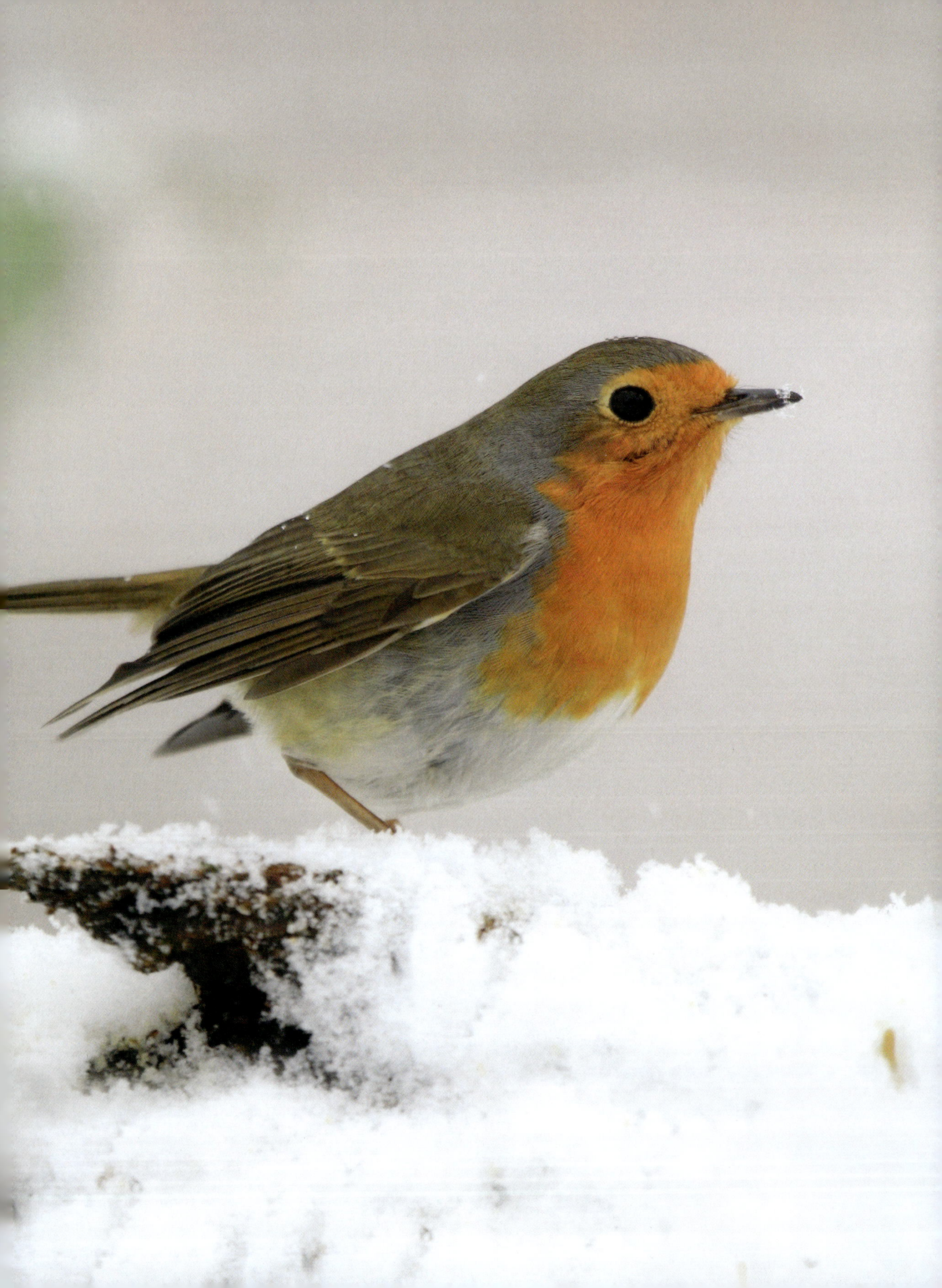

Teil VI.

INTERVIEWS

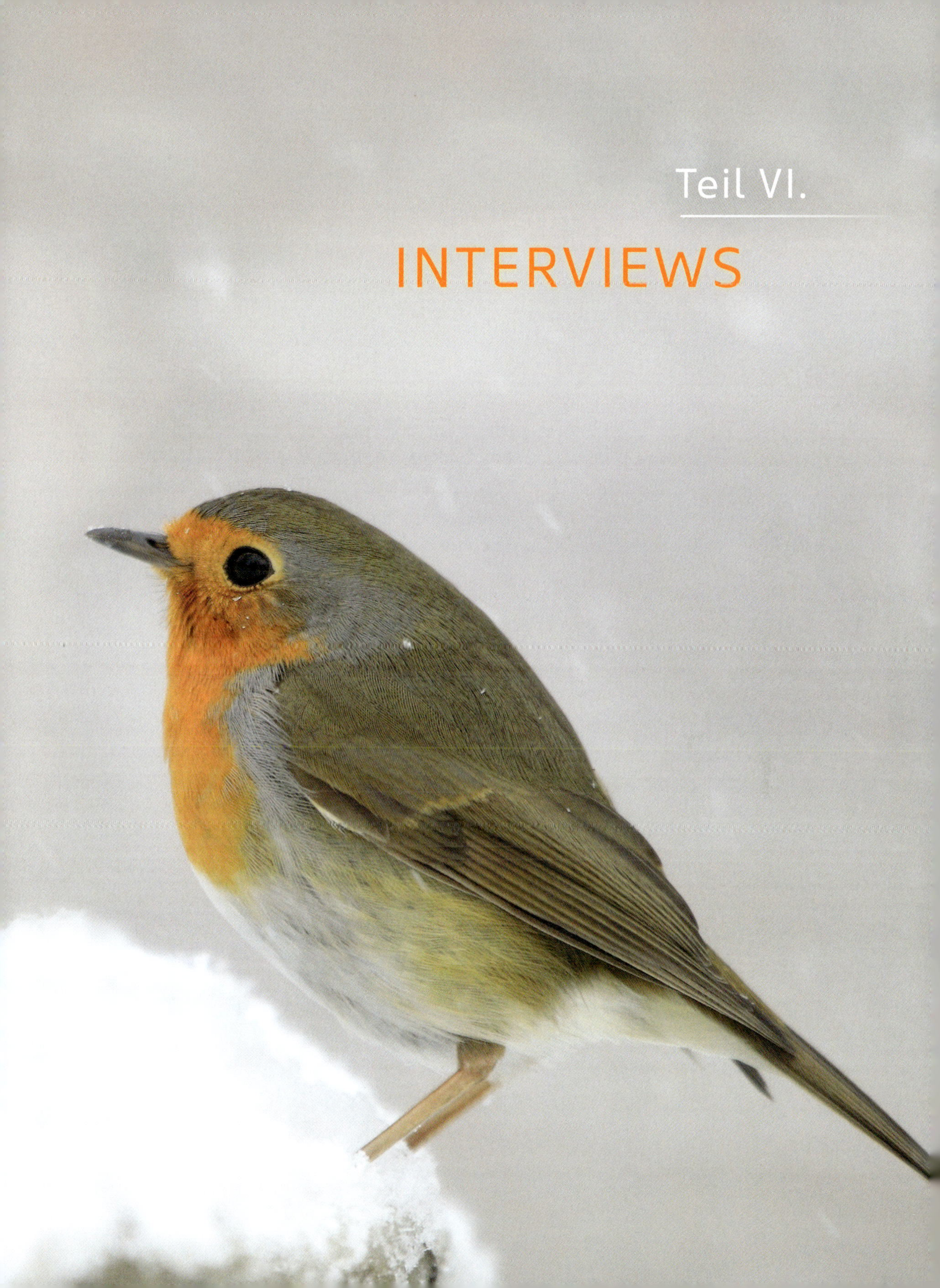

Da ich seit vielen Jahren Menschen mit Eurythmie Massage begleite, kam die Frage auf, ob wir die Patienten in diesem Buch selbst zu Wort kommen lassen sollten. Für den Leser könnte es interessant sein, Beobachtungen und individuelle Erlebnisse aus verschiedenen Perspektiven zu erfahren. Dabei geht es nicht darum, die Wirksamkeit der *Eurythmie Massage* zu beweisen, sondern an persönlichen Erfahrungen teilzunehmen. Was hat die Patienten bewegt? Was haben sie wahrgenommen? Wie haben sie sich wahrgenommen gefühlt? Wie wurden sie ermutigt, neue Perspektiven zu entwickeln und ihnen angemessene Schritte im Umgang mit ihrer Krankheit zu machen?[70]

Meinen Patienten danke ich ganz herzlich für die Offenheit und das Vertrauen, mit dem sie der Veröffentlichung ihrer Geschichten zugestimmt haben.

Frau H., Musikerin, 57 Jahre

«Eurythmie ist mir ein wichtiges Instrument für meine Gesundheit geworden, egal ob als Warming-up oder als Eurythmie Massage.»

Wegen welcher Krankheit bist du bei Tanja Baumgartner in Behandlung?

Ich litt in den letzten zwei Jahren sehr viel unter den Spannungen in meinem beruflichen Umfeld, Stress und Druck, war extrem müde, ich konnte einfach nicht mehr. Und ich hatte so viel im Kopf, das verarbeitet werden musste. Ich habe den ganzen Sommer nichts Berufliches gemacht, nur etwas im Garten gearbeitet und geschlafen. Ich war dann krankgeschrieben. In dieser Zeit ist dann auch mein Vater gestorben. Mir wurde bewusst, dass es für mich sehr wichtig ist, die Sachen zu tun, die von tief innen kommen.

Hast du schon andere Therapien vor der Eurythmie Massage gemacht?

Ja, ich war kurz bei einer Psychologin, habe dort aber schnell wieder aufgehört, da sie «an der falschen Seite vom Tisch saß». Sonst nichts. Ich habe meine früheren Eurythmie-Übungen nicht mehr gemacht. Es hat nichts mehr gebracht, weshalb ich dann auch zu Tanja gegangen bin, um mir einen Impuls von außen zu holen.

Wie bist du auf die Eurythmie Massage aufmerksam geworden?

Ich kenne Tanja schon länger und wusste von der *Eurythmie Massage*. Meine schulmedizinische Ärztin kennt sie nicht, stellt mir aber das Rezept aus.

Wie waren deine Erfahrungen während und kurz nach den Behandlungen?

Obwohl ich mich nicht so gern berühren lasse, ging ich in die Therapie im Vertrauen, dass Tanja mir helfen kann. Sie hat ihre Wahrnehmungen kommentiert, warum ich an bestimmten Stellen kalt bin oder eine Strömung blockiert ist. Das hilft schon viel. Ich fühlte mich immer extrem wahrgenommen. In der Stunde gilt bei ihr nur der Patient.

Daraufhin hat sie Fragen gestellt, was mir sehr gut getan hat. Ich habe bemerkt, dass die Innenseite des Körpers wärmer wird, so wohlig warm, seelisch warm. Und der Körper wird leichter, die Belastung wird abgebaut. Ich habe innen mehr Platz bekommen. Es hat etwas Befreiendes.

Hat sich deine Grundstimmung durch die Behandlung verändert?

Die Grundstimmung hat sich langsam verändert, wobei ich grundsätzlich nie eine negative Stimmung habe. Ich konnte die aktuelle Frustration ablegen. Energetisch hat sich verändert, dass ich die Lustlosigkeit, etwas für mich zu machen – und auch dranzubleiben – langsam überwinden konnte. Und jetzt habe ich wieder Lust, etwas für mich zu machen. Jetzt muss ich das noch genießen, denn das ist für mich ganz neu.

Wenn du eine Veränderung wahrgenommen hast, wie lange hielt sie an?

Die Massage wirkt im Körperlichen weiter, bei mir hat sie ein bis zwei Wochen angehalten. Durch das Kommunizieren nehme ich seelisch mehr auf und kann danach selber an mir arbeiten. Entweder habe ich direkt durch die Massage eine Wirkung oder indirekt durch die seelische Kommunikation.

Haben sich diese Erfahrungen während der Therapie wiederholt?

Die warmen Füße habe ich immer wieder bei der *Eurythmie Massage* bekommen. Ich hatte früher meistens kalte Füße, und das ist jetzt weg. Damit verbunden ist wahrscheinlich auch das Rückenstechen, das weggeht, wenn ich etwas für mich mache. An sich selbst merkt man ja oft nicht, dass etwas «nicht normal» ist, dass zum Beispiel die Schultern kalt sind. Man ist ja so, wie man ist. Und die Therapeuten – Tanja und ihre Vertretung – nehmen das in ihrem

Inneren wahr und wandeln es um, entweder direkt in der Behandlung oder indem sie es spiegeln in der Kommunikation.

Als Patient bemerkt man das oft gar nicht so direkt, es passiert wie selbstverständlich. Im Gegensatz zur Physiotherapie, wo direkt (und oft mechanisch) an dem Problem gearbeitet wird. Das, was die *Eurythmie Massage*-Therapeuten wahrnehmen und machen, bemerke ich oft erst, wenn ich heimgehe und es mir besser geht. Der Ablauf der Wirkung ist eher etwas verborgen. Es ist kein Zauber, aber ich bemerke es als Patient nicht so unmittelbar.

Welche Art von Übungen hast du bekommen?

Das besprechen wir immer zusammen, je nachdem, ob ich dazu bereit bin.

Vor diesem therapeutischen Arbeiten habe ich schon viel mit dem *Warming-up* gearbeitet. Davon werde ich frei und kann entspannter Musik machen. Ich bin wie eins mit dem ganzen Körper. Die *Warming*-Reihen helfen mir, mit der «Innenseite des Körpers» zu arbeiten. Und ich kann diese Erfahrungen für mich nutzen, aber auch weitergeben.

Tanja gibt mir so etwas wie Werkzeuge mit nach Hause. Und das werden immer mehr. Die helfen mir, die Gesundheit in die eigenen Hände zu nehmen. Zum Beispiel dadurch, dass man durch das *Warming-through* Verhärtungen im Körper vermeiden kann. Das gehört in die Medizinkiste daheim. Die Übungen, die ich mitgegeben bekomme, mache ich die ganze Zeit im Alltag, sodass sie gar keine Übungen sind, sondern normal.

Kannst du während einer Behandlung ganz loslassen, um dich auf die Wirkung der Massage einzulassen?

Ja, das kann ich gut. Wenn man auf der Liege ist, hat man einen Platz, der ganz Basel einnimmt. Man ist wie ein einziger Planet auf der Liege. Auch wenn außen herum etwas Lärm ist, das stört überhaupt nicht, die Außenwelt ist ganz weit weg.

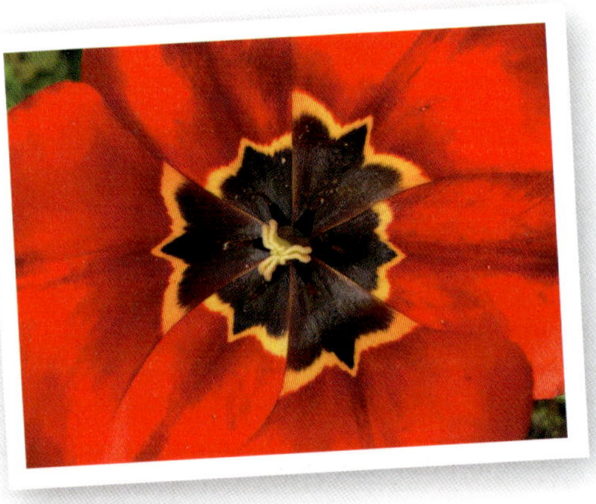

Gelingt es dir, die Lautqualitäten zu Hause selbst hervorzubringen?

Das ist die Erste-Hilfe-Kiste, die sie mir mitgibt. Das mache ich. Damit kann ich mir dann selber helfen. Es ist eigentlich keine «erste Hilfe», da diese ja nur kurzfristig im Notfall eingesetzt wird, sondern eine langfristige Hilfe, die man auch schon im gesunden Zustand machen kann.

Hast du Wünsche an die Therapeutin?

Tanja macht immer Wunschprogramm.

Würdest du die Eurythmie Massage weiterempfehlen?

Ich empfehle sie allen weiter.

Herr M., Physiotherapeut und Geschäftsführer, 60 Jahre

«Es hat mich entspannt und energetisch beruhigt. Das Zittern zum Beispiel ist weggegangen.»

Wegen welcher Krankheit bis du in Behandlung?

Morbus Parkinson, unübersehbar!

Magst du schildern, wie die Krankheit aufgetreten ist? Wie hast du sie das erste Mal wahrgenommen?

Ich war etwas ungeschickt mit dem rechten Arm. Ich habe ein Schwyzerörgeli und habe beim Spielen zunehmend gedacht, die Töne klemmen ein bisschen. Ich bin dann einmal in eine Schwyzerörgeli-Werkstatt gegangen, um ein anderes Instrument auszuprobieren und bin dann an genau den gleichen Tönen hängengeblieben. Da habe ich bemerkt, dass es nicht am Instrument liegt, sondern an mir. Ich habe dann gedacht, etwas stimmt nicht ganz, aber vielleicht verschwindet das ja auch wieder.

Erst ein halbes Jahr später bin ich dann zum Neurologen gegangen, und er hat nach der Untersuchung gesagt, das sei ein klarer Fall: Parkinson. Sein Vorschlag war, gleich mit den Medikamenten zu beginnen, dann würde ich ein paar Jahre fast nichts spüren. Aber ich wollte herausfinden, was diese Krankheit mit mir will und war froh, dass ich erst wenige Symptome hatte. Ich wollte nicht einfach Medikamente schlucken, um keine Symptome zu spüren. Ich musste zunächst meinen Weg finden und bin dafür zu einem anderen Neuro-

logen gegangen. Das war und ist ein spannender Weg mit ihm. Er war es auch, der mir Tanja empfohlen hat.
Von der *Eurythmie Massage* hörte ich das erste Mal bei der Arbeit in einer Diskussion mit einer Therapeutin. Diese war recht kritisch gegenüber der *Eurythmie Massage*, und dann hat es mich interessiert, was das wirklich ist. Und ich erlebe sie nun ganz anders, als ich es dort in Fragmenten mitbekommen habe. Und deshalb bin ich auch froh, dass bald dieses Buch erscheinen wird, damit man sagen kann: Das ist die Überlegung, die dahintersteckt.

Hat es noch eine gewisse Überwindung gekostet zwischen der Empfehlung durch den Neurologen und dem wirklichen In-Anspruch-Nehmen?
Mir war nicht ganz klar, was die «Massage» bedeutet in diesem Zusammenhang, da war ich ein bisschen skeptisch. Ich bin von der Grundausbildung her Physiotherapeut und kenne verschiedene Massage-Techniken. Ich habe mit Massage immer etwas Passives verbunden, und ich hatte eher Lust, aktiv mitzuwirken. Aber weil das in der *Eurythmie Massage* ja durchaus so gedacht ist, hatte ich dann gar keine Probleme bei dem, was ich angetroffen habe.

Hast du vor der Eurythmie Massage noch andere Therapien ausprobiert?
Ich hatte eine Zeit lang Shiatsu probiert und hatte auch medikamentöse Therapien aus der ayurvedischen Medizin mit der Idee, dass man nicht nur die fehlende Substanz ersetzt, sondern auch ein bisschen versucht, den Menschen «drumherum» zu behandeln. Dann hat mir der Arzt relativ rasch *Eurythmie Massage* empfohlen. Ich habe aber erst noch etwas gewartet, weil ich noch nicht am Punkt war, mich einfach hinzulegen und zu schauen, was passiert. Als ich den Schritt dann gemacht hatte, war es unglaublich toll für mich, bei Tanja in ihrem großen Raum im Elsass zu sein und anzukommen als die Person, die ich bin, mit allen Schwierigkeiten, die ich mit mir trage. Eine gute Erfahrung. Ich habe auch noch klassische Heileurythmie gemacht. Dabei habe ich mich aber weniger abgeholt gefühlt.

Konntest du die Krankheit durch die Eurythmie Massage anders wahrnehmen?
Die *Eurythmie Massage* war ein Beispiel, wo ich bei mir auf Verhaltensmuster gestoßen bin, die mir jetzt vertrauter sind und die mir auch schon einige Jahre früher hätten klarer werden können. Aber das nützt ja nichts, sich da viel Gedanken zu machen, es ist, wie es ist.

Was bedeutet dir die Eurythmie?

Ich habe die Eurythmie erst kennengelernt, als ich 2015 meine neue Arbeit begonnen hatte. Dort gibt es für Mitarbeitende pro Woche eine halbe Stunde Eurythmie, und ich war zuerst sicher, dass ich da nicht mitmachen würde, denn ich hatte einmal kurz eine Vorführung gesehen, die mich nicht angesprochen hatte. Dann habe ich mich überzeugen lassen, einmal hinzugehen. Die Eurythmistin hat das dann ganz toll gemacht. Ich spürte, das tut mir gut, es war mir wohl in der kleinen Gruppe, und ich war von der Computerhaltung, die ich vorher hatte, ein bisschen befreit. Ich kam ganz leicht die Treppe hinunter und habe mir gesagt, ich komme wieder.

Wie war deine konkrete gesundheitliche Situation, als du mit der Eurythmie Massage angefangen hattest? War der Tremor da schon deutlich?

Der Tremor rechts im Arm war deutlich spürbar. Er war rechts stärker als links. Das weiß ich so genau, weil ich eine Übung gemacht hatte, bei der mein linker Arm als Unterstützung des rechten Arms diente, und so konnte ich plötzlich Bewegungen machen, die ich vorher nicht mehr machen konnte, und dies ohne jede Anstrengung. Der Tremor war bei der unterstützten Bewegung einfach weg. Dass ich mir auch selbst eine gewisse Hilfestellung leisten kann, war eines der vielen Aha-Erlebnisse, die ich bei der *Eurythmie Massage* hatte. Eine tolle Erfahrung.

Das unterscheidet sie sicher von anderen Massagen und Methoden?

Ja, meine anfänglichen Bedenken, dass die *Eurythmie Massage* zu passiv sei, waren weg. Ich bin manchmal am Morgen im Zug gesessen und konnte die gelernten Übungen aus den Therapiestunden machen.

Die *Eurythmie Massage* unterstützt mich sogar dabei, eine neue Balance zwischen «aktiv» und «passiv» zu finden: Wenn ich zittere und mich dieser lästige «Schüttelautomat» daran hindert, meine Gedanken in Ruhe zu ordnen, dann hat mir die Erfahrung mit der *Eurythmie Massage* gezeigt, dass es besser geht, wenn ich es akzeptiere, als wenn ich rebelliere. Ich kann mich sogar jetzt während des Gesprächs mit M behandeln. Aber ich schaffe es nicht immer.

Kannst du dich noch erinnern, wie du die erste Behandlung erlebt hast?

Ich erinnere mich genau daran, dass ich mich dort abgeholt fühlte, wo ich im Moment stand. Da war jemand, der sich mit mir zusammen um meine Situation kümmerte. Ich habe es sehr als Fragen und Suchen – wo stehe ich – empfunden. Und dann bei einem der ersten Male erlebte ich diese spannende Unterstützung: Links hilft rechts. Auch habe ich einiges von der Anthroposophie begriffen, was ich vorher nicht ganz verstanden hatte.

Diese gelebte Form ermöglichte mir einen neuen Zugang zur Anthroposophie. Ich bin sehr kritisch allen dogmatischen Dingen gegenüber. Ich würde mich nicht als Anthroposophen bezeichnen, aber die Anthroposophie interessiert mich sehr, und da hat Tanja mit ihrer Offenheit einen wesentlichen Beitrag geleistet, dass auch ich mich offener auf die Anthroposophie einlassen kann.

Etwas ist mir in tiefer Erinnerung geblieben: Tanja ist einmal mit den Händen wie «in ein Loch gefallen», in ein energetisches Loch. Ich habe gespürt, das bin ja ich, aber da bin ich irgendwie nicht drin. Und das war für mich total spannend und hat mir geholfen, mir selber im Leberbereich die Hände aufzulegen. Der Mangel an Energie im Leberbereich war mir mit einem Mal klar. Vorher wusste ich nicht so genau, was «Ätherleib» eigentlich bedeutet. Und dort war mir dann deutlich: Da ist etwas, abgesehen von meinem physischen Leib, das mit mir zu tun hat. Das war ein Schlüsselerlebnis.

Außerdem war es für mich ein ganz wesentlicher methodischer Ansatz, dass Tanja mich nie gedrängt hat, etwas zu machen, sondern es geschehen ließ. So gab es Platz für meine Bewegungen. Das Laufenlassen einer Lautbewegung in der *Eurythmie Massage* war für mich etwas ganz Wesentliches.

Hat sich deine Grundstimmung oder dein Grundkörpergefühl geändert?

Sicher immer wieder kurzfristig. Wenn ich von Tanja nach Hause kam, hat meine Frau immer gesagt, du bist verändert. Du bist leichter, du bist aufrechter. Das ist die wesentlichste Veränderung.

Und das hat dann ein paar Tage gehalten?

Vor allem am Behandlungstag war es spürbar, und dann wurde es weniger. Aber ein bisschen konnte ich damit arbeiten, es war immer wieder ein großer Wunsch von mir, dass ich eine Hausaufgabe oder eine kleine «Medizin» mitbekomme. Mein eindrücklichstes Erlebnis waren die Farben, das violette bzw. gelbe «Fläschchen», das ich gedanklich bekommen habe. Ich habe viel daran gearbeitet, dieses violette Öl oder Wasser über meinen Körper laufen zu lassen. Das hat mir eine große Entspannung gebracht. Für solche Dinge war ich sehr offen. Da habe ich mit Tanja immer wieder Wege gefunden, an Dingen zu arbeiten, bei denen ich das Gefühl hatte, dass sie für mich wertvoll sind, die etwas verändert haben.

Hast du auch noch andere Übungen bekommen?

Ich habe immer wieder neue Übungen bekommen. Wir haben auch einmal mit den *Warming*-Reihen gearbeitet. Und wir haben auch konkrete Lautbewegungen gemacht, das war für mich am Anfang noch fremd. Die Buchstaben, die Evolutionsreihe, die so viel auslösen. Da habe ich gemerkt, dass es nicht einfach Buchstaben sind, sondern dass es ein Bewegungskonzept ist. Wir haben viel mit B und M gearbeitet. Das B, die Schutzhülle, ist etwas ganz Wichtiges für mich.

Es kam immer wieder etwas Neues hinzu. Meist waren es ein bis zwei Übungen, die gerade aktuell waren. Und ich freue mich sehr auf das Buch, denn das gibt mir die Möglichkeit zurückzuschauen. Das habe ich auch an den anderen beiden Büchern gemerkt. Dort tauchen Themen auf, an die ich mich erinnere, und ich frage mich: Welcher Weg hat da weitergeführt?

Könntest du beschreiben, wie die Eurythmie Massage auf deine Krankheitssymptome gewirkt hat?

Sie hat mich entspannt und energetisch beruhigt. Das Zittern zum Beispiel ist weggegangen. Ich habe einmal am Morgen, bevor ich zu Tanja ging, kein Medikament genommen. Und das war ein sehr spannendes Erlebnis. Ich hatte einen Neun-Uhr-Termin und war am Zittern. Tanja ist mir mit Abstand gegenübergesessen, und das Zittern ist weggegangen, ohne dass es eine physische Berührung gab. Wir haben dann darüber gesprochen, dass die *Eurythmie Massage* weiter außen beginnt, als ich mir das bisher vorgestellt hatte. Ich habe das nun schon viele Male erlebt, dass sich auf diese Weise eine Entspannung einstellt und es mir besser geht.

Konntest du etwas von den Therapiestunden im Alltag einsetzen?

Ich hatte früher noch mehr Medikamente eingenommen und konnte sie in diesem Jahr etwas reduzieren. Wenn ich allein bin, mache ich einige einfache Bewegungen, dann beruhigt sich das Zittern wieder, aber wenn ich konzentriert in einem Gespräch bin oder auch am Abend, wird es schwierig, den Tremor wegzubekommen. Der Tremor geht nicht einfach von selbst weg, sondern er geht weg durch die eigene innere Aktivität, die zu einer Entspannung führt.

Was unterscheidet die Eurythmie Massage von anderen Therapien?

Mit dem, was ich in der Physiotherapie gelernt habe, war es nicht einfach, einen ganzheitlichen Zugang zu finden. Da gibt es eher ein maschinelles Denken. Gegen das Zittern, so hieß es, muss man «stabilisieren». Das ist aber eigentlich ein Einsperren, anstatt darauf zu hören, was mir mein Körper sagen will. Ich habe mit Tanja sehr viel über die verschiedenen Ebenen, die Wesensglieder bis zum Ich, gesprochen, weil mich das auch fasziniert hat. Ich bin überzeugt, dass Parkinson ganz viel mit dem Ineinandergreifen dieser Ebenen zu tun hat. Das sind Zugänge, die ich sehr interessant finde. Bei einer ausschließlich medikamentösen Therapie fehlt mir das. Da wird ein Neurotransmitter, der im Gehirn nicht mehr produziert wird, einfach ersetzt. Mich interessiert jedoch die Frage, *warum* der nicht mehr produziert wird und weshalb im Hirn Zellen zerstört werden.

Wie würdest du die Kommunikation während der Therapie beschreiben?

Ich bin sehr daran interessiert, Erklärungen zu bekommen – und die habe ich bekommen. Ich bin aber auch sehr daran interessiert, einzutauchen und Erfahrungen zu machen. Für mich war es wichtig, beides anzutreffen, dass ich dort abgeholt werde, wo ich bin, bis hin zur Frage, was ich diese Woche erlebt habe, das mich beschäftigt hat. Was ging nicht gut? Ich konnte immer einen aktuellen Anlass für die Diskussion finden, und dann habe ich gemerkt, wie es in Tanjas Kopf gearbeitet hat. Meistens hat sie mir dann mehrere Wege und Möglichkeiten aufgezeigt und mich wählen lassen, welcher mir am meisten entspricht. Das war extrem wertvoll für mich, auch weil dadurch eine für mich gute Mischung zwischen Theorie und Praxis entstehen konnte.

Wie lange bist du schon in Therapie?

Seit fünf Jahren, jetzt gehe ich noch etwa einmal pro Monat. Das mache ich, um weiterhin aktuelle Probleme anzugehen, wobei ich dann oft feststelle, dass immer wieder neue Fragen auftauchen.

Hast du Wünsche, um noch selbstständiger mit der Krankheit leben zu können?

Da haben wir wirklich das Maximum herausgeholt, weil es Tanja und mir ein Anliegen war, diesen Weg zu gehen. Ich habe da nie einen Widerstand gespürt, im Gegenteil, ich fühlte mich immer unterstützt, wenn ich etwas erklärt haben wollte.

Konntest du bei der Massage innerlich mitgehen?

Ja, auf jeden Fall, denn ich war auch daran interessiert, mich darauf einzulassen. Meine Aufmerksamkeit war ganz bei dieser körperlichen Berührung oder Nähe. Wahrzunehmen, was abläuft, war mir sehr wichtig. Die Abwechslung von Sprechen und Berühren, von Aktivsein und passiv Geschehenlassen hat immer wieder viel bewirkt.

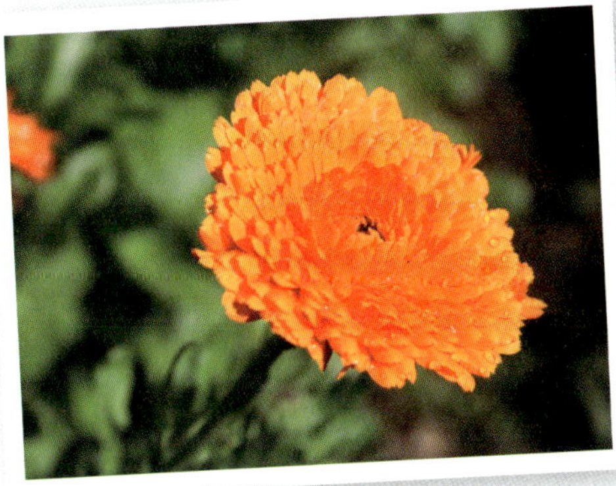

Herr F., Heilpädagoge, ehemaliger Mitarbeiter im Außendienst, 77 Jahre

«Wenn die Therapeutin mit ihren Fingern ‹liest›, wo etwas gestaut ist ...»

Wegen welcher Krankheit sind Sie bei Tanja Baumgartner in Behandlung?

Ursprünglich bin ich wegen Blasenkrebs in situ gekommen, das heißt an der Oberfläche der Blase. Nicht ein Geschwulst, sondern ganz dünne rote Flecken, wie der Aufdruck auf einer Tapete. Dann haben sich Rückenschmerzen dazugesellt, die in die Beine ausstrahlen und ganz furchtbar sind. Es hat sich dann herausgestellt, dass es eine 60-jährige Lendenwirbel-Skoliose ist. Ich war 20 Jahre im Außendienst mit dem Auto unterwegs, was die Schwäche noch unterstützt hat. Das mit der Blase stand dann gar nicht mehr so im Vordergrund, das spürt man eigentlich nicht. Die Rückenschmerzen sind bis heute das Hauptproblem.

Was waren Ihre ersten Wahrnehmungen der Krankheit?

Die Blase hat sich angefühlt wie bei einer Blasenentzündung, das hat sich dann aber eben als Blasenkrebs entpuppt. Und im Rücken hat es immer wieder gezwickt wie beim Hexenschuss.

Haben Sie schon andere Therapien vor der Eurythmie Massage gemacht?

Gegen den Krebs Mistelpräparate in vielen Varianten. Der schulmedizinische Urologe fand dann, dass diese zu schwach seien. Das war für mich eine Enttäuschung, da ich mich intensiv mit anthroposophischer Medizin befasst habe und sicher war, dass es hilft. Für den Rücken habe ich noch nichts anderes gemacht.

Wie sind Sie auf die Eurythmie Massage aufmerksam geworden?
Durch meine Hausärztin.

Hatten Sie vor der Therapie schon Vorkenntnisse oder Vorstellungen von der Eurythmie Massage?
Ich hatte vorher nichts davon gehört. Meine Hausärztin sagte, das wäre etwas ganz Spezielles. Ich habe schon als Kind Eurythmie gemacht. Als Jugendlicher habe ich es sehr gern gemacht, habe sogar extra Stunden genommen.

Wie waren Ihre Erfahrungen während und kurz nach der ersten Behandlung?
Das war sehr speziell. Ich habe nicht geschaut, was sie macht, sondern versucht, es über den Leib wahrzunehmen. Und dann wurde mir plötzlich ganz warm. Ich war so wunderbar wohlig-durchwärmt. Was Tanja an Wahrnehmungen erzählt hat, konnte ich erst mal nicht nachvollziehen. Aber ich habe gestaunt, was sie alles herausfindet. Und ich habe gedacht, das ist ja wunderbar, dass ich das erleben darf! Und ich war glücklich und dankbar dafür. Ich habe bemerkt, Tanja kann etwas, aber ich bin ja auch noch da, ich muss auch etwas beitragen.

Hat sich durch die Behandlung Ihre Grundstimmung verändert?
Die ist immer in Bewegung und wechselt. Ich will nicht in der Ecke sitzen und weinen. Ich habe noch nicht herausgefunden, was die Krankheit mit mir zu tun hat.

Haben sich diese Erfahrungen während der Therapie wiederholt?
Es ist immer so, dass ich mich nach der Behandlung wohler in meinem Körper fühle, besser inkarniert. Das heißt harmonischer in meinem Leib.

Welche Art von Übungen haben Sie bekommen?
Oft Bewegungsübungen, die ich zu Hause machen kann, heileurythmische Übungen und «Lockerungsübungen», das *Warming-up*. Man meint oft, man hätte im Alltag keine Zeit. Aber im Prinzip gehören die Übungen für mich zum täglichen Ritual. Und es ist auch gut, dass ich beim nächsten Mal immer

nachfragen kann, wenn ich nicht weiterkomme. Und dann üben wir es noch mal zusammen.

Wie haben sich die Krankheitssymptome während der Therapie verändert?

Das kann ich nicht beantworten, da die Symptome ständig in Bewegung sind. Ich habe keine Erklärung dafür. Aber ich bin froh, dass sie in Bewegung sind und immer woanders auftreten, somit ist nicht eine Stelle chronisch befallen.

Wie wirkt die Eurythmie Massage im Vergleich zu anderen Therapien auf Sie?

Physiotherapie ist rein mechanisch. Die kann auch schon eine Erleichterung bringen. Aber ich bin nicht glücklich damit. Die *Eurythmie Massage* spricht ganz andere Ebenen im Menschen an, zum Beispiel den Bildekräfteleib. Da kann man hinspüren. Ich habe dann auch Shiatsu gemacht. Das ist verblüffend, man wird fast nicht berührt, es geht alles über das Vorstellungsvermögen. Da konnte ich die Problemstelle am Rückgrat genau bemerken. Es ist eher eine Wahrnehmungs- und eine Entspannungsmethode. Es geht auch über die Bildekräfte und geht einem sehr nah.

Haben Sie sich von der Therapeutin wahrgenommen gefühlt?

Ja, auf jeden Fall.

Wie war die Kommunikation zwischen Ihnen und der Therapeutin?

Sehr gut. Zu Beginn jeder Therapieeinheit fragt sie, wie es geht. Und das ist auch für mich gut, um zu reflektieren, wie es in der Zwischenzeit war.

Würden Sie die Therapie noch einmal machen?

Ja, unbedingt.

Haben Sie Wünsche an die Therapeutin, damit Sie selbstständiger mit der Krankheit umgehen können?

Nein, «das isch guet so». Sie versucht mich zur Selbstständigkeit hinzuführen, indem sie mir Übungen gibt.

Würden Sie die Eurythmie Massage weiterempfehlen?

Ja, unbedingt. Und ich erzähle den Leuten davon, viele haben schon davon gehört.

Können Sie während einer Behandlung ganz loslassen, um sich auf die Wirkung der Massage einzulassen?

Ja, auf der Liege eigentlich schon. Manchmal kann ich «drei-Etagen-weise» loslassen, also stufenweise immer tiefer, und manchmal nur einmal. Ich weiß nicht, wovon das abhängt. Aber wenn ich eine Anspannung bemerke, was nicht immer so ist, kann ich dann ganz gut loslassen. Und die Massage hilft mir auch dabei.

Können Sie die Berührungs-Anregungen innerlich mitvollziehen oder sogar mitmachen?

Das mache ich sowieso. Und das spürt Tanja, nehme ich an. Ich dämmere nicht weg.

Gelingt es Ihnen, diese Lautqualitäten zu Hause selbst hervorzubringen?

Das kann ich, aber nur mit der Gebärde der Laute zusammen.

Ich finde es wunderbar, dass Tanja so mutig ist, eine eigene Therapieform in die Welt zu bringen – trotz vielfachem Unverständnis. Aber sie weiß, dass es richtig ist. Die Leute vergessen, was Rudolf Steiner eigentlich wollte. Er wollte ja nur Anregungen geben. Und dann sollte man selber weiterschauen, und das ist natürlich unbequem. Jeder muss seinen eigenen Weg im Umsetzen finden.

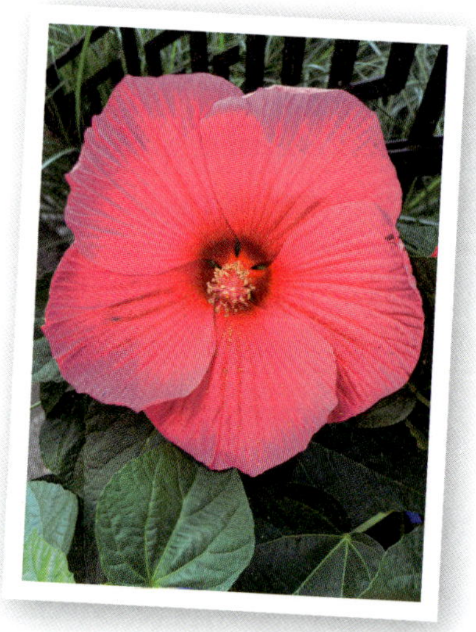

Bei Tanjas Massage-Vertreterin war wunderbar zu erleben, wie sie das Gleiche macht, aber doch anders. Ich will gar nicht beurteilen, was besser ist, aber es ist eindeutig ein Unterschied. Es gibt viele Therapeuten, die können was, das ist wunderbar. Bei einigen ist es aber zu sehr an die Person gebunden, sie können es nicht an Schüler weitergeben.

Frau S., Lehrerin im Ruhestand, 75 Jahre

«Durch die eurythmischen Berührungen ist der Ätherleib gestärkt worden und wieder ganz mein Eigen geworden.»

Wegen welcher Krankheit bist du bei Tanja in Behandlung?

Angefangen haben wir mit der Nach-Corona-Behandlung. Das hat mir sehr gutgetan, meine Lebenskräfte kamen wieder. Aktuell bin ich vom Nacken her immer sehr verspannt. Ich neige dazu, alles aufzusaugen, und das setzt sich dann im Nacken fest. Und ich schlafe sehr schlecht, da mich die aktuelle Weltsituation sehr beschäftigt. Es ist ein seelisches Problem, das sich im Nacken festsetzt. Und auch der Daumen bewegt sich im Moment nicht, was wohl auch mit dem Nacken zusammenhängt.

Was waren deine ersten Wahrnehmungen der Krankheit und wie sah deine konkrete gesundheitliche Situation zu Beginn der Therapie aus?

Nach Corona war ich monatelang immer sehr, sehr schlapp. Es lief nichts mehr. Es war, wie wenn das Licht ausgegangen wäre. Ich hatte den Eindruck, dass durch Corona mein Ätherleib beiseite geschoben und wie zerfetzt war. Corona war für mich wie eine Kriegsverletzung, als wäre mein Ätherleib angeschossen worden. Er war wie ein kaputter Mantel, und ich musste mich zwingen: «Jetzt machst du dies, jetzt machst du das!» Und das hat sich dann dank der *Eurythmie Massage* verbessert. Mittlerweile ist mein Ätherleib wieder gut beieinander. Dass sich die Löcher wieder geschlossen haben, verdanke ich Tanja.

Hast du schon andere Therapien vor der Eurythmie Massage gemacht?

Ja, Cranio-Sakral-Therapie. Da bin ich schon seit meinem Unfall 2010. Mein Bein war ja total kaputt, und man meinte, es wird nicht mehr, und nun bin ich sehr zufrieden und kann eigentlich alles machen. – Ich bin eigentlich immer dabei, etwas zu machen.

Wie bist du auf die Eurythmie Massage aufmerksam geworden?

Durch die Hausärztin.

Hattest du vor der Therapie schon Vorkenntnisse oder Vorstellungen von der Eurythmie Massage?

Ich hatte im Vorfeld schon einzelne Behandlungen mit *Eurythmie Massage* bekommen, von verschiedenen Therapeutinnen.

Wie waren deine Erfahrungen während und kurz nach den Behandlungen?

Durch die eurythmischen Berührungen ist der Ätherleib gestärkt worden und wieder ganz mein Eigen. Für ihn war das wie ein Reparieren durch die eurythmischen Berührungen. Da konnte er irgendwie darauf einsteigen, das konnte er aufnehmen. Das war wie ein Gleichklang. Der Nacken konnte durch die *Eurythmie Massage* gelockert werden, aber das hält nicht so lange an, da die täglichen Nachrichten mich dann wieder wie ein eiserner Griff packen.

Hat sich durch die Behandlung deine Grundstimmung verändert?

Die Schlappheit war eine völlig neue Lebenserfahrung für mich. Die *Eurythmie Massage* hat mir dann wieder Vertrauen in mich selbst gegeben, sie hat dafür gesorgt, dass ich wieder beieinander bin.

Wenn du eine Veränderung wahrgenommen hast, wie lange hielt sie an?

Es hat sich sukzessive gebessert. Es ging ganz langsam bergauf.

Welche Art von Übungen hast du bekommen?

Ich soll G machen, damit ich die Einflüsse von außen nicht so in mich hineinlasse. Mein Inneres stärken und dadurch die Gedanken, die von außen kommen, fernhalten, die hier nicht hingehören! Und an meinem Finger soll ich die Entzündung mit M rausstreichen.

Kannst du die Anregungen und Übungen zu Hause durchführen?

Das kann ich gut machen, ist ja nicht kompliziert.

Wie wirkt die Eurythmie Massage im Vergleich zu anderen Therapien auf dich?

Die Cranio-Sakral-Therapie ist physischer, dort fühle ich mich größer, wenn ich am Kopf behandelt werde. Und es kann auch noch ein bis zwei Tage weh tun. Da merkt man, dass man in die Muskeln reingegriffen hat. Die *Eurythmie Massage* empfinde ich eher innerlich. Und ich fühle mich danach leichter, wie auf einer Wolke. Es ist alles nicht mehr so erdenschwer.

Hast du dich von der Therapeutin wahrgenommen gefühlt?

Sehr gut, sie durchschaut gleich, was mit einem los ist. Sie spürt das im sanften «Drüberfahren».

Wie war die Kommunikation zwischen dir und der Therapeutin?

Am Anfang spreche ich über mein Befinden und meine Bedürfnisse und das, was mich beschäftigt. Und die Behandlung findet dann schweigend statt.

Würdest du die Therapie noch einmal machen?

Ich würde gerne weitermachen. Auch aufgrund meines Alters habe ich das Gefühl, ich muss etwas tun, damit es gut weitergeht. Auch damit sich die Probleme im Alter nicht «summieren».

Kannst du während einer Behandlung ganz loslassen, um dich auf die Wirkung der Massage einzulassen?

Ich liege da und kann mich entspannen, die Wirkungen der *Eurythmie Massage* lasse ich mit mir geschehen. Und ich fühle dann in mich hinein, schweife nicht in den Gedanken ab.

Kannst du die Berührungs-Anregungen innerlich mitvollziehen oder sogar mitmachen?

Ich beobachte die Bewegungen und frage mich manchmal, was sie wohl gerade für einen Laut macht. Aber ich lasse es eher geschehen, habe nicht das Bedürfnis mitzumachen oder nachzufragen.

Hast du Wünsche an die Therapeutin, damit du selbstständiger mit der Krankheit umgehen kannst?

Keine außer den Übungen, die ich schon bekomme.

Würdest du die Eurythmie Massage weiterempfehlen?

Menschen, die dafür eine Antenne haben, würde ich sie sehr empfehlen. Bei anderen hat sie wohl gar keinen Zweck, die sind so verhärtet. Die würden gar keinen Zugang finden.

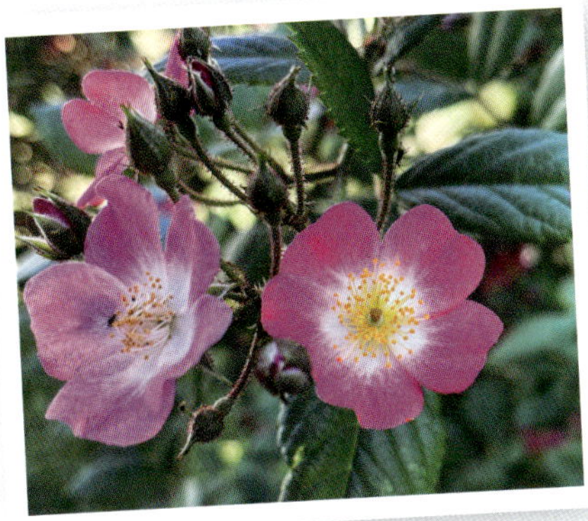

Herr P., Ingenieur im Ruhestand, 77 Jahre

«Ich bin immer wieder erstaunt, wie sehr die Möglichkeiten der Eurythmie – auch von Fachleuten – unterschätzt werden.»

Wegen welcher Krankheit bist du in Behandlung?

Rückenschwäche, die habe ich seit meiner Kindheit. Und ein stechendes Jucken in den Waden.

Was waren deine ersten Wahrnehmungen der Krankheit?

Schmerzen im unteren Rücken und im Bereich der Schlüsselbeine und Schultern. Oft nach einer Belastung, aber nicht nur. Ich war mir nie sicher, ob Wärme oder Kälte guttut. Bis vor Kurzem war es so, dass mir Kälte – zum Beispiel Schwimmen im Teich – guttat.

Wie bist du auf die Eurythmie Massage aufmerksam geworden?

Durch meine Hausärztin.

Hattest du vor der Therapie schon Vorkenntnisse oder Vorstellungen von der Eurythmie Massage?

Ich habe schon seit der Schulzeit eine positive Einstellung zur Eurythmie und habe seit jeher den Eindruck, dass da noch mehr drin liegt. Daher war mir bewusst, dass die Eurythmie eine Wirkung auf den Ätherleib hat. Von dieser Realität bin ich überzeugt, auch wenn ich sie selbst nicht wahrnehmen kann. Das scheint mir der wichtigste Punkt zu sein.

Wie waren deine Erfahrungen während der Behandlungen?

Beim ersten Mal war ich einfach gespannt, was da passiert und wie es passiert. Ich verfolge – auch heute noch – mit, wie und wo Tanja behandelt. Ich hatte schon seit Längerem eine Stelle zwischen den Augenbrauen, die war etwas trocken und schälte sich. Und da hat mir Tanja ein paar Behandlungstipps gegeben, die ich selber machen kann. Dann ging das drei Wochen und das Problem war weg. Das war für mich sehr erstaunlich. Tanja drückt nicht einfach an der Problemstelle rum, sondern kann diese von anderen Stellen aus behandeln.

Hat sich deine Grundstimmung durch die Behandlung verändert?

Ich würde sagen, dass sich mein Gesamtbefinden durch das regelmäßige Tun in der *Eurythmie Massage* verbessert hat. Es sind feine Dinge, die sich verändern oder verbessern, und die werden leicht überlagert durch den Alltag.

Wenn du eine Veränderung wahrgenommen hast, wie lange hielt sie an?

Die Behandlung geht eher an die Grundstruktur und weniger an akute «Probleme». Sie stabilisiert die Grundstruktur und hält sie im Gleichgewicht. Aber die Stelle an der Stirn war phänomenal, denn das ging in kürzester Zeit weg. Die gesundheitliche Situation verbessert sich im Alter ja nicht mehr so schnell. Ich hoffte, dass meine Rückenschmerzen einfach erträglich bleiben und ich nicht gebückt laufe, sondern gerade stehen kann.

Haben sich die Erfahrungen während der Therapie wiederholt?

Ich fühle mich nach jeder Massage besser.

Welche Art von Übungen hast du bekommen?

Für die Stelle am Kopf M und G, die habe ich auch jeden Tag gemacht. Das Jucken in den Waden habe ich vor allem mit M und D behandelt, bis es weg war. Wenn ich das Jucken nicht begleite, kommt es wieder.

Wie wirkt die Eurythmie Massage auf dich im Vergleich zu anderen Methoden?

Die *Eurythmie Massage* wirkt stärker und anhaltender als Physiotherapie, Massage und ähnliches. Sie wirkt auch dann, wenn man sie nur im «Mikrobereich» anwendet.

Hast du dich von der Therapeutin wahrgenommen gefühlt?

Ja, klar. Sie nimmt einen «richtig» wahr und stellt dann auch die richtigen Fragen. Tanja verschafft sich erst mal einen Gesamtüberblick, wo Knoten in den Ätherströmungen sind und wie sich das Ganze bewegt, behandelt dann und macht am Ende noch mal eine Ruhepause und nimmt wahr, wie die Dinge jetzt laufen. Das finde ich überzeugend. Es ist lebendiger als bei anderen Masseuren.

Kannst du die Berührungsanregungen innerlich mitvollziehen oder sogar mitmachen?

Nein, ich will deshalb zuerst wissen, was da gemacht wird. Ich verfolge es und frage mich manchmal, was war das jetzt, wo geht die Bewegung durch?

Gelingt es dir, die Lautqualitäten zu Hause selbst hervorzubringen?

Nein, da warte ich lieber, bis Tanja wieder kommt.

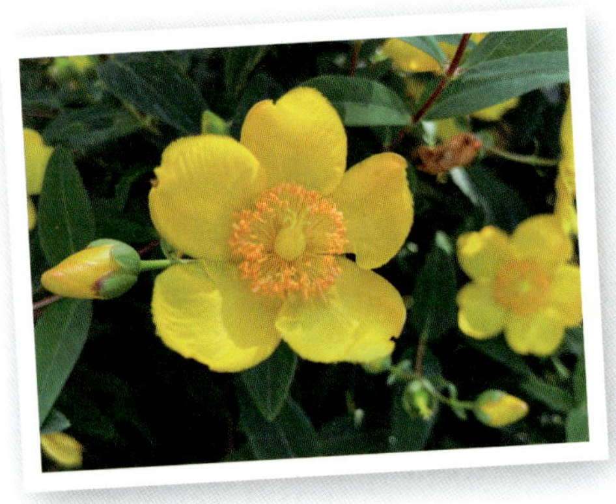

Hast du Wünsche an die Therapeutin, damit du selbstständiger mit der Krankheit umgehen kannst?

Nein. Ich bin froh, dass sie kommt und das macht.

Würdest du die Eurythmie Massage weiterempfehlen?

Ja klar. Viele Leute haben noch nicht begriffen, was die Eurythmie kann. Ich bin immer wieder erstaunt, wie sehr die Möglichkeiten der Eurythmie – auch von Fachleuten – unterschätzt werden.

Herr K., Treuhänder, Finanzberater, früherer Leistungssportler, 50 Jahre

«Ich finde es interessant, was man alleine durch Ertasten herausfinden kann.»

Wegen welcher Krankheit bist du in Behandlung?

Ich habe seit vier Jahren eine Spastik im rechten Arm und in der Hand, eine hohe Muskelspannung. Die Diagnose ist allerdings nicht eindeutig. Ich war erst beim Handchirurgen, weil sich das Hauptproblem vor allem in der Hand bemerkbar machte und ich vor etwa 20 Jahren einen Fahrradunfall hatte, bei dem diese Hand sehr stark gestaucht wurde und sich auch ein Ganglion gebildet hatte.

Vom Handchirurgen zum Rheumatologen, vom Rheumatologen zum Neurologen und wieder zurück zum Handchirurgen. Dann wieder zum Rheumatologen und von dort weiter zu einem Faszien-Spezialisten. Der war überzeugt, es wären die Faszien. Die Behandlungen brachten zwar eine leichte Besserung, von einer Behebung des Problems war es jedoch weit weg. Danach nochmals vertiefte neurologische Abklärungen bei diversen Neurologen. Eine klare Diagnose blieb aus, alle waren aber der Meinung, dass es etwas sehr Seltenes ist und für mich wahrscheinlich keine gute Zukunft bedeutet. Versuche mit medikamentösen Behandlungen gegen Parkinson und Multiple Sklerose sowie CBD und in Eigenregie mit THC, einem Cannabis-Präparat, brachten nicht wirklich einen Erfolg.

Ich glaube, ich habe ein Burn-out im Arm durch Überlastung. Ich war immer sehr leistungsorientiert, beruflich und sportlich. Ich habe bis Mitte dreißig Langstreckenwettkämpfe bis hin zum Ironman bestritten, zwischendurch auch noch sechs Jahre lang die Schulbank wochentags am Abend und auch am Wochenende gedrückt. Den Sport sah ich als Ausgleich, somit sollte die Waage im Gleichgewicht sein, dachte ich zumindest.

Vor sechs Jahren hatte ich eine mittlere Erschöpfungsdepression, war sechs Wochen in einer Klinik. Da kam auch meine Kindheitsthematik zur Sprache. Wir hatten eine kalte Atmosphäre in der Familie, Gefühle und Anerkennung zu zeigen war tabu. Ich bin offensichtlich in der Kindheit emotional so um Einiges zu kurz gekommen.

Im Sommer vor drei Jahren hatte ich dann auch noch einen Schlaganfall: Ich konnte nicht mehr gehen und nicht mehr sprechen, ich habe alles gehört und verstanden, konnte aber nicht antworten. Glück im Unglück, eine Woche später war ich bereits wieder funktional zu 98 Prozent regeneriert, die psychische Aufarbeitung brauchte dann aber doch noch ein wenig mehr Zeit. Auslöser des Schlaganfalls war ein genetischer Gerinnungsdefekt im Blut, wie sich aufgrund diverser Untersuchungen herausstellte. Diese Diagnose erleichterte es mir, mit diesem Ereignis umzugehen, da ich nun wusste, was die Ursache war und schlussendlich wie ich dieser Ursache entgegenwirken kann. Ein Zusammenhang zwischen meiner Spastik und dem Schlaganfall ist wohl auszuschließen, zumal die Spastik auch vorher schon bestand.

Ich vermute, es hängt alles miteinander zusammen, und ich glaube, dass all die verschiedenen Über- und Unterforderungen zu dieser Spastik geführt haben – oder was immer es auch ist. Die Frage ist, was zu einer Besserung führen kann, wenn schon keine Heilung zu erwarten ist. Der Schlüssel liegt wahrscheinlich darin, dass ich feinfühliger mit dem Seelischen umgehen lerne und dies in mein Leben integrieren kann. Ich nehme an, mein Hauptproblem liegt darin, den Weg zu finden von der Anspannung in die Entspannung. Ich weiß nicht, ob ich das in den Griff bekomme.

Hast du auch andere Therapien vor oder während der Eurythmie Massage gemacht?

Einmal eine Botox-Therapie, das hält circa drei bis vier Monate, je nach Dosierung. Das hat eine gewisse Erleichterung gebracht, aber verbunden mit einer leichten Lähmung. Die Unterarmmuskulatur war zwar entspannter, das Zusammenziehen der Hand wurde aber nicht wirklich besser.

Außerdem ging ich nach dem Burn-out vor sechs Jahren einmal wöchentlich zu einem Psychologen, da habe ich sicherlich viel gelernt über mich und meine Wahrnehmung. Dafür bin ich ihm dankbar. Bis heute habe ich allerdings nicht begriffen, warum bei gewissen Themen immer die Antwort kam: Das müssen sie selber herausfinden ... Wobei ich aber auch während sechs Jahren die Antwort nicht fand. Schließlich hat er mich dann mehr oder weniger rausgeschmissen und mir zu verstehen gegeben, dass ich eine undankbare Person sei ... Um das herauszufinden brauchte er anscheinend sechs Jahre. Bin ich das wirklich?

Auch für andere Therapieformen bin ich offen, sei es Osteopathie, traditionelle chinesische Medizin oder einfach alles, was mit dem Wesen Mensch und dem Ätherleib zusammenhängt.

Wie bist du auf die Eurythmie Massage aufmerksam geworden?

Durch einen Neurologen.

Wie waren deine Erfahrungen während und kurz nach der ersten Behandlung?

Tanja hat erst mal eine Diagnose gemacht. Demnach strotze ich vor Energie. Aber der Bewegungsfluss staut sich schon im Schulterbereich und verdichtet sich immer mehr nach vorne in die Hand. Es leuchtet mir ein, dass der Unterarm und die Hand nicht richtig funktionieren können, wenn sie nicht richtig mit Energie versorgt werden.

Hat sich durch die Behandlung deine Grundstimmung verändert?

Die Therapie tut mir gut, aber es gibt keine kontinuierliche Verbesserung. Aber etwas hat sich verändert: Schulter und Oberarm wurden beweglicher, dafür staut es sich mehr in die Hand.

Kannst du die Reaktionen auf die Behandlung beschreiben?

Diese feinen, zärtlichen Berührungen nimmt der Körper sehr gerne auf und reagiert auf diese feinen Bewegungen. Das zeigt mir, dass mir bis dahin in dieser Hinsicht etwas in meinem Leben gefehlt hat und noch immer fehlt.

Wie läuft eine Therapiestunde in deiner Wahrnehmung ab?

Erst sprechen wir circa zehn Minuten. Durch die feinen, zarten Berührungen, mit denen sie die Energieströme beobachtet und mir schildert, komme ich jedes Mal – mal mehr, mal weniger – in eine Tiefenentspannung. Es gibt Phasen, wo ich in der Nacht in eine Tiefenentspannung komme, wobei ich vor allem nach dem Aufstehen bemerke, dass alles gelöst ist. Leider hält es aber nicht lange an, sobald der Alltag beginnt.

Welche Art von Übungen hast du bekommen?

Tanja zeigt mir Übungen, die ich selber durchführen kann. Durch diese kann ich, wenn auch zeitlich befristet, entspannen. Außerdem unterstützen sie das Lösen und Loslassen im Arm. Ich soll lernen, stärker in das «Wasserelement» einzutauchen. Ich kombiniere die Übungen auch noch mit Dehnungsübungen

Wie haben sich die Krankheitssymptome während der Therapie verändert?

Ich fühle mich wie ein Hamster im Laufrad, bin aber insgesamt viel offener geworden dem Leben gegenüber. Nicht mehr so schnell wie früher. Ich merke, dass es für mich wichtig ist, immer in Entspannungsphasen reinzukommen, dann wird es auch mit dem Arm besser.

Es gibt Veränderungen, ja. Je stärker die Entspannung im Schulterbereich ist, desto angespannter ist der Unterarm. Meine Hoffnung ist, dass der Unterarm die Entspannung mit der Zeit noch lernt. Die Veränderung am ganzen Organismus finde ich interessant. Ich merke, dass ich viel daraus lernen kann. Dadurch, dass Tanja mir neue Wege aufzeigt, habe ich Hoffnung, dass es mich weiterbringt. Sie alleine wird das nicht erreichen, da muss ich schon mitmachen, was für mich nicht einfach ist. Zusammen schaffen wir es vielleicht.

Hast du dich von der Therapeutin wahrgenommen gefühlt?

Für mich ist es wichtig, was die Therapeutin feststellt und mir spiegelt, damit mir bewusster wird, woran ich arbeiten kann. Da gibt sie interessante Inputs, ich lerne jedes Mal etwas dabei. Für mich ist es nicht so greifbar wie für

Tanja, wo die Energieströme durchfließen. Es ist für mich interessant, von ihr zu hören, wo sie Stauungen und Blockaden feststellt. Manchmal kann ich das mitvollziehen und staune, dass man das von außen wahrnehmen kann. Ich finde es interessant, was man alleine durch Ertasten herausfinden kann.

Wie war die Kommunikation zwischen dir und der Therapeutin?

Vieles klären wir vorher, die Behandlung selbst ist eine ruhige Phase.

Hat die Eurythmie Massage geholfen, damit du selbstständiger mit der Krankheit umgehen kannst?

Sie hat mir sicher geholfen. Sie spornt mich an, über neue Dinge nachzudenken. Wenn ich etwas nicht verstehe, finde ich es gut, mit neuen Ideen konfrontiert zu werden. Das bringt mich bestimmt weiter, auch wenn ich es erst mal nicht merke. Am Anfang dachte ich noch: «Scheiß Hand», mittlerweile kann ich besser damit umgehen oder habe einen anderen Blick darauf. Insgesamt habe ich gelernt, mehr auf mich zu schauen. Früher wollte ich viel neutraler sein, jetzt kann ich viel besser geradeheraus sagen, was ich meine.

Tanja hat mich bestärkt, mich von bestimmten Situationen zu distanzieren und bestimmte Dinge einfach stehen zu lassen. Mach das, was du willst, und nicht, was andere dir auftragen. Es führt mich in eine Eigenständigkeit, und ich kann die soziale Abhängigkeit ablegen. Ich entwickle mich weiter, ich lasse alte Verhaltensmuster fallen. Wo mich das hinführt, weiß ich noch nicht.

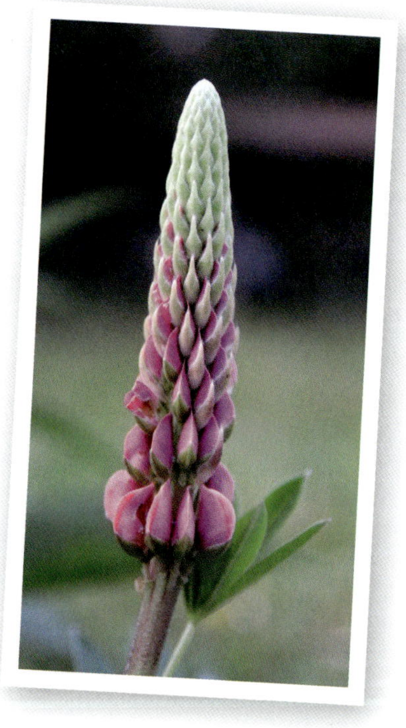

Kannst du die Berührungsanregungen innerlich mitvollziehen oder sogar mitmachen?

Manchmal döse ich weg, ich versuche aber auch oft mitzugehen. Was macht sie da, wie reagiere ich darauf? Hier gibt es eine Reaktion, wieso zucke ich da, ich versuche es zu verstehen. Wie komme ich von der Verspannung in die Entspannung. Wichtig ist, dass ich mich nicht innerlich dem Loslassen gegenüber wehre. Ich nehme jetzt alles etwas lockerer und bin nicht mehr so extrem auf Leistung orientiert, weder beruflich noch sportlich.

Frau A., Sozialpädagogin im Ruhestand, 80 Jahre

«Die Therapeutin steht einem nicht getrennt gegenüber, sie versteht mich wie von innen.»

Wegen welcher Krankheit bist du in Behandlung?

Muskelverkrampfungen vom unteren Rücken bis zum Kopf, Nacken und Schultern verspannt. Der Nacken zum Kopf hin tut sehr weh. Schon als Baby hatte ich ein Problem mit dem Nacken. Meine Mutter sagte immer, ich hätte keinen Hals. Die Stelle war immer total verkrampft.

Hast du schon andere Therapien vor der Eurythmie Massage gemacht?

Früher hatte ich mal Massagen, sonst keine Therapien.

Wie bist du auf die Eurythmie Massage aufmerksam geworden?

Durch meine Hausärztin.

Wie waren deine Erfahrungen während der Behandlungen?

Die Verkrampfungen konnten immer gut gelockert werden. Es hat mich entspannt. Es ist, wie wenn man in eine warme Umhüllung hineinkommt, da kann man loslassen. Mit der Kraft, die Tanja gibt, ist man warm eingehüllt.

Hält das Loslass-Gefühl dann an?

Ja, sehr. Ich gehe ganz entspannt nach Hause.

Wie geht es dir aktuell?

Im Moment ist es wieder schlimmer, und ich glaube, es liegt daran, dass wir im Theater waren und ich mich sehr anstrengen musste zu verstehen, was gesagt wurde. Danach hatte ich akute Nackenschmerzen. Das Hinschauen und Hören hat mich sehr angestrengt. Seither kann ich die Verspannungen nicht mehr selber lösen.

Welche Art von Übungen hast du bekommen?

Immer wieder verschiedene, die schreibt Tanja mir dann auf, und die mache ich dann auch zu Hause.

Wie haben sich die Krankheitssymptome während der Therapie verändert?

Es ist ein Auf und Ab. Aber generell wird es durch die *Eurythmie Massage* besser, wenn ich dranbleibe.

Beschreibt dir Tanja, was sie wahrnimmt?

Ja, sie beschreibt, wo die Verhärtungen sitzen und mit welchen Lauten sie diese zu lösen versucht. In den meisten Fällen sind sie hinterher sehr schön gelöst. Man kann wahrnehmen, dass sie wahrnimmt.

Wie merkst du das?

Ihre Fähigkeit ist, dass sie mit dem anderen Menschen eins wird. Sie kann mit dem Patienten mitgehen wie ein Zwilling. Sie steht einem nicht getrennt gegenüber. Sie versteht mich wie von innen. Nach 40 Jahren hat sie eine Fähigkeit ausgebildet, die sich andere nicht so schnell aneignen können. Es würde mich interessieren, ob das andere auch können, die die Ausbildung machen. Kann man das lernen? Man kann nur hoffen, dass das andere weiterpflegen.

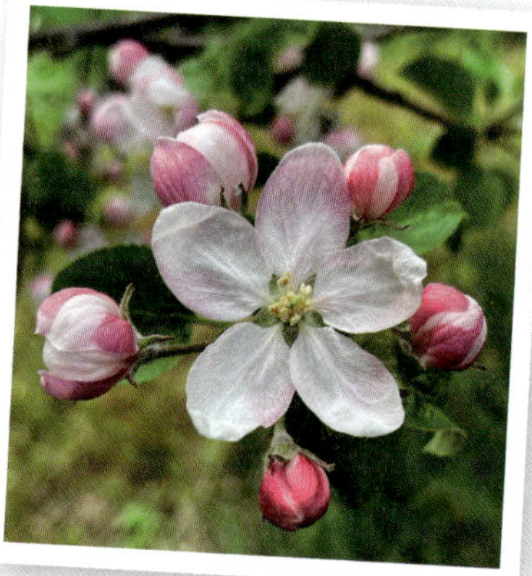

Ich bin so froh und dankbar, dass Tanja mir helfen kann. Es ist für mich wichtig, dass jemand mir hilft. Das hatte ich nicht oft in meinem Leben, das genieße ich sehr, dass jetzt mal jemand für mich da ist.

Herr O., Finanz-Liegenschaftsverwalter im Ruhestand, 79 Jahre

«Die Therapeutin ist ganz präsent in dem, was sie mit ihren Händen tut.»

Wegen welcher Krankheit bist du in Behandlung?

Ich hatte damals einen Tremor, die erste Stufe zu Morbus Parkinson. Da hatte ich ein leichtes Zittern in den Beinen. Ich war schlecht in den Beinen drin. Später hatte ich dann noch eine Knieoperation, bei der mir eine Prothese eingesetzt wurde. Da war die Gefahr, dass ich mich wieder aus den Beinen zurückziehe.

Hast du schon andere Therapien vor der Eurythmie Massage gemacht?

Der Neurologe hatte mir auch Medikamente verschrieben. Früher bekam ich zusätzlich noch Massagen.

Wie bist du auf die Eurythmie Massage aufmerksam geworden?

Ich wurde von meinem Hausarzt überwiesen.

Hattest du vor der Therapie schon Vorkenntnisse oder Vorstellungen von der Eurythmie Massage?

Nein. Ich habe früher mehrmals Heileurythmie gemacht. So, wie Tanja mit ihren Händen an die Sache herangeht, war es mir völlig neu.

Wie sah deine konkrete gesundheitliche Situation vor Beginn der Therapie aus?

Das waren meine schlimmsten sieben Jahre. Zum einen der Tremor in den Beinen, zum anderen hatte ich eine Netzhautablösung auf einem Auge und einen Bandscheibenvorfall. Grund dafür waren Riesenprobleme im Beruf.

Wie waren deine Erfahrungen während und kurz nach der ersten Behandlung?

Es hat mich beeindruckt, dass der Tremor durch die Behandlungen wegging. Und auch nach der Knieoperation hat Tanja es geschafft, dass der Tremor nicht wieder ausgebrochen ist. Da hat sie mir ganz wesentlich geholfen. Ich nehme wegen des Tremors auch keine Medikamente mehr.

Nach der Knieoperation wurden mir durch die Eurythmie Massage die Schmerzen wesentlich gelindert und der Heilungsprozess wurde dadurch stark unterstützt. Grundsätzlich fühlte ich mich durchlebt. Es entwickelte sich auch eine gewisse Wärme im Körper. Ich habe das vorher nicht erlebt, dass ein Mensch mir so helfen kann. So konkret hat mir Heileurythmie nie geholfen. Jedes Mal nach der Behandlung fühle ich mich ein wenig befreiter.

Wenn du eine Veränderung wahrgenommen hast, wie lange hielt sie an?

Es brauchte mehrere Sitzungen, damit es länger anhielt. Dass die Wirkung anhält, hat sich dann mit der Zeit gesteigert.

Welche Art von Übungen hast du bekommen?

Tanja hat mir viele Übungen gezeigt, die ich selber machen kann: Füße bewegen in Lemniskaten, auf den Zehen stehen, alles, damit das Bewusstsein bis zum letzten Zeh geht. Sie schreibt mir auch auf, was ich machen soll, ein D oder R oder andere. Das war mir immer eine Hilfe.

Kannst du die Anregungen und Übungen, die du bekommen hast, zu Hause durchführen?

Mit den Übungen hatte ich kein Problem, denn ich hatte vorher auch schon selber Eurythmie gemacht. Ich ziehe mich dann in mein Zimmer zurück und mache diese Übungen. Und durch das regelmäßige Üben verändert sich der Grundzustand. Zum Beispiel wenn ich kalte Füße habe und die D-Übung mache, wie sie mir es erklärt hat, bekomme ich warme Füße.

Wie wirkt die Eurythmie Massage auf dich im Vergleich zu anderen Therapien?

Das klingt vielleicht erst mal etwas komisch: Die *Eurythmie Massage* ist wie geistig durchdrungen. Ein normaler Massage-Therapeut macht einfach seine Massage. Mein früherer Masseur hat mit mir über etwas ganz anderes gesprochen, während er massiert hat. Er war nicht präsent in dem, was er tat. Tanja ist ganz präsent in dem, was sie mit den Händen tut. Das ist für mich der große Unterschied.

Hast du dich von der Therapeutin wahrgenommen gefühlt?

Hundertprozentig, ja (lacht).

Wie war die Kommunikation zwischen dir und der Therapeutin?

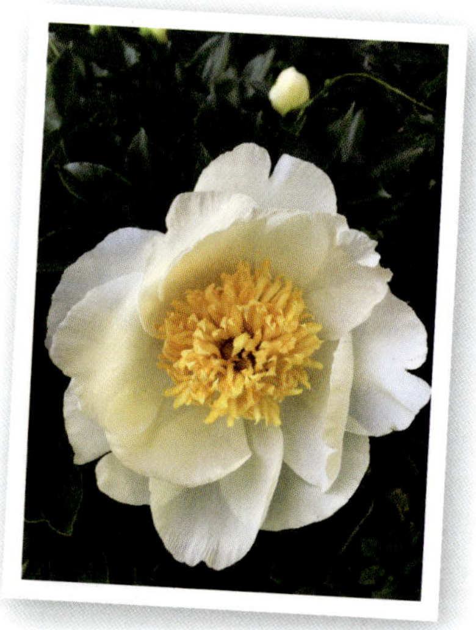

Am Anfang wird erst das Problem besprochen, zu Beginn der Massage werden auch noch Worte ausgetauscht, und dann wird nicht mehr gesprochen. Hinterher erläutert sie, was sie gemacht hat, Das finde ich auch sehr wichtig, dass ich ein Bewusstsein davon habe, was sie macht.

Hast du Wünsche an die Therapeutin, damit du selbstständiger mit der Krankheit umgehen kannst?

Für mich ist es befriedigend so, ich brauche nicht mehr.

Kannst du während einer Behandlung ganz loslassen?

Ich lasse mich eigentlich immer ein bisschen fallen, muss nicht intellektuell dabei sein.

Kannst du die Berührungsanregungen innerlich mitvollziehen oder sogar mitmachen?

Ja, da gehe ich sehr stark mit, vor allem in der ersten Phase, da bin ich noch viel intensiver mit dabei. Da sagt sie auch: Hier fließt es nicht, da ist ein Knoten, und das kann ich dann auch von innen beobachten. Bei gewissen Dingen, die sie sagt, kann ich es nicht sofort nachvollziehen. Aber im Großen und Ganzen werde ich bewusster, weil sie mich darauf aufmerksam macht. Mittlerweile kann ich auch viel konkreter spüren, was sie meint, und merke, dass ich es damit auch verändern kann. Etwas übertrieben ausgedrückt: Ich kann wie hellfühlend hinschauen und bemerke neue Phänomene, die ich vorher nicht bemerkt habe. Aber das kommt natürlich auf den einzelnen Menschen an. Anders als früher kann ich heute bewusster mit einsteigen.

Gelingt es dir, diese Lautqualitäten zu Hause selbst hervorzubringen?

Ja, das würde ich schon sagen. Man kann da anknüpfen und es selbst fortsetzen.

Frau L., Kunstmalerin, 61 Jahre

«Es ist mir eine konkrete Lebenshilfe, das Ungleichgewicht in der Gesundheit wird eindeutig harmonisiert.»

Wegen welcher Krankheit bist du in Behandlung?

Wegen Migräne, die ich seit meiner Kindheit habe, und wegen Rückenschmerzen.

Wie waren deine ersten Wahrnehmungen der Krankheit?

Sehr belastend, unberechenbar. Die Anfälle haben jedes Mal meinen Alltag ausgebremst, von einer Stunde auf die andere musste alles abgesagt werden. Ich konnte nie vorhersehen, wann sie kommen.

Wie waren konkret die Symptome?

Wie ein Feuer im Kopf, in der Stirn, der ganze Schädel tut weh und der Schmerz zieht in eines der Augen hinein, starkes Brennen, nicht wie Kopfschmerzen, das ist der Beginn. Wenn es weitergeht, kommt ein Brechreiz dazu. Übelkeit, Lichtempfindlichkeit, dann weiß ich, jetzt muss ich mich hinlegen. Die schlimmsten Anfälle dauern zwei Tage lang. Sie waren schon so schlimm, dass ich ins Krankenhaus musste. In der Nachphase bin ich sehr müde und erschöpft. Wenn sie vorbei sind, kommen eine Euphorie und ein großer Hunger.

Hast du auch andere Therapien vor oder neben der Eurythmie Massage gemacht?

Ja, ich habe Übungen vom Neurologen bekommen. Durch die Arbeit mit dem Arzt wurde mir immer deutlicher, dass eine tiefe Wut aus dem Unterbewusstsein mit ein Auslöser sein kann. Er gab mir Übungen zum Beobachten, damit sich diese unbewussten Wutausbrüche nicht verselbstständigen, dass ich sie beobachten und damit beeinflussen kann. Die Selbstbeobachtung war das Hauptziel dieser Therapie.

Rhythmische Massage habe ich auch bekommen. Da habe ich etwas entspannen gelernt. Früher auch klassische Massagen wegen der Rückenschmerzen. Neben den Übungen nehme ich regelmäßig anthroposophische Medikamente, um die Organe zu unterstützen, die auch Auslöser sein können. Eine seltsame Situation zeigt sich darin, dass der Körper wie «süchtig» nach Migräne ist, und dieses Muster muss erst mal im Stofflich-Organischen sowie im Seelischen unterbrochen werden. Damit der Körper lernt, diese Anfälle nicht mehr haben zu wollen.

Wie bist du auf die Eurythmie Massage aufmerksam geworden?

Ich war bei der ganzen Entwicklung der *Eurythmie Massage* von Tanja von Anfang an mit dabei und habe auch selbst die Ausbildung gemacht. Ich habe schon Behandlungen bekommen, da hieß sie noch gar nicht *Eurythmie Massage*. Eine Empfehlung für diese Therapie bekam ich dann noch zusätzlich vom Neurologen.

Wie waren deine Erfahrungen während und kurz nach der Behandlung?

Ich konnte sehr schnell die Wirksamkeit der *Eurythmie Massage* mitvollziehen. Mit Eurythmie berührend behandelt zu werden war sehr wohltuend. Die Massage hat nicht durch den physischen Druck gewirkt. Es war ein krasses, anderes Erlebnis. Es wurde eindeutig mit ganz anderen Qualitäten gearbeitet. Ich entdeckte durch die Berührung, dass ich selbst besser an die entsprechenden Stellen hinkomme. Das hat mich selbstständiger gegenüber der Krankheit gemacht. Ich kann durch eine M-hafte Atmung oder durch das Lösen mit einem L schon vorbeugend oder beim Beginn der Migräne dafür sorgen, dass es nicht so schlimm wird. Ich habe das Bild bekommen, wie von innen Licht in die Schädelkuppel strahlen zu lassen. Das hatte eine reinigende Wirkung und war mir eine Hilfe im akuten Zustand. Es fühlt sich so an, wie wenn man neu Sauerstoff bekommt, ätherischen Sauerstoff. Ich bin belebter, durchwärmt, fühle mich wahrgenommen und umhüllt.

Ich habe eine Zeit lang ein Schmerztagebuch geführt und daran gesehen, dass die *Eurythmie Massage* sehr positiv gewirkt hat. Es war deutlich ein Abnehmen der Kopfschmerzen abzulesen, das Lebensgefühl hat sich gebessert. Die ganze Situation hat sich dadurch stabilisiert.

Wenn du eine Veränderung wahrgenommen hast, wie lange hielt sie an?

Sie kann bis zu einer Woche anhalten. Es gibt auch manchmal eine Erstverschlimmerung, die sich dann aber wieder löst. Ich werde bewusstseinsmäßig und in Bezug auf meinen Körper geweckt.

Welche Art von Übungen hast du bekommen?

Klassische, vorbeugende heileurythmische Migräne-Übungen von Rudolf Steiner, die man nicht im Akutzustand macht, Übungen mit der Evolutionsreihe, die die Beziehung von oben und unten, Kopf und Verdauung in Fluss bringen, viele M-Übungen vom Kopf durch die Mitte bis in die Peripherie der Hände und Füße und viel M und G in die Verdauung, in den Bauchraum.

Für den Akutzustand hat Tanja mir öfters Bilder gegeben: innerlich einen warmen Ölfluss von oben nach unten in die Beine, die drei Farbqualitäten von L in der hellrosa Inkarnat-Stimmung innerlich bewegend an verschiedene Orte im Körper hinlenken, das Rosa als Hilfe, um loszulassen in den Umkreis.

Kannst du die Anregungen und Übungen, die du bekommen hast, zu Hause durchführen?

Ich habe lange geübt, um auch im Akutzustand einen Einfluss zu haben. Das ging zu Beginn nicht, geht jetzt aber immer besser. Wenn es mir gut geht, bin ich oft zu wenig diszipliniert. Ich kann die Übungen gezielt einsetzen und dadurch erreichen, dass ich meine Arbeit seltener absagen muss. Es ist mir eine konkrete Lebenshilfe, das Ungleichgewicht in der Gesundheit wird eindeutig harmonisiert.

Wie haben sich die Krankheitssymptome während der Therapie verändert?

Die Dauer der Anfälle hat sich verkürzt und die Kopfschmerzen sind weniger geworden.

Wie wirkt die Eurythmie Massage im Vergleich zu anderen Therapien auf dich?

Ich habe starke Erlebnisse durch die Farbigkeit der Laute – Farben, die in die Leichte gehen, Farben, die in die Wärme gehen, andere, die in die Tiefe gehen. Bei der *Eurythmie Massage* ist das innere Abgeholtwerden durch die Bewegungen viel stärker. Ich lerne, durch die Berührungen bewusster an Stellen hinzukommen, die sonst unbewusst waren. Innere Bewegungsqualitäten werden deutlicher. Es sind Tiefenwahrnehmungen, wärmende oder kühlende Qualitäten. Diese Erfahrung hatte ich noch nie bei einem anderen Therapeuten, dass ich innerlich so konkret an den Qualitäten teilhaben kann.

Rhythmische Massage ist auch angenehm strömend und wärmend. Aber der Masseur «macht einfach». Ich werde nicht so abgeholt wie bei der *Eurythmie Massage*, mir wird kein eigenes Werkzeug vermittelt, das ich mitnehmen kann.

Hast du dich von der Therapeutin wahrgenommen gefühlt?

Ja, sehr. Nicht nur physisch, sondern auf allen Ebenen, im Lebendigen, im Seelischen und durch das Ansprechen meiner eigenen Persönlichkeit.

Wie war die Kommunikation zwischen dir und der Therapeutin?

Manchmal sprachen wir im Vorfeld, teilweise auch während der Massage. Tanja gab vorsichtige Hinweise, wo ich selbst mein Bewusstsein hinlenken kann oder dass ich aktiv bei einer Bewegung mitgehen soll. Es gab auch Hilfestellungen während der Massage, wo man nicht äußerlich bewegt wird und doch innerlich mitmachen kann.

Kannst du während einer Behandlung ganz loslassen?

Ja, das kann ich. Ich drifte nicht ab, denke nicht an etwas anderes, und ich schlafe auch nicht ein. Das ist genial.

Gelingt es dir, diese Qualitäten zu Hause selbst hervorzubringen?

In der Zwischenzeit kann ich das. Das habe ich über Jahre geübt.

Ich würde es jedem gönnen, dass er von der *Eurythmie Massage* profitiert, vor allem auch älteren Menschen. Dass ein anderer Mensch dich wahrnimmt in deinen momentanen Sorgen und Beschwerden und du einen Impuls bekommst, dich immer wieder neu zu erkennen und zu ergreifen, ist sehr wertvoll.

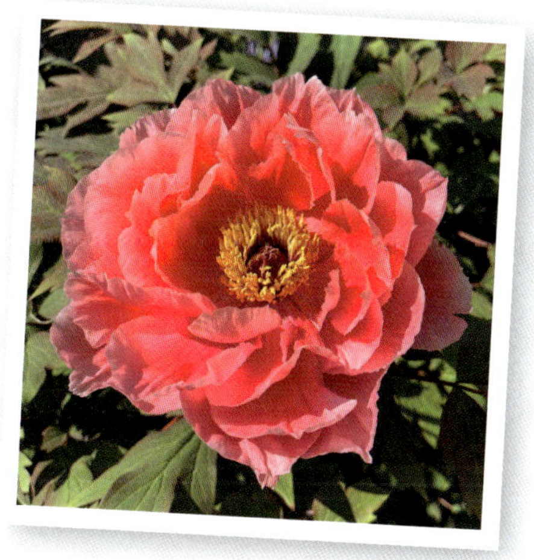

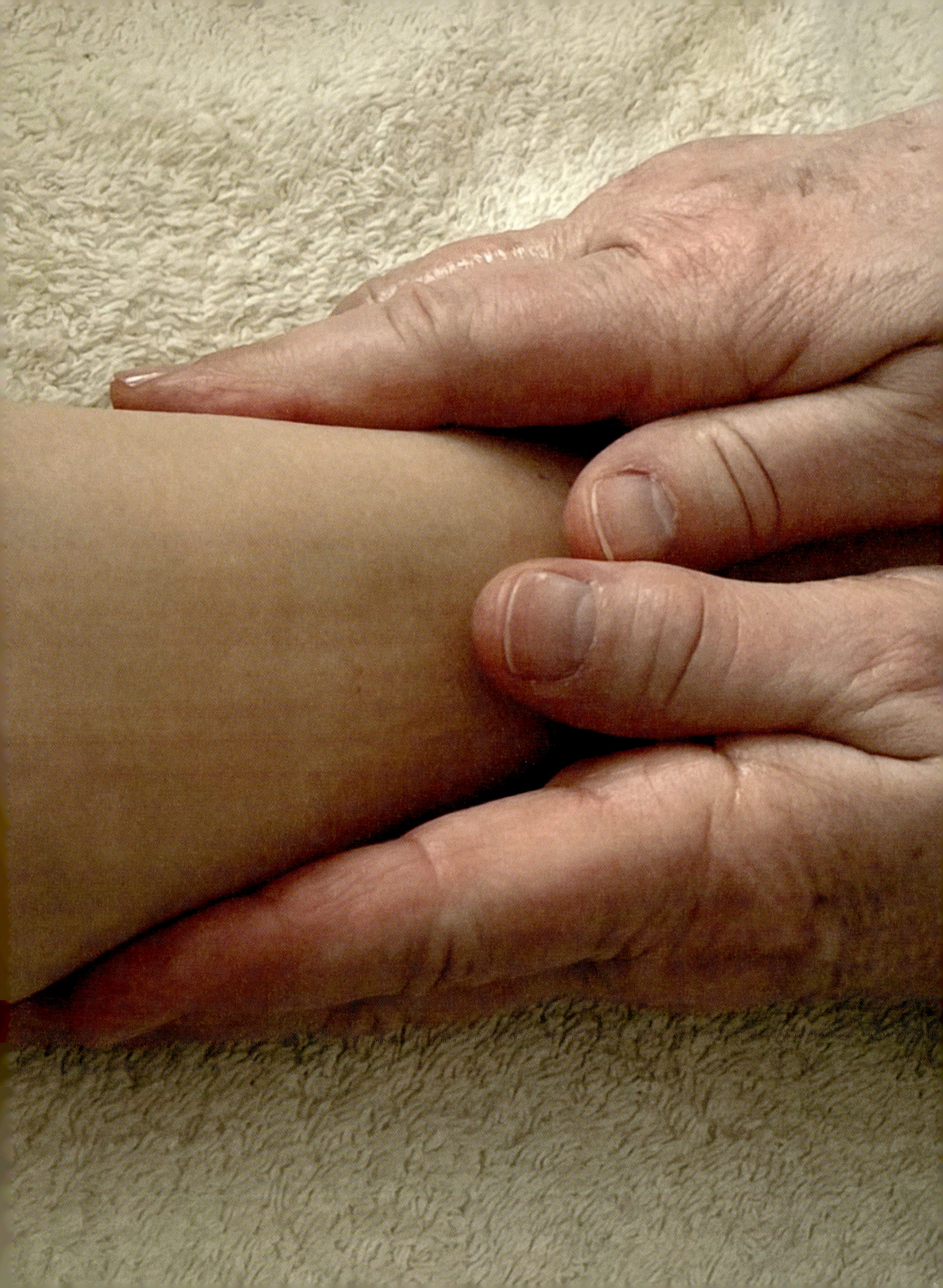

Teil VII.

EINORDNUNG DER EURYTHMIE MASSAGE IN DIE ANTHROPOSOPHISCHEN THERAPIEANGEBOTE

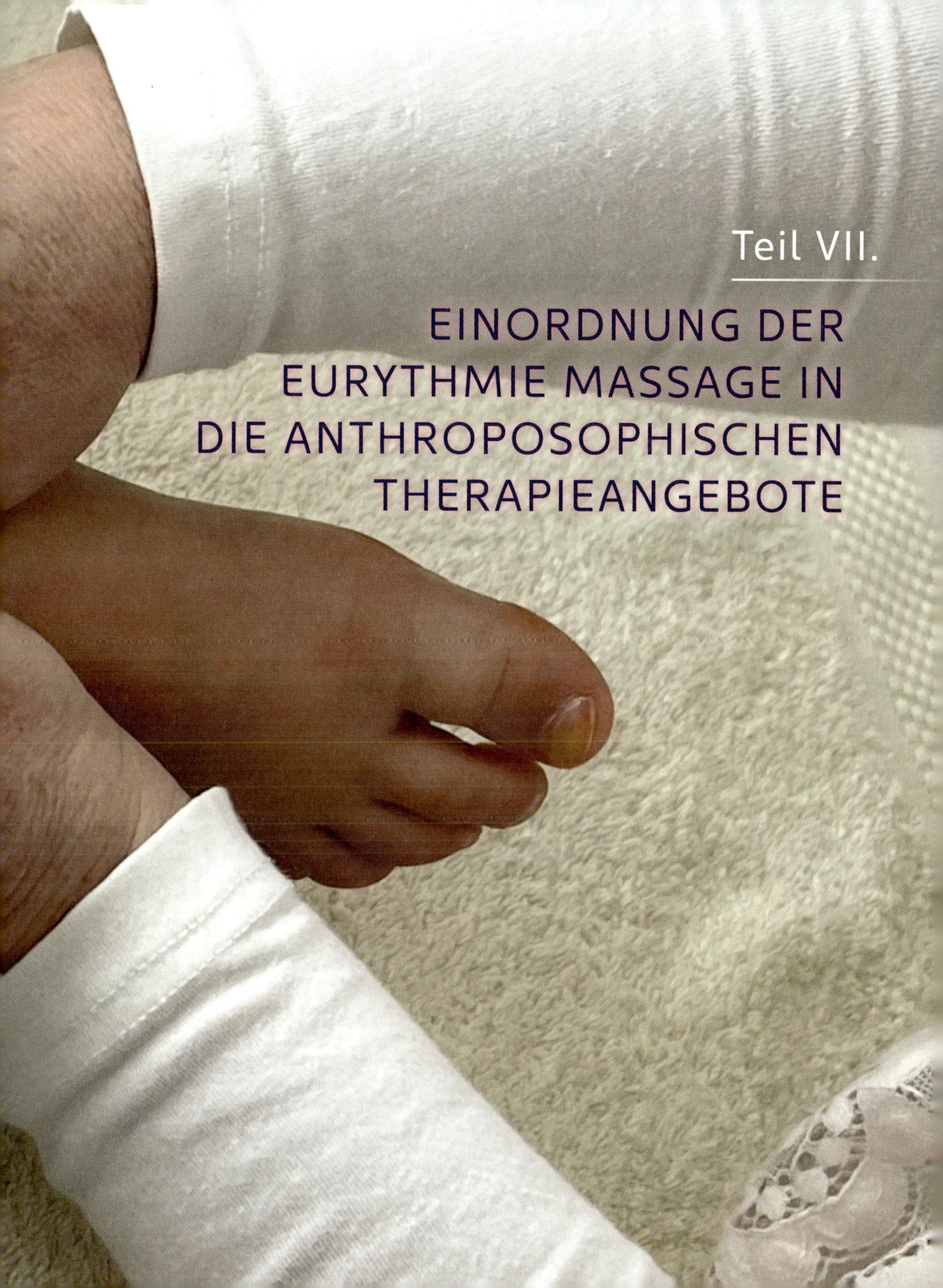

Rudolf Steiner über die Massage

Es gibt von Rudolf Steiner meines Wissens zwei Vorträge, in denen er über die Wirkung der Massage gesprochen hat. Er beschrieb die grundlegende Wirkung der Massage so,

> *«dass man durch äußere Maßnahmen dasjenige bewusst macht, was sonst unbewusst bleibt. Es handelt sich dann darum, […] dass ein zu geringer Zusammenhang zwischen dem Geistig-Seelischen und dem Physischen durch diese Massage gebessert werden kann.»*[71]

Massage weckt «Interesse am Leib»

Beim Patienten weckt die Berührung bei der Massage über den Tastsinn ein physisches und ein geistig-seelisches Interesse am Leib. Dieses Interesse ist die Voraussetzung für das Sich-selbst-Ergreifen des Patienten auf den sieben Massage-Stufen.

In einem anderen Vortrag sprach Steiner über die polare Wirkung von Arm- und Beinmassage:

> *«Die Massage hat eine gewisse Bedeutung, und sie hat auch unter Umständen eine stark heilende Wirkung, obwohl sie vor allen Dingen wirkt auf das Regulieren der rhythmischen Tätigkeit im Menschen. […] Wenn man des Menschen Arme massiert, so zieht die Massage das Astralische aus dem Äußeren in das Innere. […] mehr auf die Blutbildung wird gewirkt, wenn man die Arme und Hände massiert. […] Massiert man mehr Füße und Beine, so wird das Physische mehr da in ein Vorstellungsgemäßes umgewandelt, und man wirkt regulierend auf denjenigen Stoffwechsel, der mit den Entleerungsprozessen zusammenhängt, also mit demjenigen, was Entleerungs-, Ausscheidungsprozesse sind.»*[72]

Harmonisierung bei seelischem Ungleichgewicht

Vor allem bei Patienten, die sich in einem seelischen Ungleichgewicht befinden, ist die Wirkung der Armmassage, verstärkt durch die Lautwahl, mit der man die Massage ausführt, deutlich als Harmonisierung zu beobachten. Sie werden schon während der Massage viel ruhiger und kommen ganz zu sich. Gelegentlich sind bei Beinmassagen gesteigerte Flatulenzen wahrzunehmen.

Margarethe Hauschka erwähnt in ihrem Buch über die Rhythmische Massage eine Äußerung Rudolf Steiners, wonach «in manchen Fällen die richtige

Massage das Messer des Chirurgen werde ersetzen können».[73] Daraus ist zu schließen, welch hohen Stellenwert die Massage für Steiner hatte, auch wenn sie zu seinen Lebzeiten nicht als anthroposophische Therapie eingeführt wurde.

Rudolf Steiner geht darüber hinaus auch auf die Tatsache ein, dass über die Hände ätherische und astrale Wirkungen in den Umraum abgegeben werden können:

> *«Aus den Fingern gehen hervor und leuchten weit hinein in den umliegenden Raum strahlende Gebilde des Ätherleibes, die sich bald glimmend, schwach, bald stechend in den Raum hineinerstrecken. Je nachdem der Mensch froh oder betrübt ist, strahlen seine Finger verschieden aus, und anders strahlt der Handrücken aus und anders die innere Handfläche.»*[74]

«Ausstrahlung» der Hände

In der *Eurythmie Massage* werden diese «strahlenden Gebilde» bewusst angewendet. Die Schulung besteht darin, dass die Hände durch die verschiedenen Farben der Laute ätherisch wie astral differenziert eingesetzt werden können. Die Wirkung ist dann nicht mehr abhängig von der jeweiligen Stimmung des Therapeuten, sondern sie wird aktiv und bewusst erzeugt.

Diese Aussage Steiners ist für mich eine Herausforderung. Daran wurde mir noch deutlicher, wie man durch die Schulung des eigenen Instruments tatsächlich zu den von ihm beschriebenen Wahrnehmungen an sich selber kommen kann. Ob diese «strahlenden Gebilde» aus den Fingern und Fingerspitzen wahrgenommen werden können oder ob die Gestaltungsmöglichkeiten durch die Außen- und Innenfläche der Hand genutzt werden können (siehe erste und siebte Schicht des *Warming-through)* ist eine Frage der Schulung und des Ergreifens des eigenen Instruments.

Die Eurythmie Massage im Vergleich zur Heileurythmie und zur Rhythmischen Massage

HEILASPEKTE DER KUNSTEURYTHMIE

Rudolf Steiner bringt in verschiedenen Zusammenhängen deutlich zum Ausdruck, dass die Heileurythmie aus der Kunsteurythmie entwickelt wurde:

> *«[...] in gewisser Beziehung muss sogar die künstlerische Eurythmie eine Art Grundlage abgeben für das richtige Verständnis der Heileurythmie.»*[75]

Darüber hinaus gibt er Hinweise darauf, dass die Eurythmie bzw. eine gesunde menschliche Bewegung bereits einen therapeutisch-harmonisierenden Einfluss auf die leibliche und seelische Organisation des Menschen hat,

> *«dass in einer energischen Weise schon durch die gewöhnliche künstlerische Eurythmie die innere Harmonisierung der menschlichen Funktionen hervorgerufen wird, [...] insofern sie eine Totalität bilden im menschlichen Organismus.»*[76]

Kunsteurythmie wirkt auf den gesamten Organismus

Diese therapeutisch-harmonisierende Wirkung der Kunsteurythmie ist auf den ganzen Organismus, die «Totalität» ausgerichtet. Es geht an dieser Stelle also nicht um spezifische Organe oder Krankheitsbilder. Dieser Zusammenhang wurde von Elena Zuccoli, meiner hochgeschätzten Lehrerin und einer der ersten Eurythmistinnen, im Rahmen des Eurythmiestudiums mehrfach betont. Dabei wurde ausdrücklich die gesundende Wirkung jedes einzelnen Lautes hervorgehoben. Damit steht der Künstler schon mit den Lautelementen in einem schöpferisch-heilsamen Prozess. Neben den Lauten umfasst die Eurythmie als «Heilkunst» noch zahlreiche weitere Elemente wie Tierkreisgesten, Planetenbewegungen, Seelengesten, Rhythmen, Reimformen oder Raumformen.

Abgrenzung zur therapeutischen Eurythmie

Den ersten Vortrag des Heileurythmie-Kurses beginnt Steiner jedoch mit einer deutlichen Differenzierung zwischen der künstlerischen und der «hygienisch-therapeutischen» Eurythmie. Diese beiden Richtungen solle man nicht «durcheinanderwerfen», da dann beide ihrer Sache nicht gerecht würden.[77]

Die therapeutische Wirkung erhalten die eurythmischen Bewegungen in der Heileurythmie durch eine *Modifikation*.

Auch die *Eurythmie Massage* wurde aus der Kunsteurythmie entwickelt. Die Modifikation liegt hier in der differenzierten Übertragung der Laute zunächst in der Berührung und darauf aufbauend im Selbstergreifen der Ätherbewegungen durch den Patienten.

Somit liegt das Gemeinsame von Heileurythmie und *Eurythmie Massage* in ihrem Hervorgehen aus der künstlerischen Eurythmie und in der prinzipiellen therapeutischen Zielsetzung. Auch die Rhythmische Massage greift auf einzelne Elemente der Kunsteurythmie zurück.[78]

HEILEURYTHMIE

Die Heileurythmie wurde von Rudolf Steiner in Zusammenarbeit mit Ita Wegman an konkreten Fallbeispielen entwickelt.

Traditionelle Heileurythmie beruht auf Nachahmung

In der traditionellen Heileurythmie wird der Patient vom Behandelnden nicht berührt. Der Therapeut macht die Übungen vor, und sie werden vom Patienten nachgeahmt. Heute gibt es jedoch in der Praxis unterschiedliche Meinungen und Handhabungen dazu. Wenn es der gesundheitliche Zustand zulässt, bewegen die Patienten in der Heileurythmie die Übungen von Beginn an selbst mit. Sie werden meist im Stehen ausgeführt, da bei vielen Übungen die Beinarbeit miteinbezogen wird.

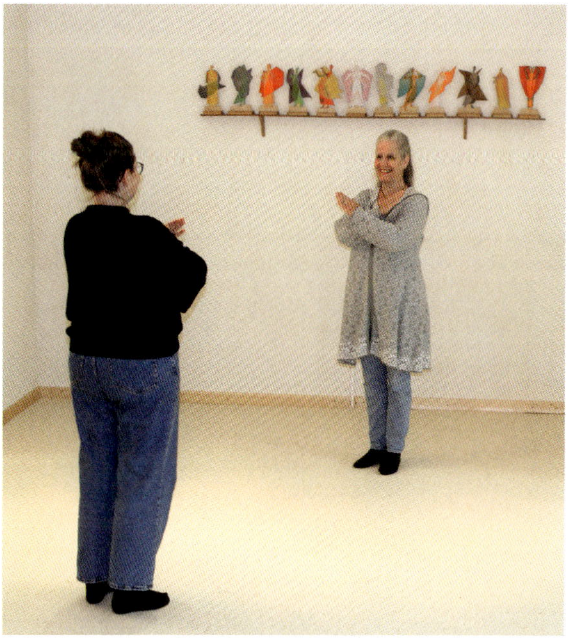

Jede heileurythmische Bewegung soll auf den Organismus des Patienten wirken. Sie wird in ihrer Intention vom Umkreis ins Innere des Menschen fokussiert:

> *«Was nun die Heileurythmie betrifft, so ist gewissermaßen dasjenige, was bei der künstlerischen Eurythmie in der Hingabe lebt an Lautgestaltung […], nach innen reflektiert.»*[79]

Im Heileurythmie-Kurs spricht Steiner des Weiteren beim Konsonantieren – dem eurythmischen Bewegen der Konsonanten – von einem inneren «Abfotografieren». Es geht darum, «dass die Person eine innerliche Anschauung hat von dem, was sie ausführt».[80] Die Wiederholungen der einzelnen Übungen sind ein Hauptbestandteil der heileurythmischen Wirkung. Steiner betont,

Wiederholung als Grundprinzip der Heileurythmie

> *«dass bei der Heileurythmie, sagen wir, ein Laut A oftmals hintereinander wiederholt werden muss. Dadurch geschieht etwas ganz anderes, als wenn ich vom Laut A übergehe zu einem I oder dergleichen in künstlerischer Darstellung.»*[81]

Hier vollzieht sich der Richtungswechsel von der Kunst- zur Heileurythmie. Aus der expressiven Hingabe nach außen an ein Publikum wird die Bewegung zu einem impressiven Nach-innen-Reflektieren zum eigenen Leib hin. Der eigene Leib nimmt die Rolle des Publikums ein. Durch die Wiederholungen werden das Reflektieren und Bewusstmachen nach innen verstärkt.

Impressives Nach-innen-Reflektieren

In der Heileurythmie bewegt man einen Laut, eine Geste, und lässt diese formend, prägend auf den eigenen Organismus wirken. Je stärker die ausführende Person diese Prägung mit dem Bewusstsein und dem Erleben führt, desto stärker ist die Wirkung. Sie kann beschrieben werden als ein Heranholen und Anziehen von «Ätherkleidern».

Am Beispiel der bei Gebärmuttersenkung und Blasenschwäche empfohlenen Übung F B U wird das Heranholen und Anziehen charakterisiert. Das F wirkt energisch Stoff-ergreifend und -erwärmend, bei diesem Beispiel von oben nach unten in den Unterleib hinein verdichtend. Das «Ätherkleid» wirkt auf den Organismus weckend und energisch zu sich kommend. Man ergreift selbst die «Zügel». Das B legt sich wie eine warme, Schutz gebende Daunen-Hülle um den ganzen Unterleib und bewirkt, dass der energische Impuls von F wirksam im Leib bleibt. Das U kann man wie lange, am Boden anschließende Hosen umschreiben. Man findet seinen Stand durch das vorangegangene Energetisieren von F, das Bei-sich-Bleiben durch das B und macht es sich im U zu eigen. Es ist tatsächlich mit dem Anziehen von verschiedenen Kleidungsstücken zu vergleichen. Dabei wird der Laut jeweils als Ganzheit ergriffen.

Beispiel

Im Heileurythmie-Kurs (1921) sprach Rudolf Steiner nicht über die spezifischen Farben der eurythmischen Laute. Die farbigen Eurythmiefiguren, die

Steiner zusammen mit Edith Maryon über einen längeren Zeitraum entwickelt hat,[82] wurden das erste Mal im August 1922 erwähnt.[83]

Notwendigkeit der Zusammenarbeit von Heileurythmisten und Ärzten

Rudolf Steiner betont an mehreren Stellen die Notwendigkeit der Zusammenarbeit von Heileurythmisten und Ärzten.[84] Daraus folgte die lange Zeit übliche Vorgehensweise, dass Heileurythmie nur auf ärztliches Rezept praktiziert wurde. Heute übernehmen viele Heileurythmisten das Diagnostizieren selbst, da es nicht überall anthroposophische Ärzte gibt und Heileurythmie daher selten verschrieben wird. Die ärztliche Diagnose wird durch die diagnostischen Heileurythmie-Übungen ersetzt oder erweitert, in denen der Therapeut anhand der Wesensglieder-Diagnose die Bewegungen des Patienten differenziert wahrnimmt. Der Patient bekommt während der Therapie Anregungen, um die Übungen in der Zeit zwischen den Therapieeinheiten zu Hause selbstständig auszuführen.

RHYTHMISCHE MASSAGE

Entstehung und Weiterentwicklung der Rhythmischen Massage

Die Rhythmische Massage wurde von Ita Wegman am Klinisch-Therapeutischen Institut in Arlesheim (Schweiz) in den Zwanzigerjahren des letzten Jahrhunderts entwickelt. Aus den Äußerungen Rudolf Steiners über die Bedeutung der Massage und der intensiven Zusammenarbeit zwischen Steiner und Wegman ist zu schließen, dass Steiner die Anwendung der Massage befürwortet hat.

Die eigentliche Ausarbeitung der Rhythmischen Massage als eigenständige Therapieform erfolgte durch Ita Wegman und Margarethe Hauschka von 1928 bis 1940. Hauschka begann nach dem Tod Wegmans 1943 und dem Kriegsende, die Rhythmische Massage weiterzuentwickeln und schließlich in Kursen zu lehren. Sie prägte auch den Namen «Rhythmische Massage nach Dr. Ita Wegman».[85]

Die Grundlage für die Rhythmische Massage bildet die Schwedische Massage, welche Wegman selbst erlernt hatte. Die fünf Grundgriffe der Schwedischen Massage:

- Effleurage: Streichen
- Petrissage: Kneten, Walken
- Friktion: Reibung
- Tapotement: Klopfung
- Vibration: Schwingung, Zittern

wurden von Wegman als Begriffe in die Rhythmische Massage übernommen. Die Grundgriffe oder Grundformen können in der konkreten Behandlung individuell abgewandelt werden, wodurch laut Hauschka ein künstlerisches Element hinzukommt: «Alles, was mit Heilen zusammenhängt, steht dem Künstlerischen viel näher als der Technik. Und doch muss jeder Kunst eine saubere Technik zugrunde liegen.»[86]

Künstlerisches Element

Margarethe Hauschka stellt, aufbauend auf Steiner, den Rhythmus als grundlegendes Prinzip des Lebendigen dar. Ausgehend von der Anwendung von Rhythmen in der Medikamentenherstellung bei der WALA überträgt sie dieses Prinzip auf die Massage. Dies führt zur Anwendung von Lemniskaten, Wirbeln und Kreisen in Verbindung mit den fünf Grundgriffen.[87]

Rhythmus als grundlegendes Prinzip des Lebendigen

Ein weiterer Ansatz innerhalb der Rhythmischen Massage beschreibt vier verschiedene Phasen eines Massagegriffs, die in einem Bezug zu den Wesensgliedern stehen und mit spezifischen Qualitäten verbunden sind:[88]

PHASEN	WESENSGLIED	QUALITÄT
verdichten	physischer Leib	grenzbildend
saugen	Ätherleib	saugend
lösen	Astralleib	dynamisierend
weiten	Ich-Organisation	wärmend

Phasen des Massagegriffes bei der Rhythmischen Massage

Die Qualität des Saugens wird von einigen Autoren betont und als wichtige Differenzierung der Rhythmischen Massage zur Schwedischen Massage, die vor allem auf Druck aufbaut, dargestellt. Das Saugen entspricht der Funktion des Ätherleibes im Organismus, der die Substanz aus der Schwere hebt und für kosmische Prozesse öffnet.[89]

Abgrenzung zur Schwedischen Massage

Ein weiterer Aspekt der Rhythmischen Massage ist das Polaritätsgesetz. Die organische Grundlage wird durch das Gehirn als «Zentrum des bewussten Vorstellungslebens» und der Milz als «Zentrum der unbewussten Willenszustände» gebildet. Darauf aufbauend beschreibt Rudolf Steiner die polaren Wirkungen der Arm- und der Beinmassage (siehe S. 222). Die Armmassage

Polaritätsgesetz

zieht das «Astralische aus dem Äußeren in das Innere» und unterstützt die aufbauenden Körperfunktionen, zum Beispiel die Blutbildung. Die Massage der Beine wirkt «regulierend auf denjenigen Stoffwechsel, der mit den Entleerungs- und Ausscheidungsprozessen zusammenhängt».[90]

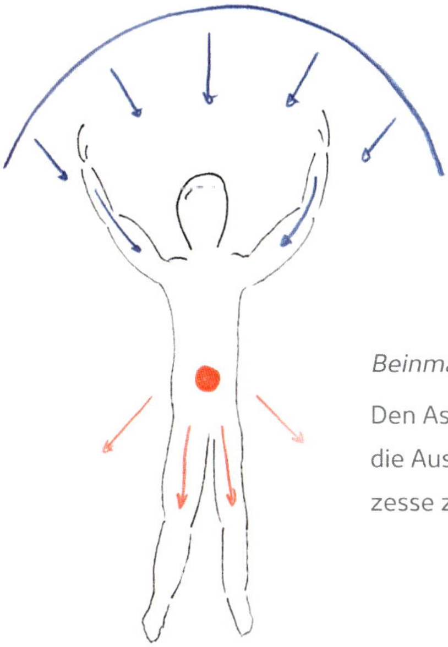

Polare Wirkung in der Massage nach Rudolf Steiner

In Bezug auf die therapeutische Technik bei der Rhythmischen Massage betont Margarethe Hauschka, dass sehr kräftige Griffe ausgeführt werden können, aber das eigene Körpergewicht des Therapeuten nie eingesetzt werden darf.[91]

Co Gelaudie führt in seiner Studie mit Gewand, Schleier und Charakter Elemente aus der Eurythmie – die «Mittel» – in die Rhythmische Massage ein. Er bezieht sich dabei auf einen Vortrag und einen Brief von Margarethe Hauschka aus den Jahren 1975/76.[92] Das Buch von Hauschka (1972) enthält diesen Aspekt noch nicht. Die eurythmischen Mittel werden von Gelaudie in einen Zusammenhang mit den unteren Wesensgliedern und entsprechenden Griffqualitäten gebracht:

MITTEL	WESENSGLIED	GRIFFQUALITÄT
Gewand	Ätherleib	· pulsierend, strömend · saugend, levitierend · formend, Äther- und physischen Leib verbindend
Schleier	Astralleib	· behutsam weckend, «was frei und selbstständig am Menschen ist» · «federleichte Gebärde, in der Form und · Wärme enthalten sind»
Charakter	physischer Leib	· Bewusstsein weckend · impulsierend · lokal differenzierend

Die Übertragung der Mittel der Eurythmie in die Rhythmische Massage

Nähe zu eurythmischen Bewegungen

Die Nähe eurythmischer Bewegungen zu den Behandlungen in der Rhythmischen Massage wird auch deutlich, wenn Charlotte Allmer einen Massagegriff in der Qualität «wie das eurythmische L» charakterisiert.[93]

Die Rhythmische Massage ist wesentlich dadurch geprägt, dass sie von zwei Ärztinnen entwickelt wurde. Das oben zitierte Buch von Hauschka beschreibt auf 80 Seiten die Erkenntnisgrundlagen im Bereich der menschlichen Organisation und der Organfunktionen. Charlotte Allmer zeigt auf ihrer DVD ein medizinisch exaktes Vorgehen bei der Behandlung.

EURYTHMIE MASSAGE

Vor dem Hintergrund dieser etablierten Therapieformen sollen zur Verdeutlichung der Unterschiede und Gemeinsamkeiten die Grundzüge der *Eurythmie Massage* noch einmal nachgezeichnet werden.

Therapieverlauf als Entwicklungsprozess

Bei der *Eurythmie Massage* wird in den meisten Fällen mit der Berührung begonnen. Es wird – wie in der Rhythmischen Massage – für den Patienten ein «Zuwendungs-Raum» geschaffen, in dem er sorgfältig mit Tüchern, Wärme und verschiedenen Ölen umhüllt wird. Dies verändert sich im Verlauf der verschiedenen Massagestufen. Ab der sechsten Stufe führt der Behandelte die Bewegungen völlig selbstständig aus und wird vom Therapeuten mit dessen Bewegung von außen begleitet. Eine Berührung findet dann – wie auch in der traditionellen Heileurythmie – nicht mehr statt. Der Patient nimmt die Wirkungen der Laute durch die Massage zunächst wahrnehmend entgegen und wird während der Therapie dahin geführt, sie auf Grundlage dieser Erfahrungen selbst hervorzubringen.

Schulung der Wahrnehmungsfähigkeit des Patienten

In der Regel beginnt eine Behandlung liegend auf einer Massageliege. Sie kann aber auch im Sitzen durchgeführt werden. Dies hängt vor allem von der Verfassung des Patienten und den Möglichkeiten vor Ort ab. Im fortgeschrittenen Stadium der Genesung werden dann immer häufiger Übungen im Stehen und Gehen vom Patienten selbstständig durchgeführt. Die Schulung des Patienten in seiner eigenen Wahrnehmungsfähigkeit bildet die zentrale Grundlage für eine spätere, selbstständige Führung der Lautbewegungen.

Die Wiederholungen der Lautbewegungen sind nicht so systematisch wie bei der Heileurythmie. Grundlage für die Entscheidung, wie und wie oft eine Lautbewegung durchgeführt wird, ist das künstlerische Ermessen des Therapeuten. Es gibt keine Regel, wonach eine spezielle Übung zum Beispiel zehn Mal wiederholt oder über eine bestimmte Zeitdauer hinweg durchgeführt werden soll. Der Therapeut entscheidet aufgrund des Befundes nach seiner eigenen Beurteilung.

Eine weitere wichtige Grundlage der *Eurythmie Massage* ist die Differenzierung der Lautbewegungen in ihren Farben. Eine Behandlung mit den eurythmischen Lauten ist ohne deren Farben nicht möglich. Dies setzt eine gründliche Schulung des Therapeuten im eurythmischen Farb-Bewegen voraus. Der Patient übernimmt dies entsprechend seiner Fähigkeiten.

Da die *Eurythmie Massage* bisher nur wenigen Ärzten bekannt ist, wird meist mit der Diagnose durch den Therapeuten begonnen. In seltenen Fällen gibt es auch Wünsche von Seiten des Arztes bezüglich des Zieles der Behandlung. In schweren Krankheitsfällen wird dem Patienten empfohlen, eine ärztliche Konsultation nachzuholen, wenn diese noch nicht erfolgt ist.

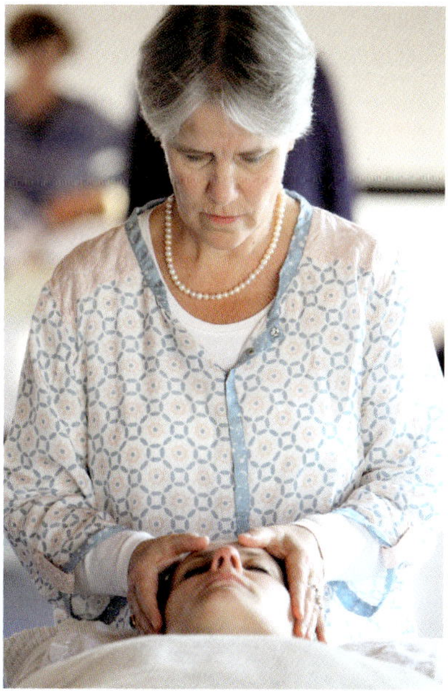

Die Schulung der Wahrnehmungsfähigkeit des Patienten ist ein wesentlicher Teil der Behandlung

Der Patient bekommt nach der *Eurythmie Massage* Übungen zur berührenden Selbstbehandlung sowie Bewegungsübungen, die er zu Hause durchführen kann.

Die von Rudolf Steiner angegebene Modifikation der eurythmischen Lautbewegungen für die Heileurythmie erfolgt bei der *Eurythmie Massage* vor allem über die Berührung sowie durch die differenzierte Bewegung der Farben der Laute während der Massage.

Das höchste Ziel der *Eurythmie Massage* besteht darin, dass der Patient von der *Fremdbehandlung* durch den Therapeuten zur *Selbstbehandlung* gelangt.

Zusammenfassung

Alle drei Therapieformen sind auf der Grundlage der Anthroposophie entwickelt worden und greifen unterschiedliche Aspekte auf.

Sowohl die Heileurythmie als auch die *Eurythmie Massage* wurden aus der Kunsteurythmie heraus entwickelt. Beide Therapieformen arbeiten mit der heilsamen Wirkung der eurythmischen Laute und bauen auf den differenzierten Bewegungen des Ätherischen auf, indem sie die Lautbewegungen der Kunsteurythmie für den therapeutischen Einsatz modifizieren. Wenn auch auf unterschiedliche Art und Weise, führen beide Methoden den Patienten in ein eigenes Tun und Üben.

Berührung als Unterscheidungskriterium

Die Modifikation der eurythmischen Lautbewegungen erfolgt in der Heileurythmie durch die mehrfache Wiederholung der Laute in der Ausführung und in der *Eurythmie Massage* durch die physische Berührung und die konsequente Differenzierung der jeweiligen drei Farben. Während also in der Heileurythmie ursprünglich ohne Berührung gearbeitet wurde, baut die *Eurythmie Massage* grundsätzlich auf der Berührung auf. Die Übungen der Heileurythmie werden von Anfang an aktiv vom Patienten ausgeführt. Dabei muss der Therapeut gewährleisten, dass der Patient nicht überfordert wird. In der *Eurythmie Massage* werden die Lautwirkungen zunächst wahrnehmend empfangen, und der Patient entwickelt schrittweise seine Fähigkeiten im eigenen Hervorbringen der Lautwirkungen bis hin zur Selbstbehandlung.

Medizin oder Kunst als Ausgangspunkt?

Der größte Unterschied zwischen Rhythmischer Massage und *Eurythmie Massage* liegt darin, dass Erstere aus der Schwedischen Massage entwickelt wurde und Letztere aus der Kunsteurythmie. Der Ausgangspunkt der *Eurythmie Massage* ist die Kunst, derjenige der Rhythmischen Massage die Medizin bzw. Therapie. Daraus folgt, dass es in der Rhythmischen Massage festgelegte Griffe und Bewegungsabläufe für bestimmte Krankheitsbilder gibt,[94] während in der *Eurythmie Massage* der Therapeut immer wieder auf Grundlage seiner Wahrnehmungen die Durchführung künstlerisch neu ergreift.

Unterschiede bei der konkreten Durchführung

Weitere Unterschiede zeigen sich bei der konkreten Durchführung: Bei der Rhythmischen Massage nimmt der Patient die Behandlungen entgegen, es ist keine Eigenaktivität nötig. Bei der *Eurythmie Massage* soll der Patient schrittweise zu einer inneren Aktivität während des Massierens geführt werden. Bei der Rhythmischen Massage ist der Patient immer unbekleidet, während die *Eurythmie Massage* auf drei Stufen durchgeführt werden kann: zugedeckt mit einer Decke, durch die Kleidung, mit oder ohne Öl direkt auf der Haut.[95] Das Körpergewicht des Therapeuten kann bei der *Eurythmie Massage* voll miteingesetzt werden, wenn der Laut und die Situation des Patienten dies verlangen, wie zum Beispiel beim D oder M. Bei der Rhythmischen Massage soll das Körpergewicht nicht eingesetzt werden. Bei beiden Methoden werden die Hände differenziert in der Berührung verwendet.

Die oben erwähnte Zuordnung von Griffen und Bewegungsabläufen zu bestimmten Krankheiten bei der Rhythmischen Massage entspricht in der Heileurythmie den festgelegten Lautreihen für Krankheitsbilder. In diesem Punkt unterscheiden sich beide Methoden von der *Eurythmie Massage*.

<table>
<tr><th>HEILEURYTHMIE</th><th>EURYTHMIE MASSAGE</th><th>RHYTHMISCHE MASSAGE</th></tr>
<tr><td colspan="3">Alle drei Therapien wurden auf Grundlage der Anthroposophie entwickelt.</td></tr>
<tr><td colspan="2">Beide Therapien wurden aus der Kunsteurythmie entwickelt und arbeiten mit der heilsamen Wirkung der eurythmischen Laute</td><td>aus der Medizin entwickelt</td></tr>
<tr><td>Modifikation durch mehrfaches Wiederholen</td><td>Modifikation durch Differenzieren in die jeweiligen drei Farbbewegungen</td><td>Modifikation der Griffe der Schwedischen Massage</td></tr>
<tr><td>traditionell ohne Berührung</td><td>grundsätzlich auf Berührung aufgebaut</td><td>immer mit Berührung</td></tr>
<tr><td>Patient ist von Anfang an aktiv</td><td>aus der Wahrnehmung in die Eigentätigkeit</td><td>Patient bleibt passiv</td></tr>
<tr><td>den Krankheitsbildern zugeordnete Lautfolgen</td><td>Behandlung wird auf Grundlage der Wahrnehmungen neu komponiert</td><td>den Krankheitsbildern zugeordnete Massagegriffe</td></tr>
<tr><td>Patient bekleidet</td><td>Patient zugedeckt, bekleidet, Behandlung mit oder ohne Öl auf der Haut</td><td>Patient unbekleidet</td></tr>
<tr><td>Die drei Farben der Laute können einbezogen werden.</td><td>Differenzierte Handhabung der drei Farben der Laute ist Voraussetzung.</td><td>Integration von Bewegung, Schleier, Charakter</td></tr>
</table>

Schlussbemerkung

Ziel dieses Buches ist die Darstellung der theoretischen Grundlagen und praktischen Handhabungen der *Eurythmie Massage*. Inhalte und Prozesse der *Eurythmie Massage*, die bisher nur mündlich im Rahmen von Ausbildungen zur Darstellung kamen, wurden hiermit erstmals schriftlich ausgearbeitet und damit einer breiteren Öffentlichkeit zur Verfügung gestellt. Die vorliegende Arbeit ersetzt in keiner Weise die eigene Erfahrung in der praktischen Umsetzung dieser Methode. Die Darstellung von Erfahrungen im Ätherischen kann dabei in schriftlicher Form nur in einer reduzierten Weise erfolgen.

Die Methode der *Eurythmie Massage* baut auf der Wahrnehmung auf – nicht nur der Wahrnehmung bei der Anamnese, sondern bei jedem einzelnen Behandlungsschritt, weshalb die Therapie und die Übungen in jedem Moment der aktuellen Situation angepasst werden. Das heißt, es wird nicht eine zu Beginn der Therapie festgelegte Idee (z. B. der Therapieplan) über den gesamten Therapiezeitraum hinweg unverändert verfolgt, sondern es wird ständig abgeglichen, welche Maßnahmen der jeweilige Zustand des Patienten erfordert. Aus dem Stoff wird die Form entwickelt. Dies entspricht dem Grundansatz jedes künstlerischen Prozesses, womit die Eurythmie Massage als künstlerische Massage bezeichnet werden kann.

Hier möchte ich aus meiner eigenen Erfahrung zum Ausdruck bringen, was für ein Glück es ist, dass wir von Rudolf Steiner mit der Eurythmie einen Zugang zu geistigen, lebensanregenden Gestaltungsprinzipien bekommen haben. Worauf es ankommt, um einen solchen Zugang zu finden, ist die intensive Auseinandersetzung mit den Lautwesen. Das Erleben ihrer Wirksamkeit am Leib bei der *Eurythmie Massage* ist *ein* möglicher Weg, um mit ihnen in eine *individuelle* Beziehung zu treten.

Zukünftige Fragestellungen und Ausblick

Das Ziel der *Eurythmie Massage* liegt – neben der therapeutischen Wirkung – in einer kontinuierlichen Weiterentwicklung des Menschen im selbstständigen Umgang mit seinem Leib und damit der Möglichkeit zur Selbsthilfe. Mit dieser Methode wird ein Weg beschrieben ausgehend von einer Krankheit oder einem individuellen Bedürfnis über die Berührung zu einer eigenen, belebenden

Erfahrung und Handhabung der eurythmischen Lautwesen.

Auf diesem Weg nehmen die Fragen kontinuierlich zu, da sich immer wieder neue Herausforderungen ergeben. Es erfordert große Geduld, diese Fragen zunächst ungelöst zu lassen, um sie vielleicht später mit zunehmender Erfahrung Schritt für Schritt zu beantworten. Ein dafür geeignetes Erkenntnismittel besteht darin, eine Wiederholung in eine «Jetztholung» zu verwandeln.

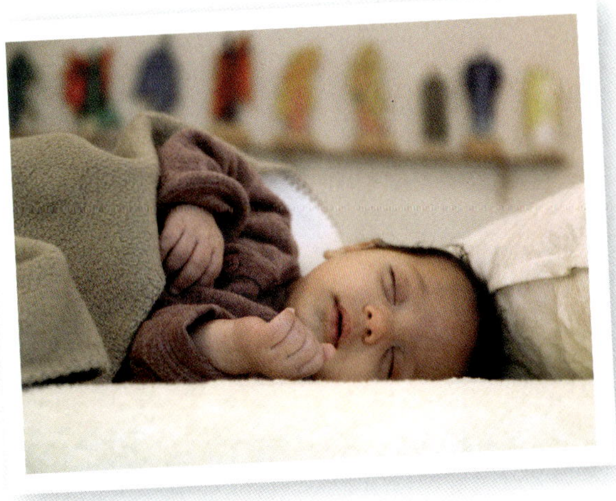

Baby träumt von der *Eurythmie Massage.*

Je stärker man am Urbild einer Bewe- gung anknüpfen kann, desto besser kann sie ihre therapeutische Wirksamkeit entfalten. Jeder ist fähig, den eigenen Stoff, seinen Leib zu verändern. Dabei muss berücksichtigt werden, dass es eine Grenze nach oben zur ideellen Quelle hin und nach unten in den Stoff hinein gibt. Nach oben sind es die noch nicht ausgebildeten geistigen Fähigkeiten und nach unten die noch undurchdringliche Dichte des Stoffes, des Leibes. Wo diese Grenzen liegen, ist in jeder einzelnen Situation individuell zu betrachten. Da gibt es keinen generellen Maßstab.

So wäre für die Zukunft die Entwicklung des Menschen vom Patienten zum Aktienten[96] möglich. Der Mensch ergreift aktiv sein Schicksal, anstatt auf Hilfe von außen zu warten. Er übernimmt mehr und mehr Eigenverantwortung.

Anmerkungen

1 Novalis: *Fragmente über den Menschen. Menschenlehre.*

2 Rudolf Steiner: *Physiologisch-Therapeutisches auf Grundlage der Geisteswissenschaft. Zur Therapie und Hygiene* (GA 314), Dornach [4]2011, S. 72.

3 Renatus Ziegler: *Vom Patient zum Aktient. Anthroposophische Medizin und die Freiheitsfrage. Eine Denk- und Willensübung,* anthrosana 32, 2019.

4 Wesensglied des Menschen, auch als Empfindungsleib bezeichnet, Träger von Schmerz und Lust, Trieb, Begierde und Leidenschaft.

5 Rudolf Steiner: *Kosmogonie. Populärer Okkultismus. Das Johannes-Evangelium. Die Theosophie anhand des Johannes-Evangeliums* (GA 94), Dornach [2]2001, S. 39.

6 Tanja Baumgartner: *Verwandlungskräfte der Eurythmie. Die Evolutionsreihe im Alltag,* Basel 2020.

7 Zu den Wesensgliedern des Menschen siehe das Kapitel «Die Viergliederung des Menschen – alltagspraktisch», S. 37 ff.

8 Rudolf Steiner: *Kosmogonie. Populärer Okkultismus. Das Johannes-Evangelium. Die Theosophie anhand des Johannes-Evangeliums* (GA 94), Dornach [2]2001, S. 40.

9 Siehe Rudolf Steiner: *Eurythmie als sichtbare Sprache* (GA 279), Basel [6]2019.

10 Rudolf Steiner: *Eurythmie als sichtbarer Gesang* (GA 278), Basel [7]2016.

11 Siehe die Forschungsarbeit des Instituts ArteNova für Eurythmie in Forschung und Kunst (www.institut-artenova.ch).

12 Siehe Rudolf Steiner: *Die Erneuerung der pädagogisch-didaktischen Kunst durch Geisteswissenschaft* (GA 301), Dornach [4]1991, S. 28 ff.

13 Siehe Rudolf Steiner: *Von Seelenrätseln* (GA 21), Dornach [5]1983, S. 150 ff.

14 Siehe Rudolf Steiner: *Anthroposophie. Ein Fragment* (GA 45), Dornach [5]2009, S. 21 ff.

15 Siehe Rudolf Steiner: *Grundlinien einer Erkenntnistheorie der Goetheschen Weltanschauung mit besonderer Rücksicht auf Schiller* (GA 2), Dornach [8]2003, S. 62 ff.

16 Shobitha Muthukrishnan u. a.: «Effect of Mindfulness Meditation on Perceived Stress Scores and Autonomic Function Tests of Pregnant Indian Women», in: *Journal of Clinical and Diagnostic Research,* 2016 Apr;10(4): CC05-8. doi: 10.7860/JCDR/2016/16463.7679.

17 Rudolf Steiner: *Allgemeine Menschenkunde als Grundlage der Pädagogik* (GA 293), Basel [10]2019, S. 42.

18 Siehe Rudolf Steiner: *Anthroposophische Menschenerkenntnis und Medizin* (GA 319), Dornach [3]1994, S. 14 f.

19 Rudolf Steiner: *Esoterische Betrachtungen karmischer Zusammenhänge. Zweiter Band* (GA 236), Dornach [6]1988, S. 222.

20 Rudolf Steiner: *Menschheitsentwicklung und Christus-Erkenntnis* (GA 100), Dornach [3]2006, S. 38.

21 Rudolf Steiner: *Das Rätsel des Menschen. Die geistigen Hintergründe der menschlichen Geschichte. Erster Band* (GA 170), Dornach [3]1992, S. 250.
22 Siehe Rudolf Steiner: *Anthroposophie. Ein Fragment* (GA 45), Dornach 2002, S. 62.
23 Anna-Kaisa Niemi. «Review of Randomized Controlled Trials of Massage in Preterm Infants», in: *Children*, 4, 21, 2017, doi: 10.3390/children4040021; Tiffany Field: «Massage Therapy Research Review», in: *Complementary therapies in clinical practice*, 20, 4, 2014, doi: 10.1016/j.ctcp.2016.04.005.
24 Siehe Birgit Herden: «Der Sinn der Haut», in: *Zeit online* vom 4. August 2015 (www.zeit.de); *«Fass mich an ...» Warum Berührung wichtig ist*, Fernsehsendung vom 13. Juni 2016 im ZDF.
25 Rudolf Steiner: *Eurythmie als sichtbarer Gesang* (GA 278), Basel [7]2016, S. 60.
26 Rudolf Steiner: *Eurythmie als sichtbare Sprache* (GA 279), Dornach 1990, S. 18.
27 Siehe Rudolf Steiner: *Eurythmie als sichtbare Sprache* (GA 279), Basel [6]2019.
28 Rudolf Steiner: *Eurythmie als sichtbarer Gesang* (GA 278), Basel [7]2016.
29 Rudolf Steiner: *Mysterienstätten des Mittelalters. Rosenkreuzertum und modernes Einweihungsprinzip* (GA 233a), Basel [6]2013, S. 141.
30 Auf die besondere Stellung des Daumens gehe ich in meinem Buch *Bewege dich gesund!* ein.
31 Rudolf Steiner: *Exkurse in das Gebiet des Markus-Evangeliums* (GA 124), Dornach [4]1995, S. 139.
32 Details zu den Farben in der Eurythmie und bei den Schichten finden Sie in meinen Büchern *Verwandlungskräfte der Eurythmie* und *Bewege Dich gesund!*
33 «Die vollendete Trübe ist das Weiße [...].» Johann Wolfgang Goethe: *Zur Farbenlehre*, Didaktischer Teil, 2. Abteilung: Physische Farben, Dioptrische Farben der ersten Klasse, 147.
34 Siehe Annemarie Bäschlin: *Die Eurythmiefiguren von Rudolf Steiner* (GA K 26a), Dornach [2]2001.
35 Siehe Rudolf Steiner: *Eurythmie als sichtbare Sprache* (GA 279), Basel [6]2019.
36 Siehe Rudolf Steiner: *Eurythmie als sichtbare Sprache* (GA 279), Dornach [6]1990, S. 19.
37 Ebenda, S. 74 und 90.
38 Ebenda, S. 47.
39 Siehe Rudolf Steiner: *Meditative Betrachtungen und Anleitungen zur Vertiefung der Heilkunst* (GA 316), Dornach [5]2008, S. 106.
40 Siehe Rudolf Steiner: *Die Entstehung und Entwicklung der Eurythmie* (GA 277a), Dornach [3]1998, S. 78.
41 Johann Wolfgang Goethe: *Farbenlehre*, mit Einleitungen und Kommentaren von Rudolf Steiner, Band 1, Stuttgart [6]1997.

42 Tanja Baumgartner: *Verwandlungskräfte der Eurythmie. Die Evolutionsreihe im Alltag,* Basel 2020 S. 26 ff.

43 Siehe Rudolf Steiner: *Das Wesen der Farben* (GA 291), Dornach [4]1991, S. 43 f.

44 Ebenda, S. 44.

45 Ebenda, S. 45 f.

46 Renatus Ziegler: *ArteNova – eine Standortbestimmung,* unveröffentlichtes Manuskript, 2018, S. 2.

47 Auch separat als Plakat erhältlich im Onlineshop von unternehmen-eurythmie.ch

48 Rudolf Steiner: *Eurythmie als sichtbare Sprache* (GA 279), Basel [6]2019, S. 17.

49 Rudolf Steiner: *Menschheitsentwicklung und Christus-Erkenntnis* (GA 100), Dornach [3]2006, S. 48.

50 Rudolf Steiner: *Die Entstehung und Entwicklung der Eurythmie 1912–1918* (GA 277a), Basel [5]2022, S. 222.

51 Die Farbbezeichnungen entsprechen jenen von Rudolf Steiner auf den Eurythmiefiguren.

52 Rudolf Steiner: *Eurythmie als sichtbare Sprache* (GA 279), Basel [6]2019, S. 141.

53 Rudolf Steiner: *Sprachgestaltung und Dramatische Kunst* (GA 282), Dornach [4]1981, S. 347 f.

54 Zusammengefasst in Iwer Thor Lorenzen: *Elemente, Äther und Ätherleiber im Lichte der von Rudolf Steiner begründeten Geisteswissenschaft,* Basel 2015, S. 46, und Olaf Oltmann (Hrsg.): *Elemente und Ätherarten,* Stuttgart 2008, S. 227; Rudolf Steiner: *Die Geheimnisse der biblischen Schöpfungsgeschichte* (GA 122), Dornach 1984, S. 78 ff.

55 Rudolf Steiner: *Kosmogonie* (GA 94), Dornach [2]2001, S. 67.

56 *Halleluja:* eine grundlegende Eurythmie-Übung.

57 Norman Kingeter und Rob Schapink: *Rudolf Steiners Angaben zur Heileurythmie,* Basel 2023, S. 377.

58 *Tierkreis-Gesten: Eurythmische* Gebärden und Bewegungen, die die Verschiedenartigkeit der im Tierkreis wirkenden Kräfte vermitteln sollen.

59 Zur Vertiefung siehe Tanja Baumgartner: *Verwandlungskräfte der Eurythmie. Die Evolutionsreihe im Alltag,* Basel 2020.

60 Rudolf Steiner: *Die Erkenntnis der Seele und des Geistes* (GA 56), Dornach [2]1985, S. 283.

61 Rudolf Steiner: *Kosmogonie* (GA 94), Dornach [2]2001, S. 38.

62 Siehe *Eurythmie Massage – Äthertopografie – mit Dokumentation* (unternehmen-eurythmie.ch/massage-videos)

63 Rudolf Steiner: *Mantrische Sprüche. Seelenübungen II* (GA 268), Basel [2]2015, S. 37.

64 Diese habe ich in meiner Eurythmietherapie-Ausbildung bei Prof. Annette Weißkircher an der Alanus Hochschule in Alfter kennengelernt.

65 Johann Wolfgang Goethe in einem Brief an Wilhelm von Humboldt vom 17. März 1832.

66 Rudolf Steiner: *Okkulte Untersuchungen über das Leben zwischen Tod und neuer Geburt* (GA 140), Basel ^{6}2019, S. 41.
67 Rudolf Steiner: *Inneres Wesen des Menschen und Leben zwischen Tod und neuer Geburt* (GA 153), Dornach ^{6}1997, S. 85 f.
68 Siehe *Faszien – Geheimnisvolle Welt unter der Haut,* Dokumentarfilm von 2017 (siehe youtube.com/watch?v=-f_Z6qxbhDo)
69 Rudolf Steiner: *Geisteswissenschaft und Medizin* (GA 312), Basel ^{8}2020, S. 291.
70 Eckart Grundmann hat die Interviews mit den Patienten durchgeführt und für die Veröffentlichung gekürzt und überarbeitet.
71 Rudolf Steiner: *Physiologisch-Therapeutisches auf Grundlage der Geisteswissenschaft. Zur Therapie und Hygiene* (GA 314), Dornach ^{4}2011, S. 72.
72 Rudolf Steiner: *Geisteswissenschaft und Medizin* (GA 312), Basel ^{8}2020, S. 289 f.
73 Margarethe Hauschka: *Rhythmische Massage nach Dr. Ita Wegman. Menschenkundliche Grundlagen,* Boll 1996, S. 106.
74 Rudolf Steiner: *Exkurse in das Gebiet des Markus-Evangeliums* (GA 124) Dornach ^{4}1995, S. 139.
75 Rudolf Steiner: *Heileurythmie* (GA 315), Basel ^{6}2021, S. 110.
76 Ebenda, S. 112.
77 Ebenda, S. 16.
78 Co Gelaudie: *Massagegriffe. Die Handgriffe der Rhythmischen Massage. Anregungen zu einer differenzierten Anwendung,* Bd. 4, SAMO onderzoekspublikaties, Bilthoven 1998, S. 25 ff.
79 Rudolf Steiner: *Heileurythmie* (GA 315), Basel ^{6}2021, S. 113.
80 Ebenda, S. 38.
81 Ebenda, S. 113.
82 Siehe *Die Eurythmiefiguren von Rudolf Steiner,* malerisch ausgeführt von Annemarie Bäschlin (GA K 26a), Dornach ^{2}2001; Rudolf Steiner und Edith Maryon: *Eurythmiefiguren aus der Entstehungszeit,* hrsg. von Stefan Hasler, Martina Maria Sam und Dino Wendtland (GA K 26b), Basel 2018.
83 Siehe Rudolf Steiner: *Eurythmie als sichtbare Sprache* (GA 279), Basel 1990, S. 19.
84 Siehe Rudolf Steiner und Ita Wegman: *Grundlegendes für eine Erweiterung der Heilkunst nach geisteswissenschaftlichen Erkenntnissen* (GA 27), Basel ^{8}2014, S. 97.
85 Margarethe Hauschka: *Rhythmische Massage nach Dr. Ita Wegman. Menschenkundliche Grundlagen,* Boll 1996, S. 92 f.
86 Ebenda, S. 93.
87 Siehe *Das periphere Herz. Methode der Rhythmischen Massage nach Dr. Ita Wegman* (DVD), hrsg. von Charlotte Allmer, filmisch umgesetzt von Ben Mengelsberg, Ita Wegman Akademie Steiermark.
88 Siehe Eva M. Batschko und Susanne Dengler: *Praxisbuch der Rhythmischen Massage nach Ita Wegman,* Stuttgart, 2011, S. 14 ff.
89 Siehe Margarethe Hauschka: *Rhythmische Massage nach Dr. Ita Wegman. Menschenkundliche Grundlagen,* Boll 1996, S. 93.

90 Rudolf Steiner: *Geisteswissenschaft und Medizin* (GA 312), Basel [8]2020, S. 289 f.
91 Siehe Margarethe Hauschka: *Rhythmische Massage nach Dr. Ita Wegman. Menschenkundliche Grundlagen,* Boll 1996, S. 191.
92 Co Gelaudie: *Massagegriffe. Die Handgriffe der Rhythmischen Massage. Anregungen zu einer differenzierten Anwendung,* Bd. 4, SAMO onderzoeks-publikaties, Bilthoven 1998, S. 21ff.
93 *Das periphere Herz. Methode der Rhythmischen Massage nach Dr. Ita Wegman* (DVD), hrsg. von Charlotte Allmer, filmisch umgesetzt von Ben Mengelsberg, Ita Wegman Akademie Steiermark.
94 Margarethe Hauschka: *Rhythmische Massage nach Dr. Ita Wegman. Menschenkundliche Grundlagen,* Boll 1996, S. 146 ff.
95 Siehe *Eurythmie Massage – Äthertopografie – Ohne Dokumentation,* Film von A. Baumgartner (www.youtube.com/watch?v=Z6_l4g0lxHk); *Eurythmie Massage – Rückenmassage – in Kleidung,* Film von A. Baumgartner (www.youtube.com/watch?v=R9XP2BrflH0); *Eurythmie Massage – «M» in drei Farben,* Film von A. Baumgartner (www.youtube.com/watch?v=f_vuyIYYtGY).
96 Siehe Renatus Ziegler: *Vom Patient zum Aktient. Anthroposophische Medizin und die Freiheitsfrage. Eine Denk- und Willensübung,* anthrosana 32, 2019.

Literatur

Tanja Baumgartner: *Verwandlungskräfte der Eurythmie. Die Evolutionsreihe im Alltag,* Basel 2020.

Tanja Baumgartner: *Bewege dich gesund! Lebenskräfte entdecken – Lebensenergie wecken. 3 x 7 Übungen für den Alltag,* Basel 2021.

Die Eurythmiefiguren von Rudolf Steiner, malerisch ausgeführt von Annemarie Bäschlin (GA K 26a), Dornach [2]2001; Rudolf Steiner und Edith Maryon: *Eurythmiefiguren aus der Entstehungszeit,* hrsg. von Stefan Hasler, Martina Maria Sam und Dino Wendtland (GA K 26b), Basel 2018.

Rudolf Steiner: *Einleitungen zu Goethes Naturwissenschaftlichen Schriften* (GA 1), Dornach [4]1987

Rudolf Steiner: *Eurythmie als sichtbare Sprache* (GA 279), Basel [6]2019

Rudolf Steiner: *Eurythmie als sichtbarer Gesang* (GA 278), Basel [7]2016.

Rudolf Steiner: *Die Entstehung und Entwicklung der Eurythmie* (GA 277a), Dornach [3]1998

Rudolf Steiner: *Physiologisch-Therapeutisches auf Grundlage der Geisteswissenschaft. Zur Therapie und Hygiene* (GA 314), Dornach [4]2011.

Rudolf Steiner: *Das Wesen der Farben* (GA 291), Dornach [4]1991.

Renatus Ziegler: *Vom Patient zum Aktient. Anthroposophische Medizin und die Freiheitsfrage. Eine Denk- und Willensübung,* anthrosana 32, 2019.

DANKSAGUNG

An dieser Stelle bedanke ich mich ganz herzlich bei Dr. med. Urs Pohlman, der als Mediziner meine Masterarbeit an der Alanus Hochschule zum Thema *Eurythmie Massage* begleitet hat. Seine geistreichen Anregungen und strengen Maßstäbe haben es mir ermöglicht, verschiedene Aspekte der *Eurythmie Massage* zu hinterfragen und zu vertiefen. Ich bin ihm sehr dankbar für sein Interesse und die intensive Begleitung. Weiterhin danke ich ihm von Herzen für das wertvolle und wertschätzende Geleitwort zu diesem Buch.

Bei Annette Weißkircher, Professorin für Eurythmietherapie an der Alanus Hochschule, bedanke ich mich herzlich für die vorbereitenden Gespräche zur Masterarbeit mit all den Mut machenden und menschlich unterstützenden Ratschlägen.

Meinem Lebenspartner Eckart Grundmann gilt ein besonders großer Dank für die liebevolle, zuverlässige und bereichernde Unterstützung, mit der dieses Buch erst zustande kommen konnte.

All meinen Patienten danke ich für ihr großes Interesse an der Methode der *Eurythmie Massage* und das Vertrauen in meine therapeutische Arbeit. Besonders denjenigen, die bereit waren, ein Interview für dieses Buch zu geben, sei hier von Herzen gedankt.

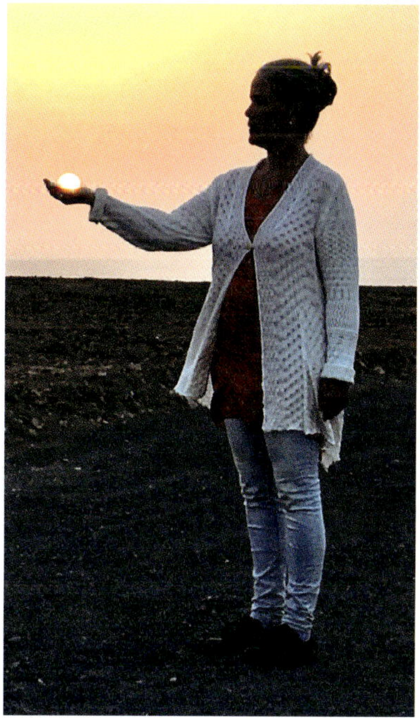

Ein großer Dank auch an alle Menschen, die bereit waren, sich für dieses Buch fotografieren zu lassen, insbesondere meiner schwangeren Tochter.

Einen lieben Dank auch an Maike Hufenbach, der Fotografin, die die Massagegriffe und Massagefilme mit Interesse und Hingabe aufgenommen hat.

Ebenfalls einen tief empfundenen Dank an all die Teilnehmerinnen und Teilnehmer der bisher zehn durchgeführten *Eurythmie Massage*-Ausbildungen für ihr aktives Mitarbeiten und die vielen wertvollen Fragen und Anregungen, die diese neue Therapieform zum Aufblühen gebracht haben.

Hiermit möchte ich meinen Verlegern Claudia Zangger und Jonathan Stauffer, die mittlerweile zu guten Freunden geworden sind, ebenfalls für ihr Interesse, ihr aktives Mitdenken und das Vertrauen in meine Arbeit herzlich danken, damit nun dieses dritte Buch im Futurum-Verlag erscheinen kann.

Dem Lektor und Buchgestalter Manfred Christ danke ich für seine gründliche und zuverlässige Mitarbeit.

Die Umsetzung dieses Buches wäre ohne die finanzielle Unterstützung durch die im Folgenden genannten Stiftungen und Spender nicht möglich gewesen:

Florian Roder † (in bleibender herzlicher Verbundenheit), Wolfgang Gutberlet, Software AG-Siftung, Karrer-Stiftung, Sampo – Initiative zur Förderung anthroposophischer Forschung und Kunst, Dr. Hauschka Stiftung, Ursula Piffaretti sowie zahlreiche Freunde und Mitglieder des Instituts ArteNova.

Dafür danke ich aus ganzem Herzen.

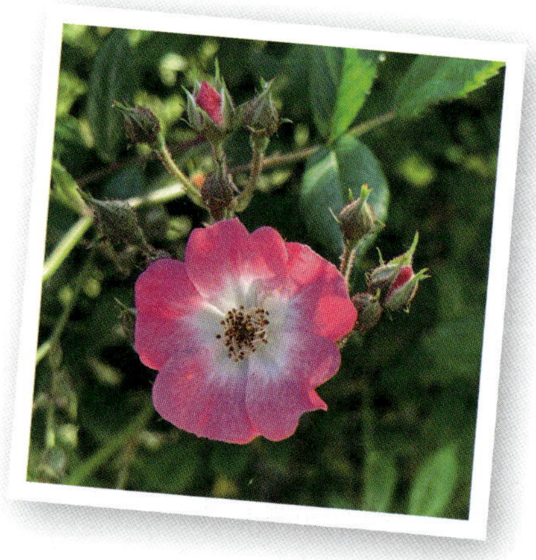

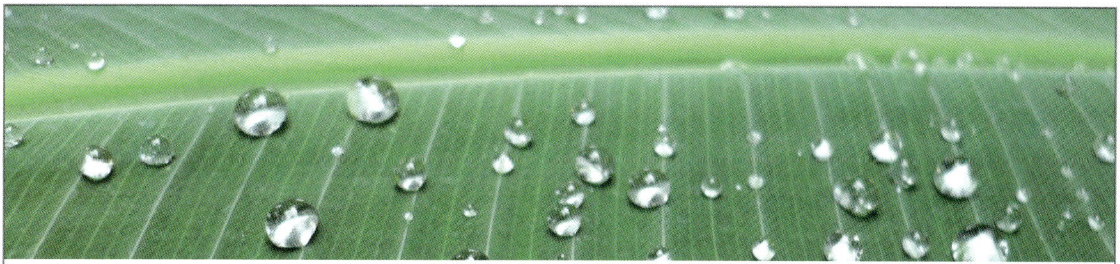

Mitwirkende an diesem Buch

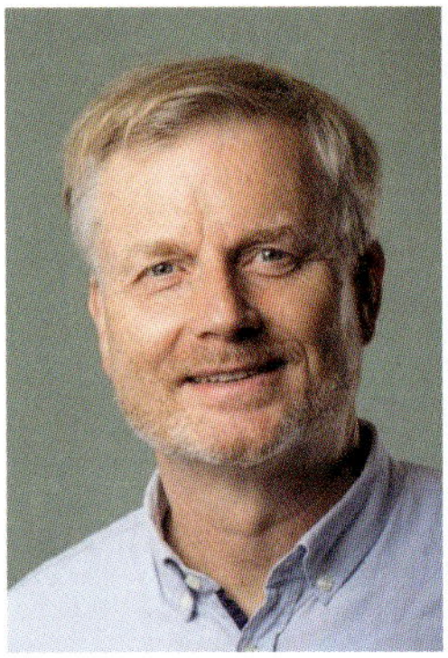

URS POHLMAN

studierte Medizin und Philosophie in Grenoble, München und Berlin. Ab 1994 widmete er sich zunächst der Grundlagenforschung an der Universität Heidelberg und dem Max Planck Institut für Hirnforschung in Frankfurt. Nach seiner Promotion über Bewusstseinsforschung und Neurowissenschaft an der Universität Heidelberg war er von 2000 bis 2004 an der Duke University mit einem Lehrauftrag zu Philosophie sowie als Arzt am Duke Medical Center tätig.

Von 2004 bis 2014 setzte er seine Tätigkeit als Arzt in Arlesheim, dann in Basel am Universitätsspital und später am Kinderspital beider Basel sowie am Schweizerischen Zentrum für Epilepsie fort. Von 2013 bis 2019 hatte er einen Lehrauftrag, später eine Professur für Medizin an der Alanus Hochschule bei Bonn. Neben einem Lehrauftrag in Taiwan ist er seither in einer Gemeinschaftspraxis als Arzt in Winterthur tätig.

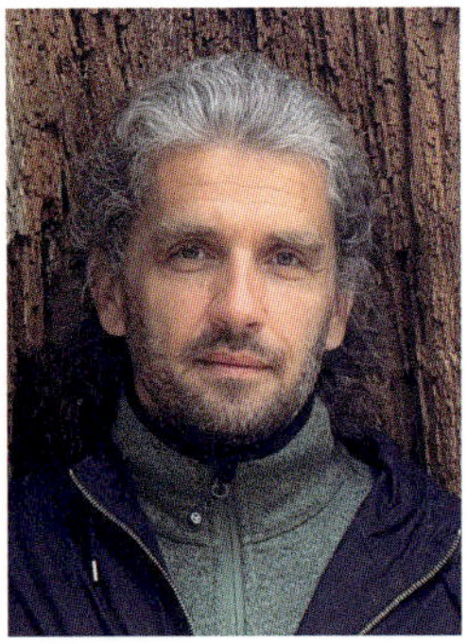

ECKART GRUNDMANN

studierte Ökologische Landwirtschaft an der Uni Kassel und arbeitet seit 2009 am Institut ArteNova in Basel an der Erforschung der Wirksamkeit eurythmischer Behandlungen an Pflanzen, Tieren und Substanzen. Gemeinsam mit Tanja Baumgartner hält er Vorträge und Seminare im In- und Ausland. Seit 2010 begleitet er organisatorisch die *Eurythmie Massage* Ausbildungen, die er auch selbst absolviert hat. Daneben arbeitet er als Vorstand des Eurythmie Verbandes Schweiz, um die Eurythmie als Beruf zu stärken.

MAIKE HUFENBACH

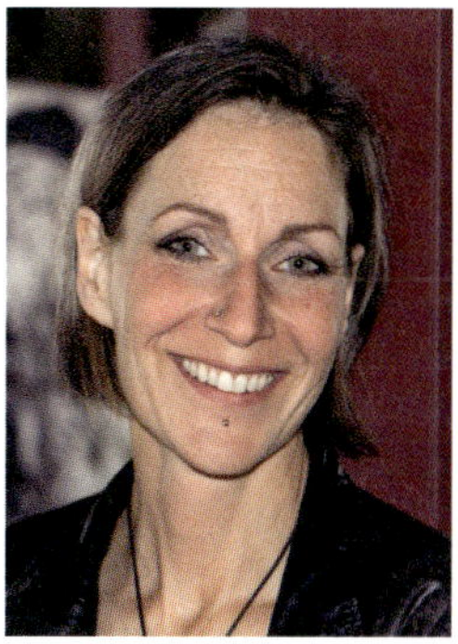

fotografiert seit 2007 mit Leidenschaft und kreativem Feingefühl für Atmosphäre, Botschaft und Ausdruck alles, was mit dem menschlichen Sein und Schaffen zu tun hat. Ursprünglich als Schauspielerin und Regisseurin ausgebildet und tätig, liegt ihr Fokus auf der Peoplefotografie, bei der es ihr möglich ist, im Herausarbeiten subtiler Botschaften durch Mimik, Gestik, Kulissen, Bildkomposition, Farbe und Lichtsetzung einen Teil der menschlichen Innenwelt zum Ausdruck zu bringen

MAGDALENA LORENZ-SAVOLDELLI

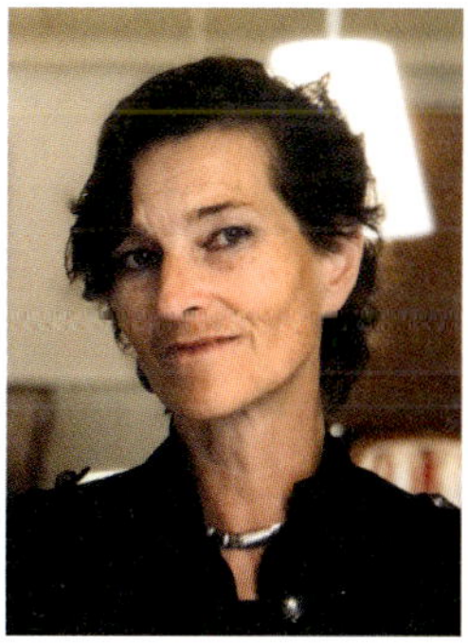

geboren 1959 in Augsburg. Nach der zweijährigen Ausbildung an der Akademie für Waldorfpädagogik in Mannheim besuchte sie die Malschule von Paul Pollock und dann die Assenza-Malschule in Dornach. Nach ihrer Ausbildung unterrichtete sie einige Jahre an dieser Malschule und wechselte später an die Steiner-Schule Mayenfels. Sie unterrichtete dort Malerei für die Mittelstufe, anschließend Räumliches Gestalten für die Oberstufe. Weitere Unterrichtstätigkeit an anderen Steiner-Schulen in der Schweiz. Während ihrer gesamten Ausbildungszeit arbeitete sie als Illustratorin. Ihre Arbeit umfasst Illustrations- und Designprojekte mit dem Schwerpunkt auf Kinderbücher.

Bildnachweis

Annemarie Bäschlin: (Die Eurythmiefiguren von Rudolf Steiner, GA K 26a, Dornach [2]2001): 88 unten, 94–97, 118, 123–137 oben, 141–145 oben; *Isabelle Baumgartner:* 138 unten; *Maike Hufenbach:* 123 unten links, 124 unten links, 125 unten links und rechts, 126 unten links, 127 unten, 128 unten links, 129 unten rechts, 130 unten links, 131 unten, 132 oben, 132 unten, 133 unten, 134 unten links, 135 unten, 136 unten, 137 unten, 141 unten, 142 unten, 143 unten, 144 unten rechts, 145 unten, 151, 154 oben, 229, 231; *Lynn Reis:* 29 unten, 163 unten rechts; *Magdalena Savoldelli:* 57, 61, 62, 67, 68, 74 oben, 74 unten, 84, 87; *Shutterstock:* Umschlagvorderseite (Cristina Conti, Wut_Moppie), 44/45 (starmaro), 51 links (Kues), 52 (fizkes), 59 (Yolya Ilyasova), 72 (2p2play), 51 links (Kues), 90 (Murilo Mazzo), 51 links (Kues), 103 (Re_sky), 105 (Lopolo), 108 (Robert Gregory Griffeth), 164/165 (Rustle), 179 oben (TY Lim 186/187 (Monika Surzin); *unternehmen eurythmie:* Widmung, 15, 16, 23, 24/25, 28, 29 oben, 30, 31, 32, 33, 35, 36, 38, 39, 41, 47, 53, 58, 63, 64, 75, 80, 85, 92, 104, 107, 109, 110, 112, 116/117, 119, 123 unten rechts, 124 unten rechts, 126 unten rechts, 128 unten rechts, 129 unten links, 130 unten rechts, 134 unten rechts, 144 unten links, 147, 149, 150, 154 unten, 159, 160, 163 oben und unten links, 166, 170, 171, 172/173, 177, 178, 179 unten, 181, 182, 183, 190, 197, 200, 203, 206, 210, 212, 214, 219, 220/221, 225, 241, 242, 243.

1. Auflage 2023

www.futurumverlag.com

Gestaltung und Satz: Manfred Christ
Druck und Bindung: Florjančič tisk, Maribors
ISBN 978-3-85636-281-2

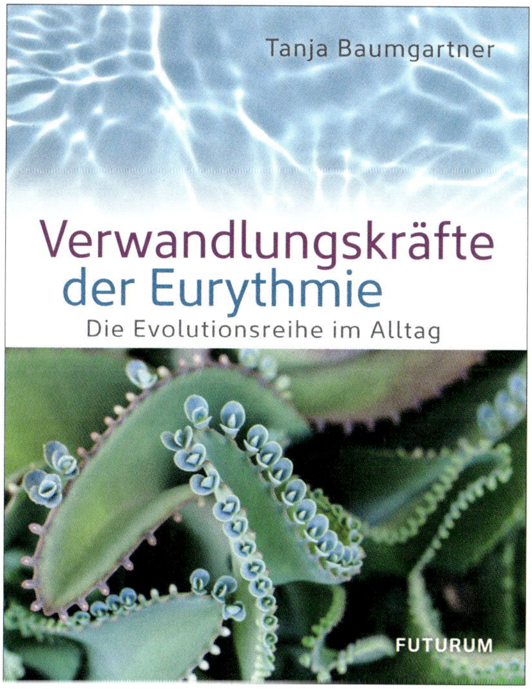

Tanja Baumgartner

VERWANDLUNGSKRÄFTE DER EURYTHMIE

Die Evolutionsreihe im Alltag

184 Seiten
mit zahlreichen Farbabbildungen
Klappenbroschur
ISBN 978-3-85636-261-4

Mit der Evolutionsreihe, einer Lautfolge aus zwölf Konsonanten, hat Rudolf Steiner ein Entwicklungsprinzip aufgezeigt, das wir in Form von eurythmischen Gesten bewusst wahrnehmen und gestalten können. Eine Erklärung der von ihm festgelegten Reihenfolge hat er jedoch nicht gegeben.

In ihrer langjährigen Auseinandersetzung mit der Evolutionsreihe und ihren Anwendungsmöglichkeiten hat Tanja Baumgartner deren Gesetzmäßigkeiten erforscht und zugleich Methoden entwickelt, die zwölf Urphänomene der Bewegung in allen Lebensbereichen als Wahrnehmungs- und Erkenntnishilfe aufzugreifen. Mit exemplarischen Situationen aus der kindlichen Entwicklung sowie dem privaten und beruflichen Alltag wird die Bedeutung der Evolutionsreihe als praktische Lebenshilfe veranschaulicht, um eigene Entwicklungsmöglichkeiten zu entdecken und bewusst zu ergreifen. Zukunftsweisende Beispiele aus der experimentellen Arbeit, etwa beim Pflanzenwachstum, der eurythmischen Behandlung von Lebensmitteln oder der *Eurythmie Massage*, geben weitere Anregungen und deuten auf das weitreichende Potenzial der Evolutionsreihe hin.

FUTURUM

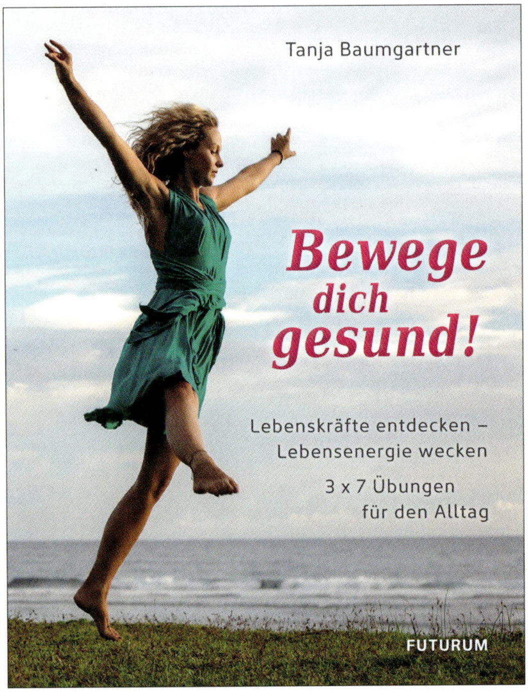

Tanja Baumgartner

BEWEGE DICH GESUND!

Lebenskräfte entdecken –
Lebensenergie wecken
3 x 7 Übungen für den Alltag

192 Seiten
mit Zeichnungen von
Magdalena Lorenz-Savoldelli
und zahlreichen farbigen Abbildungen
Klappenbroschur
ISBN 978-3-85636-271-3

Ein Übungsweg vom Physischen zum Ätherischen am eigenen Leib

Bewegungsmangel macht krank. Doch nicht nur körperliche Beschwerden können die Folge sein. Wir fühlen uns «nicht mehr wohl in unserer Haut», und auch die vielfältigen Bewegungsangebote einer «Fitnessindustrie», die ausschließlich auf körperliche Leistungsfähigkeit und Ausdauer zielen, können daran nichts ändern.

Bewegung kann nur dann therapeutisch wirksam werden, wenn sie den ganzen Menschen ergreift und das Gleichgewicht zwischen unserem physischen Leib und seinen Vitalkräften wiederherstellt. Tanja Baumgartner hat dazu 21 Übungen entwickelt, die nicht nur körperlich stärken, sondern vor allem auch für die Wahrnehmung innerer Bewegungsimpulse sensibilisieren, die wir dabei bewusst ergreifen lernen. Aus ihrer Erfahrung mit unterschiedlichen Therapieformen hat sie einen Übungsweg entwickelt, der den eigenen Bedürfnissen angepasst werden kann und stufenweise einen Zugang zu den tieferen Schichten unseres Leibes öffnet, in denen die Lebenskräfte ihren Ursprung haben.

FUTURUM